KLINISKA STUDIER

ÖFVER

ARTERIOSKLEROS

AF

J. G. EDGREN

STOCKHOLM
WILHELM BILLES BOKFÖRLAGS AKTIEBOLAG.
1897.

EDGREN

ARTERIOSKLEROS

KLINISKA STUDIER

ÖFVER

ARTERIOSKLEROS

AF

J. G. EDGREN

E. O. PROFESSOR I MEDICIN VID KAROLINSKA INSTITUTET

STOCKHOLM

WILHELM BILLES BOKFÖRLAGS AKTIEBOLAG.

1897.

STOCKHOLM

P. PALMQUISTS AKTIEBOLAGS BOKTRYCKERI 1897.

INNEHÅLL

A. Inledning.

1. Begreppsbestämning.

Med arterioskleros i klinisk mening förstå vi en kronisk, progressiv sjukdom, som yttrar sig dels genom förändringar i de för omedelbar iakttagelse tillgängliga kärlen dels genom funktionsrubbningar i ett eller flere organ. Sjukdomens anatomiska underlag utgöres alltid af förändringar i kärlen, sekundärt utbilda sig förändringar i de särskilda organenens parenchym. De anatomiska förändringarna äro företrädesvis lokaliserade i det arteriella systemet, men äfven vensystemet kan vara angripet. Förändringarna äro utbredda öfver större eller mindre kärlområden, dock ofta hufvudsakligen lokaliserade i ett organ eller organsystem; i följd häraf äro symptomen många och växlande, men ofta finner man vissa symptomgrupper i öfvervägande grad framträdande.

Sjukdomen är progressiv både i den mening, att symptomens intensitet långsamt ökas, och i den mening, att nya symptom och symptomgrupper uppträda, beroende på ökning af de anatomiska förändringarnas intensitet och deras utbredning till nya kärlområden.

2. Vikten af tidig diagnos.

Alldenstund sjukdomsbilden är i hög grad växlande, kan sjukdomen ofta vara svår att igenkänna åtminstone i dess tidiga skeden. En tidig diagnos måste dock äga en utomordentligt stor praktisk betydelse, ty skall någon utsikt finnas för ett verksamt terapeutiskt ingripande, måste detta ske, innan förändringarna blifvit alltför intensiva eller alltför utbredda.

De för fysikalisk undersökning tillgängliga kärlen äro mycket ofta mer eller mindre tydligt förändrade, men ej alltid är detta händelsen. Arteriæ radiales, temporales etc. kunna vara fullt normala, men i de inre kärlen finnas betydliga sklerotiska förändringar. Under sådana förhållanden måste diagnosen grunda sig på närvaron af funktionsrubbningar från kärlsystemet i sin helhet eller på symptom från ett större eller mindre antal organ. Erfarenheten har visat, att vissa funktionsrubbningar uppträda redan så tidigt, att endast obetydliga sklerotiska förändringar hunnit utbilda sig. Forskare finnas till och med, som anse, att symptom existera, innan ännu någonstädes anatomiska förändringar förefinnas, att arteriosklerosen alltså har, hvad man skulle kunna kalla, ett presklerotiskt stadium.

Det ligger i öppen dag, att en noggrann kunskap om symptombilden i sin helhet, men framför allt om de initiala symptomen är särdeles viktig för en tidig diagnos. En omsorgsfull granskning af ett större antal fall, befinnande sig i olika skeden af sjukdomen, ger oss en mer eller mindre fullständig sjukdomsbild, hvars tidigaste manifestationer organiskt sammanhänga med de senare inträdande. Härigenom lär man sig så småningom att riktigt tolka en del tidigt uppträdande mer eller mindre mångtydiga symptom och så att säga ana sjukdomens annalkande, innan dess diagnos med vetenskaplig skärpa kan ställas. För behandlingen är detta viktigt; äro symptomen så utpräglade, att diagnosen ligger i öppen dag, äro också utsikterna för behandlingen mindre ljusa.

Endast genom ett omsorgsfullt studium af ett större antal fall är det möjligt att bilda sig en uppfattning af de etiologiska faktorernas betydelse. Härvid möta oss måhända ännu större svårigheter än vid studiet af initialsymptomen. För behandlingen är likväl kännedomen om de skadliga moment, som framkalla arterioskleros, af icke oväsentlig betydelse såväl i profylaktiskt som i kurativt hänseende.

Emellertid föreligga i litteraturen, så vidt jag kunnat finna, ganska få större sammanställningar af kliniskt material, hvarur mera allmängiltiga slutsatser rörande etiologi och symptomatologi kunna dragas. Ofta nöja sig författarne med att meddela ett eller annat fall för att belysa en särskild fråga.

Under sådana förhållanden har det synts mig erbjuda ett visst intresse att meddela en del af det tämligen rikhaltiga material, som under de senaste åren kommit under min observation. Måhända skall ur en omsorgsfull granskning af detta material en och annan slutsats kunna dragas, som kan vidga vår kunskap om en af våra allmännast förekommande och betydelsefullaste sjukdomar och sålunda vara till nytta för den praktiske läkaren.

3. Funktionella rubbningar.

För blodcirkulationens normala gång är det nödvändigt, att artererna elasticitet, kontraktilitet och lumen äro fullt fysiologiska. Genom arterväggens elasticitet omsättes den periodiska blodströmningen ur hjärtat så småningom till en kontinuerlig i de finare artererna och kapillärerna. Härigenom underlättas hjärtats arbete i betydande grad, och organens nutrition tillgodoses på ett likformigt sätt. Som bekant har man kallat artererna det periferiska hjärtat. Genom kärlväggens kontraktilitet, som behärskas af det vasomotoriska nervsystemet, kan blodtillförseln till de särskilda organen på det mest exakta sätt regleras för olika behof specielt för arbete och hvila.

Att arterernas lumen ej kan undergå någon mera betydande förändring, framför allt någon förträngning, utan att väsentliga rubbningar skola uppstå, ligger i öppen dag.

Genom de arteriosklerotiska processerna förändras arterernas elasticitet, motståndsförmåga, kontraktilitet och lumen.

Elasticitetsförändringen gör sig företrädesvis märkbar i de stora och medelstora artererna, motståndsförminskningen i de stora och de fina artererna, kontraktilitetsförändringen intresserar i främsta rummet de finare artererna och förändringen i lumen förekommer i hela det arteriella systemet vanligast på det sätt, att aorta och de större artererna dilateras och de finare artererna förträngas.

Att de arteriosklerotiska förändringarna modifiera kärlväggens elasticitet och motståndskraft är direkt visadt af *Polotebnow.*[1] Han jämförde arteriosklerotiska arterer med friska och fann vid lika belastning längduttänjningen hos de förra mindre än hos de senare, under det att den permanenta tänjningen efter belastningens borttagande var ungefär densamma hos båda slagen af kärl. Uti andra försök visade han, att sklerotiska arterer voro mindre motståndskraftiga än friska. Sådana arterer, hvilkas väggar voro mer eller mindre likformigt förtjockade i följd af skleros i intima, motstodo trycket af en kvicksilfverpelare af endast 20—25 centimeters höjd; var kvicksilfverpelarens höjd 28—30 centimeter, brusto intima och media, och kvicksilfret kom fram genom adventitia som genom en sil. Förekommo i arteren en eller flere sklerotiska fläckar, så uthärdade väggen ej ett tryck af 15 centimeter. Härvid

[1] *Polotebnow.* Sklerose des arteriellen Systems als Ursache consecutiver Herzerkrankungen. Berlin. Klin. Wochenschrift 1868, s. 361.

förstorades arterens diameter ej det minsta, innan ruptur inträdde. Var däremot adventitia svålig, förtjockad, men media och intima atrofisk, så uthärdade arteren trycket af en kvicksilfverpelare af 120 centimeters höjd utan att brista och utan att släppa kvicksilfver genom väggen.

Ett annat faktum är, att sklerotiskt förändrade större arterer dilateras och förlängas; särskildt gäller detta om aorta ascendens och arcus aortæ, men äfven om medelstora arterer såsom brachialis, femoralis, radialis etc. Förlängningen visar sig i de medelstora och mindre artererna i form af slingrighet.

De sklerotiska processerna förändra vanligen tunica muscularis och förminska härigenom det vasomotoriska nervsystemets inflytande på arterens lumen. När man besinnar huru mäktigt det vasomotoriska systemet inverkar på regleringen af blodtrycket och blodtillflödet till de särskilda organen, huru snart sagdt hvarje intryck på organismen återspeglar sig i ökad eller minskad blodhalt hos de periferiska kärlområdena, är det klart, att en mera betydande rubbning af en så viktig funktion måste på ett eller annat sätt ge sig tillkänna. Alla organ kräfva under arbete en rikligare blodtillförsel än under hvila. Är nu kärlens förmåga att ändra sitt lumen minskad eller helt och hållet borta, uteblir den funktionella hyperämien och trötthet inträder snabbare än vanligt. Längre fram i sammanhang med läran om meiopragien kommer denna fråga att ytterligare behandlas.

Genom elasticitetsminskningen ställes ökade kraf på hjärtats verksamhet för underhållandet af cirkulationens normala gång. Den kliniska iakttagelsen visar emellertid, att betydliga förändringar i brachialis och radialis jämte andra för palpation och inspektion tillgängliga arterer kunna finnas, utan att subjektiva eller objektiva symptom af betydenhet observeras. Uti den följande kasuistiken upptager *grupp II* dylika fall. Det synes sålunda, som om cirkulationshinder, hvilka uppstå genom sklerotiska processer i de medelstora artererna, med lätthet kunna öfvervinnas. I de flesta fall torde en lindrig hjärthypertrofi vara tillräcklig att under vanliga förhållanden betrygga en normal cirkulation och förse de periferiska organen med vederbörlig blodmängd.

Af vida större betydelse för cirkulationen i de särskilda organen är minskningen af arterernas lumen. Arterförträngningen träffar dels mindre arterers afgångställen från större sklerotiserade arterer, något som ej så sällan är händelsen med hjärtats koronararterer, dels de finare arterförgreningarna, innan de upplösas i sina kapillärer. Äro arterförträngningarna lokaliserade till ett mindre område, till ett organ eller ett organsystem, blifva följderna lokala och manifestera sig genom funktionsrubbningar i det ifrågavarande organet eller organsystemet. Äro de finare arterernas lumina förminskade inom ett större område, såsom vanligen är händelsen vid arterioskleros, så uppträda jämte de lokala symptomen rubbningar i cirkulationen i sin helhet, en allmän stegring af det arteriella trycket med alla dess följder kommer till stånd. Hos arteriosklerotiska patienter kunna vi konstant, åtminstone uti sjukdomens tidigare skeden, påvisa ett stegradt arteriellt tryck, och detta symptom är ytterst viktigt, emedan det uppträder mycket tidigt, ofta innan något lokalsymptom gifvit sig tillkänna. De af arterförträngningen beroende lokala symptomen äro naturligtvis mycket växlande, beroende på hvilka organ, som lida genom arterförträngningen. Detsamma gäller om den minskade kontraktiliteten, som likaledes i främsta rummet gör sig gällande i de finare artererna. Jag har redan framhållit, att ett organ, när det befinner sig i verksamhet, kräfver rikligare blodtillförsel, än då det är i hvila. Genom den på grund af anatomiska förändringar permanenta förträngningen och den minskade aktiva dilatationen af de finare artererna blir blodtillförseln till det arbetande organet för ringa, minskad funktionsförmåga, funktionell insufficiens inträder. Detta är hvad *Potain* kallat miopragi och *Hu-*

chard[1] meiopragi (af μεῖον mindre och πράσσειν funktionera). Meiopragien eller de meiopragiska symptomen spela en viktig roll hos arteriosklerotiska patienter. Några exempel skola tydliggöra hvad som menas med meiopragi. Det är allmänt bekant, att hos ålderstigna patienter, hvilkas hjärnkärl mer eller mindre sklerotiserats, tankeverksamheten försiggår långsamt och tankearbetet snart måste afbrytas på grund af inträdande trötthet. Efter en längre eller kortare tid, hvarunder hjärnan hunnit hvila sig, kan arbetet återupptagas, men måste snart ånyo afbrytas. Den funktionella hyperämien, som hjärnverksamheten kräfver, kan ej i vederbörlig grad åstadkommas på grund af hjärnkärlens rigiditet; hjärncellernas nutrition blir för ringa för utförandet af vissa funktioner; i hvila nutrieras de tillräckligt, för att deras anatomiska integritet må kunna bibehållas. Vissa cerebrala symptom såsom svindel, öfvergående afasi etc. bero utan tvifvel mången gång på cerebral meiopragi.

Potain[2] omnämner det intermitterande haltandet hos hästen. Om den ena arteria iliaca är förträngd, kan djuret gå i skridt utan att halta, vid hastigare rörelse dröjer det ej länge, förrän haltande inträder, och fortsättes rörelsen, faller djuret omkull, och man finner extremiteten kontrakturerad, kall, känslolös och torr, under det att kroppen för öfrigt är betäckt af ymnig svett. Analoga förhållanden kunna förekomma hos människan, såsom *Charcot*[3] samt *Dutil* och *Lamy*[4] visat. Det är bekant, att de betydelsefulla anfallen af angina pectoris vanligen framkallas af en ansträngning af ett eller annat slag. Den blodmängd som till-

---

[1] *H. Huchard.* Traité clinique des maladies du cœur et des vaisseaux. Deuxième ed. Paris 1893, s. 209.

[2] *C. Potain.* Dictionnaire encyclopédique des sciences médicales. (Dechambre) Art. »anémie». Paris 1866. Tome IV, s. 347.

[3] *Charcot.* De la claud. interm. Gazette médicale de Paris. 1859, s. 282.

[4] *A. Dutil* et *H. Lamy.* Contributions à l'étude de l'artérite oblitérante progressive. Archives de médecine expérimentale. Bd. V, 1893, s. 102.

föres hjärtmuskulaturen är tillräcklig för dess funktion, under det kroppen är i hvila eller i lindrig verksamhet, men vid en ringa ansträngning blir blodtillförseln otillräcklig, en relativ anämi inträder och ett anfall af angina pectoris utlöses. Äro koronarartererna i vida områden i hög grad förträngda, kan det inträffa, att blodtillförseln är otillräcklig för hjärtats normala funktion, äfven under det patienten befinner sig i hvila. Under sådana förhållanden inträder ett tillstånd, som af *Huchard*[1] med ett expressivt uttryck blifvit kalladt status anginosus och hvilket inom relativ kort tid brukar åtföljas af letal utgång. Äfven secernerande organ kunna råka i funktionell insufficiens. *Huchard*[2] framhåller, att hos arteriosklerotiska patienter en så att säga latent njuraffektion ofta förekommer. Under inflytandet af en akut sjukdom t. ex. en lunginflammation blifva njurarna plötsligt insufficienta för eliminationen af de genom febersjukdomen ökade omsättningsprodukterna eller de bildade toxinerna, och symptom på auto-intoxikation uppträda. Häruti ser *Huchard* en af orsakerna till lunginflammationernas dåliga prognos hos gamla personer.

4. Anatomiska förändringar, dystrofisk skleros, inflammatorisk skleros.

Om genom de sklerotiska processerna arterernas lumina i betydligare grad förträngas eller helt och hållet tilltäppas, inträda icke blott funktionella rubbningar, utan organens anatomiska integritet lider. De välbekanta uppmjukningshärdarne i hjärnan äro ofta förekommande exempel på nekros uti utbredningsområdet för en förträngd eller tilltäppt arter. Analoga förändringar

---

[1] *H. Huchard.* Traité clinique des maladies du cœur et des vaisseaux. Paris 1893, s 212.

[2] l. c. s. 214.

uppträda i hjärtmuskulaturen under likartade förhållanden. *Huber*[1] fann infarktbildningar vid trombotisk obliteration af kransartererna. De voro företrädesvis lokaliserade i vänstra ventrikeln i nedre tredjedelen af främre väggen och i de öfre två tredjedelarne af bakre väggen; såväl muskelfibrer som bindväf voro på dessa ställen destruerade. Äfven de s. k. bindväfssvålarne i hjärtköttet uppkomma på likartadt sätt; på grund af minskad blodtillförsel uppstår molekulär nekros, som framkallar bindväfsproliferation. Den gemensamma orsaken är sklerosen i kransarterna; uppkommer hastig tillstoppning af kärlet, blir följden akut nekros; sker långsam minskning af blodtillflödet, inträda molekulär nekros, bindväfsproliferation och en sklerotisk härd uppstår. *Leyden*[2] framhåller, att skleros i kransartererna kan förekomma utan förändringar i hjärtköttet, om blodtillflödet är oförminskadt; vid hastigt afbrott i blodtillförseln uppstår hämorrhagisk infarktbildning eller, såsom *Ziegler* träffande sagt, myomalacia cordis; vid långsam förminskning af blodtillförseln fibrös myokardit; därjämte antager han äfven en kombinerad eller öfvergångsform, hvarvid man träffar mer eller mindre talrika fibrösa degenerationer jämte färska hämorrhagiska uppmjukningar.

Den som egentligen utbildat läran om den dystrofiska sklerosen är *H. Martin.*[3] Han har studerat de förändringar, som uppstå i olika organ på grund af den progressiva oblitererande endarteriten, och han visar, att njuratrofien, hjärthypertrofien, sklerosen i bakslängarne vid tabes och de senila förändringarna i

---

[1] *K. Huber.* Ueber den Einfluss der Kranzarterienerkrankungen auf das Herz und die chronische Myocarditis. Virchow's Archiv. Bd. 89, 1882, s. 236.

[2] *E. Leyden.* Ueber die Sclerose der Coronar-Arterien und die davon abhängigen Krankheitszustände. Zeitschrift f. Klin. Med. Bd. 7, 1884, s. 459, s. 539.

[3] *Hippolyte Martin.* Recherches sur la natur et la pathogénie des lésions viscérales consécutives à l'endartérite oblitérante et progressive. Revue de médecine 1881, s. 369;

—— Pathogénie des scléroses dystrophiques. Revue de médecine 1886, s. 1.

njurarne utveckla sig på likartadt sätt. Den progressiva minskningen af blodtillförseln till ett organ orsakar en atrofi af de specifika elementen (éléments nobles ou fonctionels) och en häremot svarande utveckling af bindväfven. Sklerosen börjar i de från arterstammen mest aflägsna delarne, hvarest nutritionen är svagast. Under processens tidiga skeden äro de specifika elementen oskadade, till dess den sklerösa väfnaden redan fått en märkbar utveckling. Intet tecken tyder på, att en inflammatorisk retning föreligger; därför har författaren kallat processen dystrofisk skleros. Öfverallt är den viscerala lesionen resultatet af en enkel nutritiv rubbning. Den mer eller mindre betydande förträngningen af de nutrierande artererna beröfva så småningom väfnaderna den kvantitet näringsvätska, som är nödvändig för deras fysiologiska funktion. De specifika elementen, såsom epithelcellerna i njurarne, muskelcellerna, lefvercellerna etc. angripas i sin vitalitet, till att börja med blifva de indifferenta, d. v. s. antaga en lägre kvalitet, längre fram kunna de mer eller mindre fullständigt försvinna. Härunder försiggår i bindväfven en process i motsatt riktning, en ofullkomlig nutrition ökar dess vitalitet, den absorberar nästan alla disponibla närande ämnen och hypertrofierar långsamt. Härigenom inses mycket väl, hvarför den dystrofiska sklerosen, som orsakas af den progressiva endarteriten, icke börjar omkring kärlen utan tvärtom så långt bort som möjligt från de vaskulära centra, nämligen där, hvarest nutritionen är mest ofullkomlig.

Äfven uppkomsten af de atheromatösa förändringarna i de större kärlen förklaras af *Martin* [1] på samma sätt. Uti vasa vasorum, i de fina nutrierande artererna i arterväggen, uppstår en oblitererande endarterit, som medför en destruktion af intimas

[1] *H. Martin.* Recherches sur la pathogénie des lésions athéromateuses des artères. Revue de médecine 1881, s. 32.

djupare lager och leder till bildandet af en atheromatös härd. Den primära lesionen, endarteriten i den till den atheromatösa härden ledande nutrierande arteren saknas aldrig, om än det ibland kan vara svårt att finna den.

Å andra sidan framhålla *Debove* och *Letulle* [1] vid frågan om sammanhanget mellan nefrit och hjärtförstoring, att man måste antaga en fibrös diates, som behärskar såväl den renala som den kardiala lesionen. Hjärthypertrofien är följden af en bindväfsnybildning och denna bindväfsnybildning börjar med kärlen och utvecklar sig genom fortplantning af en periarterit till den omgifvande muskelväfnaden. Härigenom uppstår ett hinder för muskelfibrernas kontraktion, de tvingas till en mera energisk verksamhet, och följden blir hypertrofi. Periarteriten existerar i många organ, men i vissa af dem finner den en mera gynsam terräng: i njuren, då en interstitiell nefrit uppstår; i hjärtat och speciellt i vänstra ventrikeln, då en skleros af detta organ blir följden.

Rigal och *Juhel-Rénoy* [2] anse den sklerösa lesionen i myokardiet vara af inflammatorisk natur. De anföra tydliga fall, i hvilka de sklerösa härdarne i myokardiet stodo i sammanhang med endo-periarteritiskt förändrade kärl.

Här handlade det icke om en dystrofisk rubbning utan om en verklig inflammation, som fortplantat sig från adventitian till den interstitiella bindväfven. Muskelfibrerna, som inklämts i den prolifererande bindväfvens maskor, atrofiera så småningom. Den patologiska processen angriper i sista rummet de muskelfibrer, som äro mest aflägsna från det sjuka kärlet. Processens utveckling försiggår sålunda i alldeles motsatt riktning mot den, som skildrats af *Martin*.

---

[1] *Debove et Letulle.* Recherches anatomiques et cliniques sur l'hypertrophie cardiaque de la néphrite interstitielle. Arch. gén. de méd. 1880. Vol. I, s. 275.

[2] *Rigal et Juhel-Rénoy.* De la myocardite scléreuse hypertrophique. Arch. gén. de méd. 1881. Vol. II, s. 129, 313.

På ungefär samma anatomiska ståndpunkt befinner sig *Duplaix,*[1] som skrifvit ett mycket godt arbete om sklerosen. Han fann i flertalet af sina snitt den obliodererande endarteriten såsom initiallesion, emellertid fattades den i några fall, särskildt i njurarne och i ryggmärgen, undet det att han alltid observerade periarteriten. Endarteriten är sålunda icke alltid den primära lesionen; den mellersta och den yttre hinnan äro ibland uteslutande säte för förändringarna. Häraf följer, att i vissa fall sklerosen beror på utbredningen af blindväfsproliferationen till närgränsande partier. Emellertid anser han, på grund af sina studier af de olika lesionerna, deras utveckling och patogenetiska villkor, att sklerosen ej är af inflammatorisk natur, utan resultatet af en nutritiv rubbning; därför är benämningen dystrofisk skleros, som *H. Martin* gifvit dessa förändringar, fullkomligt berättigad.

A. Weber,[2] som utförligt studerat kardiosklerosen, antager tre anatomiska former af den kardiala sklerosen; en perivaskulär form, som är af inflammatorisk natur och som uppträder såsom små öar vid arterernas periferi; en dystrofisk form, den vanligaste och den viktigaste, som företer sådana karaktärer, som *H. Martin* skildrat, och slutligen en blandad form, som är både dystrofisk och inflammatorisk. Uti ett senare arbete tillsammans med *Blind*[3] uppställer *Weber* tre former af kardioskleros motsvarande tre grupper af fall: paravaskulära skleroser, den dystrofiska formen; perivaskulära skleroser, författarnes inflammatoriska form och den venösa sklerosen (cœur cardiaque), som uppkommer vid stas i hjärtvenerna.

---

[1] *Jean-Baptiste Duplaix.* Contribution à l'étude de la sclérose. Paris 1883.

[2] *A. Weber.* Contribution à l'étude anatomo-pathologique de l'artério-sclérose du coeur. Paris 1887.

[3] *A. Weber et Blind.* Pathogénie des myocardites. Revue de médecine 1896, s. 705, 799.

5. Arteriosklerosen är en allmän och progressiv sjukdom.

Såsom af föregående synes äro meningarna delade rörande frågan, huruvida endarteriten eller periarteriten är den primära lesionen, men alla nyare författare tyckas vara ense om kärllesionens betydelse för sklerosens utveckling. Vare sig den sklerösa förändringen träffar hjärtat, de större artererna, njurarna, det centrala nervsystemet, lefvern, mjälten eller lungorna etc., alltid är det från kärlen, i de flesta fall från artererna, någon gång från venerna, som processen utgår. Den arteriella sklerosen är alltid primär, den venösa sklerosen kan vara primär såsom vid lefvercirrhosen, men är i de flesta fall sekundär, beroende på venös stas. En sådan venös skleros observerar man i hjärtat, i lungorna, i lefvern, i mjälten, i njurarne etc.

De viscerala skleroserna äro i de allra flesta fall ej inskränkta till ett enda organ. Vanligen är det så, att processen synes börja i ett organ, som företrädesvis är afficieradt, men sedermera utbreda sig förändringarna på allt större områden. Det förenande bandet är kärlsklerosen. Sålunda yttrade *Senator* [1] vid en diskussion i Berlins medicinska sällskap, att förändringarna vid den kroniska interstitiella nefriten utgingo från kärlen, men denna kärlsjukdom vore ej lokal, inskränkt endast till njurarna, utan en allmän öfver hela kroppen mer eller mindre utbredd patologisk process. Han förevisade preparat från huden och mesenteriet. I preparaten från sistnämnda ställe sågs en begynnande endarterit, som ledt till förminskning af kärlens lumen. Hudkärlen däremot visade en förtjockning af adventitia.

De sklerotiska förändringarna i kärlsystemet utveckla sig

[1] *Senator.* Berlin. Klin. Wochenschrift 1880, s. 422.

under inflytandet af allmänt verkande etiologiska moment. Utan tvifvel finnes en medfödd disposition, som ger sig tillkänna i en viss beskaffenhet hos organismen. Den arthritiska diatesen, som manifesterar sig i form af obesitas, diabetes, gikt, gallsten, njursten, reumatiska affektioner, vissa hudaffektioner etc., är ett bördigt fält för arterioskleros och visceral skleros. Oafgjordt är, om härvid vissa modifikationer i blodet och väfnadssafterna är det determinerande momentet, eller om själfva kärlsystemet, speciellt artererna, äga en särskild disposition, hvarigenom lindriga skadligheter, hvilka knappast någon människa kan under sin lefnad undvika, hos dessa individer framkalla skleros. Säkert är, att uti familjer, hvilkas medlemmar förete ofvan nämnda patologiska tillstånd, man ofta finner individer med utpräglade symptom af arterioskleros.

Äfven vissa allmänt verkande orsaksmoment, såsom intoxikationer och infektioner, vid hvilka skadliga ämnen måste antagas cirkulera i blodet, framkalla arterioskleros.

Af stort praktiskt intresse är den uppfattning, som uttalats af *Huchard,* [1] att de första manifestationerna af arterioskleros skulle vara vasomotoriska rubbningar bestående i spastiska sammandragningar af de finare artererna. Härigenom uppstår ett stegradt arteriellt tryck, som i sin ordning återverkar på hjärtat och kärlsystemet. Detta stegrade tryck föregår lesionen i kärlen. Är detta riktigt, så skulle det vara möjligt att igenkänna sjukdomen, innan ännu anatomiska lesioner hunnit utbilda sig, och sålunda tillfälle vara för handen att verksamt ingripa mot sjukdomens vidare utveckling. Äfven *v. Basch* [2] talar om ett

---

[1] *H. Huchard.* Traitement et curabilité des cardiopathies artérielles. Extrait du bulletin général de thérapeutique. Août et sept. 1892, s. 6 och 7.

[2] *v. Basch.* Ueber latente Arteriosklerose. Wiener Med. Presse 1893, s. 761, 808, 848, 891, 1062, 1102, 1142, 1184.

—— Ueber Gefässstarre (Angiorhigosis). Wiener Med. Presse 1896, s. 210, 254, 290, 315, 351.

analogt presklerotiskt stadium, som han benämnt latent arterioskleros och senare angiorhigosis, karaktäriseradt af stegradt arteriellt tryck.

Det är just genom detta stegrade arteriella tryck, som arteriosklerosen redan i sina tidigaste skeden ger sig tillkänna som en allmän sjukdom. De kliniska manifestationerna variera naturligtvis i hög grad, beroende på olika lokalisation i det speciella fallet, men det sammanbindande bandet i den växlande mångfalden äro kärlsymptomen. Särskildt visar sig detta sammanhang tydligast i de tidiga stadierna. Längre fram under sjukdomsförloppet framträda vissa lokalaffektioner mera självständigt och grumla den allmänna sjukdomsbilden.

Af dessa korta antydningar framgår sålunda, att arteriosklerosen måste betraktas som en allmän sjukdom, bevisen härför hemta vi såväl från den patalogiska anatomien som från etiologien och från symptomatologien.

Arteriosklerosen är progressiv. Detta framgår af den kliniska observationen. I de tidiga skedena framträda jämte de allmänna symptomen endast lindriga och föga utbredda lokalsymptom. Småningom blifva vissa lokalsymptom mera öfvervägande, och bilden af en lokalsjukdom får öfverhanden. Längre fram visa sig allt flere organ blifva indragna i den patologiska processen, och i de senare sjukdomsstadierna framträder alltmer bilden af en allmän och djupt ingripande kacheksi. Den arteriosklerotiska kacheksien har en ytterst karaktäristisk bild.

B. Historisk öfversikt.

De i artererna förekommande anatomiska förändringar, hvilka benämts kronisk endarterit, endarteritis deformans s. nodosa, arterioskleros, atheromatös process, atheros, arterinduration etc., äro sedan lång tid kända och beskrifna. Men de kliniska manifestationerna af dessa förändringar, d. v. s. hvad man nu skulle kalla arterioskleros i klinisk mening, ha först under de senare decennierna tilldragit sig en större uppmärksamhet, och man kan säga, att först på allra sista tiden har arteriosklerosens mångskiftande sjukdomsbild blifvit någorlunda skarpt fixerad. Det är genom studiet af sambandet mellan arterförändringarna och förändringarna i de motsvarande organen, de s. k. viscerala skleroserna, som vår uppfattning af arteriosklerosens kliniska betydelse väsentligen vidgats. Sjukdomsprocesser, hvilka förut uppfattats såsom lokala, hafva visat sig vara delfenomen af en öfver större delen af organismen utbredd patologisk process.

På samma gång som man lärt sig riktigt tolka vissa lokala symptom, har det också blifvit lättare möjligt att komma till en tidig diagnos af den för organismen ödesdigra sjukdomen. Äfven de etiologiska moment, som äro af vikt för arteriosklerosens uppkomst, har man sökt utforska, och om det måste medgifvas, att i detta afseende ännu mycket återstår att utreda, så synes det dock, som om några fasta hållpunkter redan vunnits. Sålunda tyckes det vara uppenbart, att föregående syfilitisk infektion spelar en viktig roll, och det synes, som om detta etiologiska moment skulle alltmer vinna i betydelse, åtminstone i fråga om vissa lokalisationer af den sklerotiska processen. Äfven vissa hygieniska och dietetiska förhållanden samt ärftlig disposition tyckas vara af betydelse.

Dessa resultat af den moderna forskningen på detta område, nämligen vidgad kunskap om sjukdomens kliniska manifestationer och däraf möjliggjord tidigare diagnos samt bättre insikt i de etiologiska faktorerna, öppna ljusare utsikter för ett mera framgångsrikt terapeutiskt ingripande och ställa sålunda i utsikt en bättre prognos.

Jag nämnde, att vår kunskap om arteriosklerosens symptomatologi först under de senare årtiondena blifvit mera fullständig. Ett par särskilda lokalisationer göra dock härifrån undantag. Sålunda beskrifves redan på 1760-talet angina pectoris af *Rougnon* i Frankrike och *Heberden* i England, och mot slutet af förra århundradet blef denna symptomkomplex ställd i samband med koronarsklerosen af *Jenner* och *Parry*. *Huchard* har i sin *Traité clinique des maladies du coeur et des vaisseaux* gifvit en intressant och utförlig framställning af den historiska utvecklingen af läran om angina pectoris; jag hänvisar den, som intresserar sig härför, till nämnda arbete. Äfven aneurismerna, särskildt aorta-aneurismerna, hafva sedan länge med intresse blifvit studerade äfven från klinisk synpunkt. De bilda emellertid en tämligen afgränsad sjukdomsgrupp för sig och komma i den följande framställningen endast flyktigt att beröras, hvadan jag anser mig kunna lämna å sido deras medicinska historia.

Den förste, som synes hafva användt benämningen arterioskleros, är *Lobstein* [1]. Han omtalar inflammation af artererna eller arteritis, förtjockning af artererna eller arteriosklerosis och förbening af artererna. Enligt en italiensk författare, Jemina, skildrar han aortitens symptom, hvilka tyckas hänföra sig till den akuta aortiten. Arteriosklerosen finner han blott i de stora kärlstammarna: arcus aortæ och aorta descendens i bröst- och bukhålan, aldrig i artererna i nedre kroppshalfvan. Det han sammanfattar under benämningen förbening af artererna tyckes mera motsvara det nuvarande begreppet arterioskleros, och han uppställer i detta kapitel den bekanta frekvensskalan, som än i dag i det närmaste tyckes äga sin giltighet beträffande arteriosklerosens utbredning i de olika kärlområdena. Någon orsak till indurationen känner han ej och ej heller några tecken, som skulle möjliggöra en diagnos. Med afseende på förbeningen anser han, att efter det 50:de året är denna förändring rätt vanlig, och han vill ej tillerkänna den betydelse för uppkomsten af gangræna senilis eller angina pectoris. *Lebert,* som behandlat kärlens sjukdomar i *Virchow's Handbuch der speciellen Pathologie und Therapie, Erlangen 1861, Bd. V, 2, s. 9.*, yttrar under rubriken *Atherom der Arterien,* att dessa förändringar hafva mera indirekt klinisk betydelse, emedan de direkt gifva anledning till alltför få bestämda symptom. Och på sid. 11 säger han, att atheromets symptomatologi är mycket obetydlig. Man kan hvarken igenkänna atheromet säkert under lifvet, ej heller bringa det till återgång, om det kunde igenkännas.

Emellertid medförde studiet af njursjukdomarna en väsentlig omgestaltning af läran om arteriosklerosen. Redan *Senhouse Kirkes* [2] framhåller, att njursjukdom, hjärthypertrofi och arterför-

---

[1] *J. F. Lobstein.* Lehrbuch der pathologischen Anatomie. (Deutsche Bearb.) Stuttgart 1835. Bd. II, s. 465 och följ.

[2] *Senhouse Kirkes.* On apoplexy in relation to chronic renal disease. Med. Times and Gazette 1855, Juli—Dec., s. 515.

ändringar ofta förekomma samtidigt. Njursjukdomen är det primära. Härigenom förändras blodet, och svårighet för dess cirkulation i kapillärerna uppstår, hvaraf följden blir stegradt arteriellt tryck och däraf följande hjärthypertrofi. Genom det höjda trycket utspännas artererna och undergå så småningom förändringar i sin struktur. Särskildt äro ofta hjärnans kärl säte för sjukliga processer, hvadan de lätt brista och gifva upphof till apoplexi.

Johnson [1] fann i njurarnas arterer vid kronisk njursjukdom förändringar, hvilka han uppfattade såsom hypertrofi af deras muscularis. Dylika förändringar fann han äfven i tunntarmens arterer och i de subkutana artererna på handryggen.

Största uppmärksamhet väckte *Gulls* och *Suttons* [2] undersökningar, hvilka publicerades 1872. I detta arbete komma författarna till följande slutsatser:

»det finnes ett sjukligt tillstånd, som karaktäriseras af en hyalin-fibroid bildning i de små artererna och kapillärerna;

den sjukliga förändringen är förenad med atrofi af närliggande väfnad;

det är sannolikt, att den sjukliga förändringen börjar i njuren, men den kan äfven börja primärt i andra organ;

kontraktionen och atrofien af njuren är blott att delfenomen af en allmän sjuklig förändring;

njurarna kunna vara ringa eller knappast alls afficierade, under det den sjukliga förändringen är betydligt framskriden i andra organ;

den sjukliga förändringen i de små artererna och kapillärerna är den primära och väsentliga förändringen i det sjukliga

---

[1] *George Johnson.* On certain points in the Anatomy and Pathology of Bright's disease of the Kidney. Medico-chirurg. transact. Vol. LI, 1868, s. 57.

[2] *William W. Gull* and *Henry G. Sutton.* On the Pathology of the morbid state commonly called chronic Bright's disease with contracted Kidney (arterio-capillary fibrosis). Med. chirurg. transact. Vol. LV, 1872, s. 273.

tillstånd, som blifvit kalladt kronisk Bright's sjukdom med kontraherad njure;

de kliniska fenomenen variera med de organ, som företrädesvis äro afficierade;

på vetenskapens nuvarande ståndpunkt kunna de vaskulära förändringarna ej hänföras till en föregående förändring af blodet, beroende på bristande funktion af njurarna.»

Är det nödvändigt att utmärka detta sjukliga tillstånd med en särskild term, så föreslå författarna uttrycket arterio-capillary-fibrosis.

Genom kärlförändringen uppkommer ett stegradt arteriellt tryck, och detta leder återigen till hjärthypertrofi.

Rättvisan fordrar dock det erkännandet, att redan före *Gull* och *Sutton* hade *Lancereaux* [1] påpekat kärlförändringarnas betydliga utbredning och det höga arteriella trycket vid den sklerösa nefriten. Sedan dess hafva en mängd författare upptagit frågan om kärlförändringarnas utbredning och betydelse vid de kroniska nefriterna, en stor del hafva i hufvudsak bekräftat *Gulls* och *Suttons* uppgifter. Det skulle blifva alltför vidlyftigt att närmare ingå på alla hithörande arbeten, af hvilka största delen företrädesvis hafva anatomiskt intresse. Jag vill endast framhålla, att äfven *Leyden* [2] betraktar åtminstone vissa former af skrumpnjure såsom ett delfenomen af den viktiga arteriosklerotiska processen, som spelar en så betydande roll i synnerhet vid sjukdomar i framskriden ålder. Denna arterioskleros är starkare utvecklad än på ett ställe än på ett annat. Antingen angriper sjukdomen starkast aorta, leder till utvidgning af densamma och griper öfver på aortavalvlerna, eller träffar den mera de små artererna i hjärnan,

---

[1] *Lancereaux.* Dictionaire encyclopédique des sciences méd. Art. »rein». Paris 1876. Ser. 3, Tome III, s. 198.

[2] *Leyden.* Klinische Untersuchungen über Morbus Brightii. Zeitschrift f. Klin. Med. Bd. II, 1881, s. 133.

hjärtat eller njurarna. Symptomatiskt finner man den genuina skrumpnjurens sjukdomsbild, men oftare framträder en symptomkomplex, som tillhör njursklerosens tidiga skeden och mera bär prägeln af en hjärtsjukdom. Hit höra en del fall af hjärtaffektioner, som förekomma hos äldre personer och som gått under benämningen fetthjärta, weakened heart eller kardial asthma. Hjärtat, särskildt den vänstra ventrikeln, är nästan alltid hypertropisk eller dilaterad. Urinen är än ägghvitehaltig, än ägghvitefri. Icke i alla fall, i hvilka urinen förblifver ägghvitefri, är njuren frisk; tvärtom de tidiga skedena af njursklerosen förlöpa utan albuminuri och till och med skrumpning kan tidvis existera utan detta symptom. I dessa fall träda de astmatiska fenomenen i förgrunden, och patienterna tyckas lida af en hjärtaffektion mera än af en njursjukdom.

Uti flera spridda meddelanden har *Traube* [1] själf eller genom sina lärjungar [2] lämnat bidrag till arteriosklerosens kliniska bild och uttryckt sina åsikter om sjukdomens väsen och patogenes. Vissa etiologiska faktorer, såsom t. ex. alkohol, höja sannolikt artermusklernas tonus, hvarigenom afflödet ur aortasystemet minskas. En följd häraf är stegringen af blodtrycket och förminskning af blodströmmens hastighet. Enligt Traube är det den senare omständigheten, som i främsta rummet betingar uppkomsten af de arteriosklerotiska förändringarna. De hvita blodkropparna fastna under den långsamma blodströmningen lätt vid kärlväggen, de vandra in genom epithelet in i intima samt bilda bindväf. Den nybildade bindväfvens nutrition lider på grund af väfnadsluckornas fullproppande med invandrade, i tillväxt inbegripna hvita blodkroppar och på grund af det höga arteriella trycket.

[1] *L. Traube.* Gesammelte Beiträge, herausgegeben von A. Frænkel. Bd. III, Berlin 1878.

[2] *Hertel.* Ein Fall von angeborener Aortenstenose, complicirt mit Insufficienz der Aortenklappen, mit Bemerkungen über Sklerose des Aortensystems. Berlin. Klin. Wochenschrift 1871, s. 301, 313, 337, 366, 376.

Hjärthypertrofi och arterioskleros hafva en grundbetingelse gemensam, det är den stegrade tonus i artermusklerna. Häraf följa å ena sidan tryckhöjning i aortasystemet med hypertrofi af vänstra ventrikeln och å andra sidan förlångsamning af blodströmningen i de större artererna, hvilket leder till skleros.

Ett ur klinisk synpunkt särdeles godt arbete öfver arteriosklerosen är författadt af *Gueneau de Mussy.*[1] Han framlägger här resultaten af en stor mängd iakttagelser rörande kärlindurationernas direkta igenkännande medelst inspektion och palpation; deras betydelse för vissa lesioner i hjärnan, i hjärtat och i njurarna, och framför allt behandlar han mycket utförligt deras etiologi. De viktigaste af de resultat, hvartill han i sistnämnda hänseende kommit, skola längre fram under rubriken etiologi närmare angifvas. *Gueneau de Mussy* grundar sina uppgifter på 160 fall. Visserligen meddelas inga sjukhistorier, men resultaten hafva framgått ur en omsorgsfull behandling af ett större kliniskt material, som ur alla synpunkter blifvit belyst. Detta sätt att gå tillväga är, så vidt jag kunnat finna, enastående rörande framställningen af arteriosklerosen. I allmänhet nöja sig författarna med att publicera ett eller annat fall såsom illustration till en mer eller mindre dogmatisk framställning.

En för sin tid beaktansvärd skildring af arteriosklerosen gifver *Quincke*[2] i *v. Ziemssen's Handbuch der speciellen Pathologie und Therapie 1876*. Här hafva både etiologien och symptomatologien blifvit ganska utförligt behandlade. Arterförändringarnas funktionella följder för kärlen, hjärtat och de särskilda organen framhållas.

En klinisk framställning af arteriosklerosen har gifvits af

---

[1] *Gueneau de Mussy.* Étude clinique sur les indurations des artères. Archives générales de méd. 1872. Vol. II, s. 129 och s. 292.

[2] *Quincke.* v. Ziemssens Handbuch. Leipzig 1876. Bd. VI. s. 336.

Albert Frænkel.[1] I fråga om etiologien framhåller han det mekaniska momentet: bukkärlens sammanpressning hos korpulenta och stasen i underlifvets kärl hos stillasittande personer. Bland symptomen har han utförligt skildrat asthma cardiale och angina pectoris och gifvit beaktansvärda råd för deras behandling.

Sklerosen af hjärtats kransarterer har af *Leyden*[2] skildrats på ett utmärkt sätt. Utom hjärtaffektionen medför arteriosklerosen andra följdsjukdomar såsom njurskleros, utvidgning af aorta med insufficiens af aortavalvlerna, apoplektiska anfall på grund af hjärnkärlens skleros etc. De mera direkt på koronarsklerosen beroende symptomen framhållas utförligt, särskildt angina pectoris och asthma cardiale samt de objektiva tecknen från hjärtat och kärlen. Författaren anser, att sjukdomens diagnos i de typiska fallen är lätt, framför allt om tydliga anfall af angina pectoris förekommit. Hafva endast astmatiska fenomen eller tecken på hjärtsvaghet gifvit sig tillkänna, kunna dessa symptom härröra från allmän arterioskleros, från njurskleros, från fetthjärta eller från idiopatisk hjärtdilatation. Anfall af nervös angina eller af nervös hjärtklappning kunna, särskildt hos fruntimmer, vara svåra att riktigt uppfatta, härtill erfordras ibland en längre observationstid.

Diskussionen rörande den kroniska interstitiella nefritens samband med arteriosklerosen fortsättes af *Fabre*,[3] som framhåller, att den interstitiella nefriten åstadkommer en blodförändring, som i sin ordning framkallar arteriten. Denna senare förändring är mycket utbredd och angriper en mängd små kärl, hvarigenom

---

[1] *A. Frænkel.* Ueber die Klinischen Erscheinungen der Arteriosklerose und ihre Behandlung. Zeitschrift f. Klin. Med. Bd. IV, 1882, s. 1 och Eulenburgs Real-Encyclopädie, 3. Auflage, Bd. II, s. 268. Art. »Arteriosklerose».

[2] *E. Leyden.* Ueber die Sclerose der Coronar-Arterien und die davon abhängigen Krankheitszustände. Zeitschrift für Klin. Med. Bd. 7 1884, s. 459 och s. 539.

[3] *Fabre.* Du rôle de l'artérite dans la néphrite interstitielle. Marseille médical 1876, n:o 7, s. 385.

skapas ett hinder för blodcirkulationen, trycket i artererna stiger, hjärtat hypertrofierar, blödningar och viscerala skleroser uppstå.

Äfven *Charcot*[1] betraktar njurlidandet såsom den primära affektionen och förändringarna i kärlen såsom sekundära, betingade af detta.

Å andra sidan framhålla *Mahomed, Leyden*[2], *Gull* m. fl., att arterförändringarna, som äro utbredda öfver en stor del af det arteriella systemet, kunna framkalla åtminstone vissa former af njurskleros.

Enligt *Mahomed*[3] finnes ett förhöjdt artertryck under lång tid, innan något tecken på njuraffektion eller organiska kärlförändringar föreligga. Dessa senare fordra antagligen många år för sin utveckling. Han meddelar 61 fall, hvilka alla företedde stegradt arteriellt tryck och hjärthypertrofi, ofta voro artererna palpabelt förtjockade, urinen saknade albumin.

Uti ett senare arbete utvecklar *Gull*[4] sina åsikter om förändringarna i de fina artererna och kapillärerna. Både adventitia och intima förtjockas, och muscularis förändras på olika sätt. Den första förändringen i njurarnas funktioner är ökad urinafsöndring, hvarvid urinens specifika vikt är förminskad, utan att någon annan ändring af urinen förekommer. Men redan då finner man minskning af kroppsvikten, gråaktig hudfärg samt symptom på bristande nutrition i skilda organ, varierande hos olika personer. Huden är mindre elastisk, rubbningar i hjärnans eller ryggmärgens funktioner uppträda; dyspepsi, andfåddhet och tecken på hjärthypertrofi visa sig.

---

[1] *Charcot.* Maladie du Bright et néphrite interstitielle. Revue de méd. 1881, s. 418, 505, 595.

[2] *E. Leyden.* Klin. Untersuchungen über Morbus Brightii. Zeitschrift für Klin. Med. Bd. II, 1881, s. 133.

[3] *Mahomea.* Chronic Bright's disease without albuminuria. Guy's hospitals reports. Third Series. Vol. XXV, s. 295.

[4] *W. Gull.* On the pathology of arterio-capillary fibroid kidney. Americ. Journal of med. sc. Vol. XCI, 1886, s. 403.

De lokala sklerosernas inbördes samband och deras beroende af sklerosen i kärlsystemet har i synnerhet betonats af franska författare. Jag har redan omnämnt *Duplaix* [1] i sammanhang med redogörelsen för läran om den dystrofiska sklerosen. På detta ställe vill jag med ett par ord omnämna de slutsatser af mera allmänt intresse, hvartill han kommit.

»Sklerosen, då den utvecklar sig under inflytandet af en allmän orsak, är, säger han, en verklig sjukdom, som kan förete multipla lokalisationer, den är ej lokaliserad till ett enda organ. Denna utbredning af de sklerösa lesionerna förklaras af betingelserna för deras utveckling, hvilka utöfva sitt inflytande på alla punkter af organismen.

Den sjukliga processens öfvervikt i det eller det organet utesluter icke dess närvaro i de andra och finner sin förklaringsgrund i en speciell predisposition hos det angifna organet eller i en mera direkt och primitiv verkan af det sjukdomsbringande elementet.

Vid sidan af mer eller mindre utbredda lesioner i de skilda organen träffas alltid en förändring af kärlsystemet, en arterioskleros, generaliserad till hela kärlapparaten

Det är denna kärlförändring, som behärskar utvecklingen af processen i organens inre; kärlförändringen är det band, som förenar sinsemellan alla de olika lokalisationerna af samma sjukliga tillstånd; kärlförändringen bevisar inflytandet af en enda och allmänt verkande orsak.

Man kan därför säga med vissa författare, att den atrofiska cirrhosen, den interstitiella nefriten etc. icke äro lokala sjukdodomar utan manifestationer af ett allmänt sjukligt tillstånd.»

Samma uppfattning har *Isnard* (de Marsielle) [2] uttalat. Han

---

[1] *Duplaix*. Contributions à l'étude de la sclérose. Paris 1883.

[2] *Isnard* (de Marseille). De la sclérose généralisée et du rôle de l'arteriosclérose. Archives générales de méd. 1886, Vol. I, s. 142.

framhåller, att arteriosklerosen är konstant i den sklerösa processen, att den generaliserade arteriosklerosen är primär och behärskar den sklerösa processen, att de multipla skleroserna äro oberoende af hvarandra, men subordinerande under den allmänna arteriosklerosen.

En tidig diagnos af arteriosklerosen kan endast ske genom induktion, man är berättigad att antaga dess förhandenvarande, om hos den sjuke kan påvisas:

1. en dyskrasi, som framkallar på en gång endarteriten och sklerosen;

2. en eller flere viscerala skleroser; emedan den utbredda arteriosklerosen alltid förefinnes på samma gång som de viscerala skleroserna, så kan man från dessa senares befintlighet sluta till den förres existens;

3. perifera vaskulära lesioner såsom rigiditet i radialartererna, arcus senilis, arterit; i det man erinrar sig denna senares tendens att generaliseras och framför allt att angripa de små kärlen.

Den fullständigaste framställningen af arteriosklerosens kliniska manifestationer har otvifvelaktigt lämnats af *Huchard.* [1] Sedan 1870 har han i en mängd publikationer behandlat olika delar af arteriosklerosens patologi, såväl från anatomisk som klinisk och terapeutisk synpunkt. Sina erfarenheter har han nedlagt i ett större arbete, hvars första upplaga utkom 1889 och hvars andra fullständigt omarbetade upplaga utkom 1893. De viktigaste afdelningarna i detta arbete hafva på olika tider varit föremål för särskilda uppsatser. Sålunda finna vi 1883 en utförlig framställ-

[1] *H. Huchard.* Traité clinique des maladies du cœur et des vaisseaux. II éd. Paris 1893. —— Des angines de poitrine. Revue de méd. 1883, s. 279, 469, 662, 745. —— Étude clinique de la cardio-sclérose. Revue de méd. 1892, s. 421, 588, 687. —— Leçons sur les aortites. Progrès méd. 1892, s. 183, 217, 260, 283, 301, 317, 441.

ning af angina pectoris, 1892 af kardioskleros en och likaledes 1892 af aortiterna. Dessutom har han intresserat många af sina lärjungar till arbete på samma område. Härigenom hafva en hel rad beaktansvärda uppsatser sett dagen. Jag vill endast omnämna några af de till *Huchard's* skola hörande forskarna: *A. Weber,*[1] *Tournier,*[2] *Faure-Miller,*[3] *Kortz,*[4] *Blind,*[5] *Mercereau,*[6] *Weber* och *Blind,*[7] *Picard*[8] etc.

Det lider intet tvifvel, att Huchard mäktigt bidragit till vidgandet af vår kunskap om arterioskleros en; han har förfäktat de moderna åsikterna om de lokala sklerosernas subordination under förändringarna i kärlsystemet; han har utförligt framställt arteriosklerosens symptomatologi, hvarvid han påpekat en hel mängd förut mindre beaktade och kanhända oriktigt tolkade symptom; han har uttalat intressanta åsikter om arteriosklerosens etiologi och han har slutligen med verklig entusiasm vändt sig till behandlingen af denna sjukdom, som förut betraktats såsom otillgänglig för snart sagdt all behandling. Om än mycket uti hans framställning behöfver underkastas allvarlig kritisk pröfning och en del af hans påståenden, särskildt på terapiens område, ännu torde få anses såsom ej fullt bevisade, så har han dock gifvit en mäktig impuls till studiet af en af våra mest vanliga och mest

---

[1] *Weber.* Contribution à l'étude anatomo-pathologique de l'artério-sclérose (Sclérose du myocarde). Paris 1887.

——. De L'angine de poitrine et de l'artériosclérose. Paris 1893.

[2] *Tournier.* La dyspnée cardiaque. Paris 1892.

[3] *Faure-Miller.* Contribution à l'étude clinique des cardiopathies artérielles à type myo-valvulaire. Paris 1892.

[4] *Kortz.* Les maladies de l'aorte et du système artériel dans leur rapports avec la tuberculose pulmonaire. Paris 1893.

[5] *Blind.* Le rétrécissement mitral des artérioscléreux. Paris 1894.

[6] *Mercereau.* Le pouls anacrote ou à dicrotism initial. Paris 1896.

[7] *Weber et Blind.* Pathogénie des myocardites. Revue de méd. 1896, s. 705 och 799.

[8] *Henri Picard.* Dyspnée toxique d'origine alimentaire. Paris 1897.

betydelsefulla sjukdomar, hvarför vetenskapen måste hålla honom räkning. Också hafva *Huchards* läror börjat bana sig väg utöfver Frankrikes gränser, och till och med i Tyskland hafva de varit föremål för litterär bearbetning. [1]

[1] *Singer.* Die klinischen Symptome der Arteriosklerose des Herzens. — Medicinische Wandervorträge. Heft. 51. Berlin 1896.

C. Kasuistik.

Grupp I.

Fall, hos hvilka endast en stegring af det arteriella trycket kunnat påvisas.

a) Med syfilis i anamnesen:

Fall 1. J., J., 44 år, jordbrukare, Hedemora.

Förhöjdt arteriellt tryck; lindriga anfall af angina pectoris.

Patienten har varit frisk och stark. År 1871 hade han reumatisk feber utan någon komplikation åt hjärtat, undersöktes många gånger af läkare. För 20 år sedan hade han syfilis, blef behandlad af läkare, har ej sedan märkt något symptom häraf. För omkring ett år sedan märkte han vid starkare gående smärtor och tryck öfver hjärttrakten, måste stanna, tills anfallet gick öfver; går han sakta, känner han ej något. Vid anfallen gå smärtorna ut i vänstra armen ända ned i fingerspetsarne. Ingen andnöd. För ett par år sedan svår hufvudvärk och yrsel vid läsning.

Status d. 9 mars 1897. Pat. ser blek ut, hullet ordinärt, han känner ibland kyla i händer och fötter, klagar öfver de ofvannämnda anfallen.

Hjärtat ej påvisbart förstoradt, andra aortatonen starkt accentuerad, intet blåsljud.

Pulsen spänd, regelbunden, normal frequens.

Periferiska arterer ej tydligt sklerotiska.

Urinen, sp. v. 1,022, håller ej ägghvita eller socker.

Behandling: mitigerad mjölkdiet, KJ.

D. 14 april 1897. Patienten tycker, att han kan gå hastigare och längre sträckor, utan att smärtanfallen påkomma. De objektiva symptomen desamma, som uppgifvits i status.

Fall 2. F., C., 49 år, Lärare, Stockholm.

Förhöjdt arteriellt tryck, öfvergående albuminuri.

Patienten har periodvis missbrukat alkohol. Syfilitiskt infekterad i början af 70-talet, genomgick på 80-talet smörjkur, har på sista tiden känt antäppa vid rörelse.

Status d. 5 okt. 1895. Betydligt korpulent, kroppsvikt 104 kilo. Blir lätt andfådd.

Hjärtat ej påvisbart förstoradt, tonerna rena, andra aortatonen tydligt accentuerad.

Pulsen regelbunden, spänd.

Urinen håller ett spår albumin; ej socker.

Behandling: ordnad diet, KJ.

D. 19 okt. 95. Hjärttonerna klara, ägghvitan borta, patienten känner sig bättre.

D. 2 nov. 95. Kroppsvikt 99 kilo.

D. 1 febr. 96. Vid flera undersökningar under föregående månader aldrig albumin; kroppsvikt 97 kilo. Känner sig frisk.

b) Med korpulens.

Fall 3. S., P., 49 år. Maskinist, Hernösand.

Förhöjdt arteriellt tryck.

Frisk till för 2 år sedan, då läkare förklarade honom lida af hjärtfel; var betydligt korpulent, hvarför han genomgått en afmagringskur (köttdiet, inskränkning af dryck) under senaste halfåret, samtidigt har han känt sig sämre, haft svindelanfall, svullnad i benen; antäppa har ej besvärat honom.

Status d. 17 juni 1895. För närvarande ingen svullnad i benen; känner sig trött och klen.

Hjärtat ej påvisbart förstoradt, hjärtverksamheten regelbunden, intet blåsljud, andra aortatonen accentuerad.

Pulsen regelbunden, full, spänd.

Urinen utan socker eller ägghvita.

Behandling: vanlig diet; Pil. jodet. ferros.

Fall 4. B., Gustafva, 50 år, Arboga.

Förhöjdt arteriellt tryck.

Frisk, tills hon för några år sedan började känna andtäppa och »hugg» i vänstra sidan af bröstet, på senare tiden hjärtklappning vid rörelser, mycket törstig, hufvudvärk öfver pannan och hjässan.

Status d. 25 juni 1895. Patienten är betydligt korpulent, klagar öfver hugg i hjärttrakten.

Hjärtat: spetsstöten kraftig i mammiliarlinien, dämpning öfver nedre delen af sternum, hjärtverksamheten regelbunden, tonerna starka, andra aortatonen accentuerad; intet blåsljud.

Pulsen regelbunden, kraftig, spänd.

Urinen utan ägghvita och socker.

Behandling: gymnastik; massage.

Grupp II.

Fall med arteriosklerotiska förändringar i de periferiska kärlen, men utan påvisbara sklerotiska förändringar i inre organ.

a) Med syfilis i anamnesen.

Fall 5. O., H., 53 år, agent, Stockholm.

Arteriosclerosis, rheumatismus art. acut, alcoholismus.

Pat. har missbrukat alkohol. Syfilis vid 25 års ålder, smörjkur upprepade gånger. Vid 32 års ålder hjärtklappning, andnöd —

läkare diagnosticerade hjärtfel — genom medicin och gymnastik fullt återställd. För 10 år sedan ledgångsreumatism, sedermera årliga recidiv. D. 8 sept. värk och svullnad i vänstra knäet.

Status d. 16 sept. 1895. Lindriga smärtor i vänstra knäet, ingen svullnad, känsla af tryck öfver bröstet. Tremor i händerna.

Hjärtat ej förstoradt, tonerna rena, intet blåsljud.

Pulsen full och jämn, regelbunden.

Periferiska arterer rigida.

Urinen, sp. v. 1,023, håller ej albumin eller socker.

Behandling: salicylsyradt natron, bad, massage.

D. 20 nov. 1895. Pat. är fri från reumatiska smärtor.

b) Med alkoholmissbruk i anamnesen.

Fall 6. P., G., 58 år, snickare, Stockholm.

Ateriosclerosis, rheumatismus chronicus, albuminuria.

Fadern död af njursten, modern lefver, 76 år gammal, frisk. Pat. har haft strängt arbete, länge missbrukat alkohol, lues förnekas, han genomgick i unga år kopporna och 94 akut pneumoni + delir. tremens, eljest frisk. Midsommartiden 95 började han lida af andtäppa vid ansträngningar samt värk, ömhet och styfhet i ryggen.

Status d. 10 okt. 1895. Pat. klagar öfver värk i nacken och ryggen, andtäppa endast, när han går uppe.

Hjärtat ej påvisbart förstoradt, tonerna rena, andra aortatonen accentuerad.

Pulsen regelbunden, 68 i min., liten.

Arteriæ radiales kännas såsom fasta, ojämna, ej slingriga strängar.

Urinen sp. v. 1,014, håller spår af albumin.

Behandling: NaJ, massage.

D. 16 nov. 1895. Pat. känner sig förbättrad.

c) Med ansträngande arbete i anamnesen.

Fall 7. P., J., 66 år, jordbruksarbetare. Inkom på Serafimerlasarettet d. 3 mars 1896, utskrefs d. 31 mars 1896.

Arteriosclerosis, emphysema pulmonum, bronchitis.

Angående patientens föräldrar kunna inga upplysningar vinnas.

Patienten har alltid haft ansträngande arbete. Han har varit frisk till 1850, då han sparkades af en häst i bröstet, skall 3 gånger haft cholera. Hosta har tidtals förekommit och blifvit svårare, därtill har kommit andtäppa, 1882 har han hostat blod. Han har flere gånger vårdats på sjukhus, senast 1895 för hosta.

Status d. 9 mars 1896. Å hvardera foten äro 3 tår amputerade 1862 för »kyla». Klagar öfver hosta, som påkommer ofta, expektoratet sparsamt.

Hjärtat ej påvisbart förstoradt, tonerna svaga och aflägsna.

Pulsen, frekvens 72 i min., oregelbunden.

Periferiska arterer rigida och fasta.

Lungorna visa tecken på emfysem och bronchit.

Urinen utan patologiska beståndsdelar.

Behandling: Decoct. Senegæ c. Chin. + KJ.

D. 31 mars 1896. Lungsymptomen förbättrade; utskrifves.

d) Med dåliga hygieniska förhållanden i anamnesen.

Fall 8. P—n, J., 65 år, jordbruksarbetare, Värmdön. Inkom på Serafimerlasarettet d. 3 maj 1895, utskrefs d. 13 maj 1895.

Arteriosclerosis, emphysema pulmon., bronchitis chron.

Hygieniska och dietetiska förhållanden dåliga, alkoholmissbruk och lues förnekas. Pat. har haft mässling, skarlakansfeber, koppor samt cholera 3 gånger (1853—1854) och frossa. Vid 51 års ålder hostade han blod, efter några veckor återställd och sedan frisk till 1890, då han led af en snart öfvergående febersjukdom. Andtäppa och hosta har sedan dess besvärat honom. Anfall af andnöd och hosta vid ringa ansträngning; vid ett dylikt anfall svindel, så han föll omkull. På sista tiden har äfven hjärtklappning och stickningar i hjärttrakten tillkommit.

Status d. 4 maj 1895. Klagar öfver hosta och andtäppa.

Hjärtat ej påvisbart förstoradt, tonerna rena, dofva, aflägsna; andra pulmonalistonen något förstärkt.

Pulsen hård, något oregelbunden, 54 i min.

Periferiska arterer rigida.

Lungorna: betydligt emfysem, rhonchi och rassel.

Urinen, sp. v. 1,010, hvarken ägghvita eller socker.

Behandling: Decoct. Senegæ + KJ.

D. 13 maj 1895. Pat. utskrifves, subjektivt förbättrad.

e) Med diverse infektionssjukdomar i anamnesen.

Fall 9. W—g, E., 62 år, sjöman, Roslagen. Inkom på Serafimerlasarettet d. 13 aug. 1896, utskrefs d. 20 sept. 1896.

Arteriosclerosis, anasarca, öfvergående albuminuri.

Hereditära förhållanden utan intresse. Lues och alkoholmissbruk förnekas. Som barn mässling, vid 20 års ålder malaria, i öfrikt frisk till 1893, då ödem i de nedre extremiteterna, andfåddhet och trötthet inställde sig, pat. blef bra efter medicin. Hade de sista åren torrhosta. För två månader sedan åter samma symptom som 1893 jämte svullnad i buken och diarré.

Status d. 15. aug. 1896. Lindrigt ödem i fötterna, diarré.

Hjärtat ej påvisbart förstoradt, hjärtverksamheten regelbunden, andra aorta- och andra pulmonalistonen accentuerade, den förra något mera.

Pulsen något tardus, 70—80 slag i min., hård och spänd.

Periferiska arterer: arteriæ brachiales slingriga högt uppe på öfverarmarne, de äro liksom radialartererna palpabla såsom mer än gåspenntjocka, fasta, nästan senliknande strängar. Truncus anonymus starkt pulserande, arteriæ subclaviæ framträda som fasta strängar.

Bukhålan håller fri vätska.

Magsaften ger negativt utslag vid prof på saltsyra och mjölksyra.

Lungorna visa tecken på emfysem.

Urinen, sp. v. 1,020, vissa dagar spår af albumin, andra dagar ej, vid en undersökning funnos fåtaliga, fettkorniga och hyalina cylindrar.

Ögonen: vänstra ögonbotten utan förändring, den högra kunde ej ses på grund af grumlingar i medierna.

Behandling: Subnitr. bismuth. + Op.

Urinmängden, som i början ej kunde uppmätas på grund af diarréet, var senare ökad (öfver 2 liter pr dygn), sp. v. 1,010, ej vidare albumin, men cylindrar påträffades fortfarande. Ascites försvann, ringa ödem i benen kvarstod.

D. 20 sept. 1896. Pat. utskrifves i dag förbättrad.

Fall 10. A—n, Anders, 74 år, fattighjon, Nacka. Inkom på Serafimerlasarettet d. 26 jan. 1895, död d. 30 april 1895.

Arteriosclerosis, emphysema pulmon., otitis med. bilat. purulenta.

Vid 20 års ålder frossa, för öfrigt alltid frisk. Sedan 3 år ondt i öronen och lomhörd; under sista året andfådd vid rörelser och sedan december månad hosta. Missbruk af alkohol och lues förnekas.

Status d. 31 jan. 1895. Pat. är mager, klagar öfver susningar i öronen, bröstkorgen emfysematisk, afföringen lös, varflytning ur öronen.

Hjärtat ej påvisbart förändradt, tonerna rena.

Pulsen regelbunden, något svag, frekvens 86 i min.

Arteriæ radiales et temporales slingriga och rigida.

Lungorna: lösa rassel i lungornas nedre delar.

Urinen håller inga patologiska beståndsdelar.

Pat. hade i slutet af mars och början af april ymniga näsblödningar, hvarefter en betydlig anämi utvecklade sig, och pat. afled d. 30 april 1895.

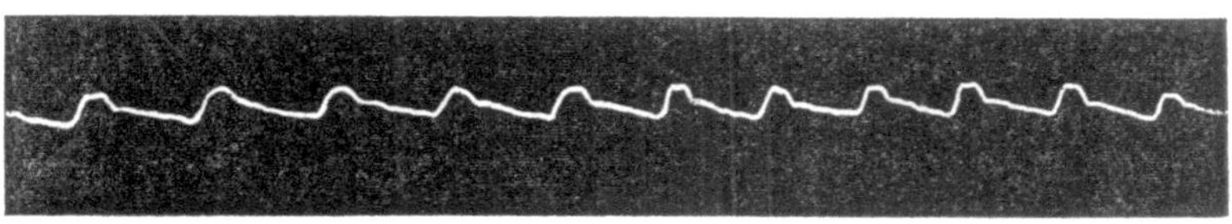

Art. radialis. D. 1 febr. 1895.

Obduktion d. 1 maj 1895. Vid obduktionen påvisades atheromatösa processer i hjärnans kärl och i aorta, akut fibrinös perikardit, bronchitis, anämi i alla organ och purulent, dubbelsidig otitis media.

Fall 11. Ö—m, E., 76 år, militär.

Arteriosclerosis, cardiosclerosis, angina pectoris.

För några år sedan lunginflammation, 1895 lungkatarr med ringa utgjutning i vänstra lungsäcken. På sista tiden svindel, andnöd och egendomliga smärtor i hjärttrakten: »det kniper till som med en tång.»

Status d. 20 april 1896. Pat. klagar öfver ofvannämnda symptom, som påkomma efter rörelser.

Hjärtat: utom en lindrig accentuering af andra aortatonen intet att anmärka.

Periferiska arterer i betydlig grad sklerotiskt förändrade, hårda, slingriga.

Urinen utan albumin och socker.

Lungorna: lösa rassel i båda lungorna.

Behandling: Pil. tereb. c. Chin. + KJ.

f) Utan något anmärkningsvärdt i anamnesen.

Fall 12. N—n, N., 60 år, brädgårdsarbetare. Inkom på Serafimerlasarettet d. 2 aug. 1896, utskrefs d. 25 aug. 1896.

Arteriosclerosis, cholera nostras.

Pat. har under hela sitt lif varit fullkomligt frisk, ingen andtäppa, ingen hjärtklappning. Natten mellan d. 1 och 2 aug. insjuknade han ytterst häftigt med kräkningar och diarré.

Status d. 3 aug. 1896. Pat. är ytterst medtagen, slapp, men sensoriet fullt fritt, kräkningar och diarré, rösten hes, tungan torr.

Hjärtat ej förstoradt, spetsen i 4:de interst., 3 centim. innanför mammiliarlinien, hjärttonerna svaga, men utan blåsljud. Andra aortatonen något accentuerad.

Pulsen liten, regelbunden, frekvens 80.

Periferiska arterer framför allt aa. brachiales rigida och delvis förkalkade.

Lefvern ej förstorad.

Urinen höll vid inkomsten ett spår alb. Sedan diarréet upphört, fanns ingen gång albumin. Genom behandling med opium och diet upphörde snart diarréet, och patienten utskrefs d. 25 aug. fullt frisk från sin akuta sjukdom.

Fall 13. E—n, E., 63 år, landtbrukare, Roslagen. Inkom på Serafimerlasarettet d. 17 mars 1895, utskrefs d. 12 april 1895.

Arteriosclerosis, pleuritis sicca dextra.

Hereditära förhållanden utan anmärkning, alkoholmissbruk och lues förnekas. Hygieniska förhållanden goda. Vid 49 års ålder skadades pat. i högra höften, och för ett år sedan vrickade han sitt högra knä. Vid jultiden 94 började båda fötterna att svullna, svullnaden har sedan dess aldrig varit fullständigt borta. Den 4 mars stötte pat. bröstkorgens högra sida mot nedre delen af en stege, på hvilken han klifvit upp, förlorade för en stund medvetandet.

Status d. 20 mars 1895. Högra benet styft, gnidningsljud öfver högra lungans nedre del.

Hjärtat ej förstoradt, tonerna aflägsna, rena.

Pulsen oregelbunden.

Periferiska arterer rigida.

Urinen, sp. v. 1,010, håller ej albumin.

Behandling: våta värmande omslag.

Utskrefs d. 12 april 1895.

Fall 14. V—g, Maria, 71 år, hustru, Ljusterö. Inkom på Serafimerlasarettet den 26 april 1895, utskrefs d. 31 maj 1895.

Arteriosclerosis, bronchitis chronica, albuminuria.

Båda föräldrarna döda i hög ålder, modern af slaganfall. Frisk tills för 2 år sedan, då pat. började hosta; hostan svårare 1894, då buk och ben började svälla, och hon fick andtäppa, hufvudvärk, susningar för öronen. Svullnaden gick något tillbaka; i mars 1895 hostan svårare.

Status d. 29 april 1895. Lindrig cyanos på kinder och läppar, ödem i benen.

Hjärtat ej förstoradt, tonerna dofva, första tonen vid spetsen något suddig.

Pulsen regelbunden, 72 slag i min.

Lefvern förstorad, nedre gränsen tydligt palpabel.

Periferiska arterer förete tydlig arterioskleros.

Lungorna förete rhonchi och subkrepiterande rassel.

Urinen, sp. v. 1,010, håller spår af albumin.

Behandling: Digitalinum cristallisat., KJ 0,5 × 3, mjölkdiet.

D. 31 maj 1895. Pat. utskrifves förbättrad.

Grupp III.

Fall af arterioskleros med lindriga symptom från hjärtat.

a) Med syfilis i anamnesen.

Fall 15. V—n, C. A., 45 år, agent, Stockholm. Inkom på Serafimerlasarettet d. 4 nov. 1895, utskrefs d. 22 dec. 1895. Inkom ånyo d. 12 jan. 1896, död d. 19 okt. 1896.

Arteriosclerosis, cardiosclerosis, arthritis deformans, diabetes mellitus.

I hereditärt hänseende intet anmärkningsvärdt. Hygieniska förhållanden under senare år dåliga. Pat. har missbrukat alkohol, syfilis 1878. Erhöll 35 smörjningar. Mässling som barn, influensa 1889. Midsommaren 95 matt och trött, afmagring, törst och ökad urinmängd, dessa symptom förvärrades för 2 månader sedan.

Status d. 11 Nov. 1895. Vid inkomsten kolossal törst, förtärde 11 liter flytande föda (mjölk, vatten, soppor); sedan han satts på köttdiet, minskades törsten. Uppdrifning af knälederna, af högra handleden, af högra handens 2:dra metacarpo-phalangealled samt på basen af vänstra fotens 1:sta metatarsalben.

Hjärtat ej påvisbart förstoradt, 2:dra aorta- och 2:dra pulmonalistonen accentuerade, intet blåsljud.

Pulsen regelbunden, kraftig, 84 slag i min. Något spänd.

Periferiska arterer möjligen något rigida, ej slingriga.

Lefvern något förstorad.

Mjälten ej förstorad.

Urinen: mängden vid inkomsten 6—8 liter pr dygn och höll 5,5 % socker, sp. v. 1,030; efter köttdiet minskades mängden till omkr. 3 liter och sockerhalten till 1—2 %.

Behandling: Tinct. theb., köttdiet.

Pat. ökade i vikt från 41,5 kilo till 51,5 kilo (d. 7/12 95).

D. 22 dec. 1895. Pat. utskrifves i dag förbättrad.

Pat. inkom å nyo d. 12 jan. 1896, vikt 47 kilo, urinmängd 3 liter, sockerhalten omkr. 3,5 %. Patellarreflexer saknas. Tillståndet undergick föga ändring under den närmaste tiden, han fick i vänstra knäet en utgjutning, som sedan gick tillbaka. Fram på hösten försämrades tillståndet, och pat. afled d. 19 okt. 1896.

Obduktion d. 21 okt. 1896. *(Quensel).* Hjärtat något större än normalt; på högra kammarens främre yta cirkumskript fibrinös perikardit; i vänstra kammarens muskulatur talrika, gråhvita, fibrösa fläckar; aorta- och mitralisvalvlerna visa på spridda mindre fläckar gulaktiga förtjockningar. I aa. coronariæ cordis påträffas spridda gulhvita förtjockningar i väggarna; aorta visar i hela sin längd betydande arteriosklerotiska förändringar, bestående i talrika, gulhvita förtjockningar, af hvilka några äro kalkinkrusterade. Äfven i a. lienalis och aa. renales finnas tydliga sklerotiska förändringar (kalkinkrustationer). Inga förändringar i mjälten, lefvern eller pankreas. I högra njuren infarkt.

Fall 16. R—r, A., 53 år, notarie, Norra Sverige.

Arteriosclerosis, cardiosclerosis, adipositas universalis.

Syfilis på 70-talet; behandlades af Prof. *Welander* i Stockholm härför 1878 och 1880. Redan för 10 år sedan ansågs patienten hafva hjärtfel. Sedan många år har han haft giktanfall. Under de senare åren hjärtklappning, andnöd vid stigningar, oro och ängslan.

Status d. 1 maj 1896. Betydligt fet.

Hjärtat ej påvisbart förstoradt, hjärtverksamheten hastig och något oregelbunden; andra aortatonen accentuerad, intet blåsljud.

Pulsen full, spänd, något oregelbunden.

Arteriæ radiales rigida.

Lefvern något förstorad.

Urinen utan socker och ägghvita.

Behandling: KJ + China, diet, gymnastik.

b) Med alkoholmissbruk i anamnesen.

Fall 17. B—n, Fr., 38 år, järnarbetare, sedan skrifvare, Stockholm. Intogs på Serafimerlasarettet d. 17 april 1893, utskrefs d. 27 april 1893.

Arteriosclerosis, insufficientia cordis.

De hereditära förhållandena utan intresse. Pat. har varit järnarbetare från sitt 15:de till sitt 35:te år med tungt arbete. Under denna tid har han förtärt spirituosa, men ej mycket, under senare åren har han dock missbrukat spritdrycker rätt betydligt. D. 21 mars 1893 märkte han, att fötter och tår voro kalla och känslolösa, senare uppträdde värk och svullnad i fotlederna. Någon gång förut efter missbruk af spirituosa har han känt hjärtklappning och ojämn hjärtverksamhet. Svullnaden utbredde sig snart till underbenen och låren.

Status. Ödem i nedre extremiteterna.

Hjärtat ej påvisbart förstoradt, tonerna rena, andra tonen vid basen något accentuerad, intet blåsljud. Vid inkomsten var hjärtverksamheten oregelbunden.

Pulsen något oregelbunden, frekvens 54 i min.

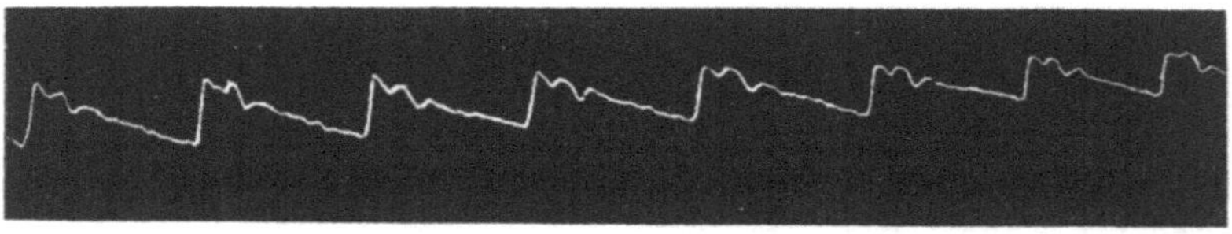

Art. rad. dextra. D. 24 april 1893.

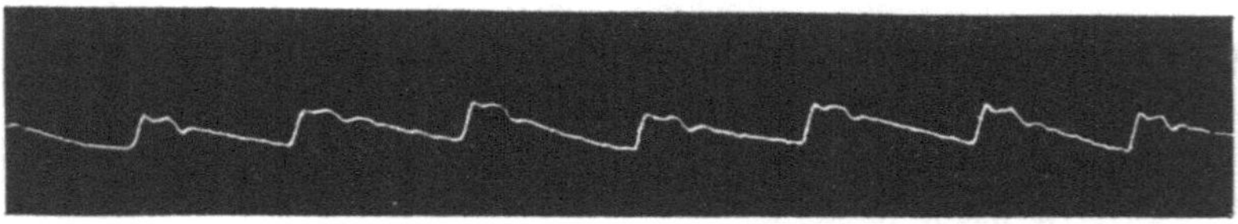

Art. rad. sin. D. 24 april 1893.

Arteriæ radiales rigida.

Lefvern ej förstorad.

Urinen utan albumin.

Behandling: stillaliggande, absolut mjölkdiet, Digitalin. cristallisat. (0,5 milligm.), NaJ.

En mycket riklig diures inträdde, ödemet försvann, och hjärtverksamheten blef fullt regelbunden.

D. 27 april 1893. Pat. känner sig fullt frisk, utskrifves.

Fall 18. J—n, S. A., 52 år, sjöman, Öland. Inkom på Serafimerlasarettet d. 24 jan. 1896, utskrefs d. 24 febr. 1896.

Arteriosclerosis, cardiosclerosis, emphysema pulmonum, ischias dext.

Alkoholmissbruk förefinnes, men lues förnekas; han har slitit mycket ondt, men varit frisk. För 8 år sedan blodförgiftning med anledning af en skada i foten, för 4 år sedan cholera, vårdades på sjukhus i Lübeck. Ungefär 14 dagar före inkomsten på sjukkuset värk i högra benet.

Status d. 31 jan. 1896. Högersidig ischias.

Hjärtat förstoradt åt vänster (spetsstöten i 6:te interst., utanför mamm.-linien) äfven något åt höger, tonerna rena; accentuering af andra aortatonen, mindre af andra pulmonalistonen.

Pulsen kraftig, jämn, frekvens 62.

Periferiska arterer något rigida.

Lungorna visa tecken på emfysem.

Bukens organ utan anmärkning.

Urinen håller hvarken ägghvita eller socker.

Behandling: Salicyl. natric., NaJ., bad, massage.

D. 24 febr. 1896. Benet bra, pat. utskrifves.

Fall 19. J—n, J., 53 år, järnarbetare, Stockholm. Inkom på Serafimerlasarettet d. 9 dec. 1895, utskrefs d. 17 jan. 1896.

Arteriosclerosis, anginösa smärtor, emphysema pulmonum, alcoholism. chron., acne rosacea.

Hereditära förhållanden utan intresse. Sedan sitt 15:de år har pat. haft tungt arbete, har missbrukat alkohol, ej haft lues. Lunginflammation 1882, sedan hosta ett halft år, bröst- och magkatarr 1888; sedan den tiden har hostan ej varit borta. Sedan 1890 kronisk ledgångsreumatism och acne rosacea. Vårdades 1893 på Serafimerlasarettet för emfysem, myokardit, arterioskleros, gastrointestinalkatarr och ischias. Under de senare åren hjärtklappning och andfåddhet, ibland häftiga smärtor i hjärttrakten, strålande ut åt maggropen, ryggen och vänstra axeln.

Status d. 14 dec. 1895. Kraftnedsättning, vid starkare rörelser andfåddhet, hjärtklappning, styng i hjärttrakten och vänstra sidan. Tremor i tunga och händer, acne rosacea.

Hjärtat ej påvisbart förstoradt (lungemfysem), tonerna rena, andra tonen vid basen något accentuerad.

Pulsen full, kraftig, regelbunden, frekvens 70 i min.

Periferiska arterer rigida, något slingriga.

Magsaften håller ej saltsyra, men löpe och pepsin.

Urinen, sp. v. 1,012, håller ej albumin.

Behandling: Sal. carlsbad. fact., Infus. amar. alk., Lassar's skalpasta, massage.

D. 17 jan. 1896. Patienten utskrifves förbättrad.

Fall 20. K—n, O., 57 år, trädgårdsarbetare. Inkom på Serafimerlasarettet d. 3 aug. 1894, utskrefs d. 3 nov. 1894.

Arteriosclerosis, cardiosclerosis, pleuritis exsudativa dextra, albuminuria.

Båda föräldrarna döda i hög ålder. Som barn hade pat. frossa, 1871 smittkoppor, har i öfrigt städse varit frisk till 1892, då hans nuvarande sjukdom började med ondt i bröstet, tryck i hjärttrakten, andfåddhet vid gående i trappor, svullnad i benen, ödemet gick lätt tillbaka, då han låg till sängs, hosta har ofta förekommit; alkohol har missbrukats sedan ungdomen; lues förnekas, diarré sedan 1892.

Status d. 6 aug. 1894. Pat. klagar öfver tryck i hjärttrakten, läpparna något cyanotiska, utbredt ödem, starkast på vänstra benet.

Hjärtat: spetsstöten hvarken synes eller kännes, pulsationer i epigastrium; dämpningen ej tydligt förstorad, tonerna rena, andra aorta- och andra pulmonalistonen betydligt förstärkta, särskildt aortatonen.

Pulsen jämn, regelbunden, 76 slag i min.

Periferiska arterer rigida.

Lungorna: lösa rassel å båda sidor, i högra pleurahålan seröst exsudat.

Lefvern ger en tydlig resistens nedanom bröstkorgsranden.

Urinen, sp. v. 1,020, håller spår af albumin.

Behandling: mjölkdiet, Digitalis; NaJ.

D. 12 aug. 1894. Urinmängd 2,400 cm^3, ödemet minskadt.

D. 24 aug. 1894. Ödemet borta, allmänna tillståndet ganska godt.

D. 24 sept. 1894. Exsudatet i högra pleurahålan snarare ökadt.

D. 11 okt. 1894. Pat. får vistas uppe; urinen håller fortfarande albumin.

D. 25 okt. 1894. Fortgående förbättring, exsudatet minskadt; korniga cylindrar i urinen.

D. 3 nov. 1894. Pat. utskrifves i dag betydligt förbättrad.

c) Med ansträngande arbete i anamnesen.

Fall 21. K—n, Eva, 55 år, änka, Botkyrka. Inkom på Serafimerlasarettet d. 15 febr. 1896, död d. 30 mars 1896.

Arteriosclerosis, bronchopneumonia acuta dextra.

Patientens moder död i magkräfta. Lues förnekas. Sedan 8 år arbete i kyla och väta. Kort före jul 1894 influensa med otitis och vargenombrott i båda öronen. Våren 1895 värk i armar och händer, sedermera svullnad därstädes och i ben, ansikte och buk, sedan julen hosta, i början af febr. 1896 hastig försämring, andtäppa, håll.

Status d. 17 febr. 1896. Hosta och lindrig andnöd, benen ödematösa. Ledgångarna i händerna ansvällda och styfva.

Hjärtat: förstoring åt höger, obetydligt åt vänster; systoliskt blåsljud vid spetsen, andra aortatonen accentuerad.

Pulsen, frekvens 96, af normal spänning och storlek.

Periferiska arterer ej rigida.

Bukens organ utan anmärkning.

Urinen håller ett ringa spår albumin, ej socker.

Lungorna: utbredd bronchit, bronchopneumoni i högra lungans nedre lob.

Behandling: vin, Emuls. terebinth., Emuls. camphoræ.

Tillståndet försämrades, och pat. afled d. 10 mars 1896.

Obduktion: (Quensel) Pleuritis adhæsiva dextra, bronchitis, œdema pulmonum. Hjärtat af vanlig storlek och konsistens, muskulaturen visar brun atrofi och fettdegeneration, valvler och mynningar utan förändring, i nedre delen af aorta lindriga arteriosklerotiska förändringar.

d) Med korpulens.

Fall 22. N—n, V., 68 år, köpman, Arboga.

Cardiosclerosis, angina pectoris, adipositas universalis, albuminuria.

Patienten har varit frisk, men på senare åren blifvit betydligt korpulent. Sedan hösten 1895 har han haft svårt att andas, då han rört sig något hastigare; vid ansträngningar har han känt smärtor i hjärttrakten, ryggen och vänstra axeln, så att han plötsligt måst stå stilla. För 5 år sedan hade han ett anfall af njurstenskolik, och under de 3 senare åren en och annan gång känning af samma åkomma.

Status d. 8 juni 1896. Pat. är betydligt fet.

Hjärtat ej påvisbart förstoradt, andra aortatonen accentuerad, ett systoliskt blåsljud öfver aorta.

Pulsen spänd, fullt regelbunden.

Urinen håller ett spår albumin, ej socker.

Behandling: ordnad diet, NaJ.

Grupp IV.

Fall af arterioskleros med utpräglade symptom från hjärtat.

a) Med syfilis i anamnesen.

Fall 23. M.,' G., 29 år, bokhållare, Stockholm.

Arteriosclerosis, cardiosclerosis.

Patienten har missbrukat spirituosa ganska betydligt, syfilis 1886, smordes 1889 och 1890, sedan dess inga symptom af lues. Under senare året har han känt sig andfådd vid rörelser, och hjärtklappning har lätt uppträdt; sedan 5 dagar har han märkt svullnad i benen.

Status d. 19 jan. 1895. Betydligt korpulent, klagar öfver andtäppa; obetydligt ödem i underbenen.

Hjärtat något förstoradt åt vänster och höger, hjärtverksamheten mycket oregelbunden, ett svagt systoliskt blåsljud vid spetsen.

Pulsen oregelbunden, hastig, liten.

Urinen fri från ägghvita.

Behandling: ordnad diet, Digital. + Chinin, Marienbader.

D. 28 jan. 1895. Hjärtverksamheten regelbunden, intet blåsljud.

D. 13 mars 1895. Efter missbruk af spirituosa och tobak ett anfall af hjärtsvaghet med känsla af kväfning och oregelbunden puls.

D. 20 mars 1895. Hjärtverksamheten regelbunden.

D. 25 maj 1895. Hjärtat något förstoradt åt vänster, hjärtverksamheten kraftig, regelbunden, tonerna rena, andra aortatonen accentuerad.

Pulsen full, spänd.

Periferiska arterer något rigida.

Fall 24. P—n, Augusta, 34 år, uppasserska på schweizeri, Stockholm. Inkom på Serafimerlasarettet d. 9 okt. 1896, utskrefs d. 26 okt. 1896.

Arteriosclerosis, hypertrophia cordis, syphilis hepatis, nephritis chronica, enteritis chronica.

Hereditära förhållanden utan intresse. Sedan sitt 14:de år har pat. dels såsom kokerska dels såsom uppasserska å värdshus haft ansträngande sysselsättning, ofta varit utsatt för nattvak och förkylningar. Genomgick vid 23 års ålder partus, någon tid därefter häftig värk i vänstra lårbenet och höften, hon vårdades på sjukhus och blef efter några månader frisk. Vid 28 års ålder ondt i halsen med röda fläckar jämte stark heshet, som varade flere månader och sedan dess flere gånger återkommit, hösten 1895 peritonit, upptäckte därefter en tumör i lefvertrakten. Vid påsktiden 1896 diarré, som varade flere månader, och åter började för några veckor sedan; stark värk och ömhet i lefvertrakten.

Status d. 18 okt. 1896. Hufvudvärk och lindriga smärtor i lefvertrakten, diarré.

Hjärtat förstoradt åt vänster — dämpningen 3 centimeter utanför v. mamm.-linien — andra aortatonen accentuerad, inga blåsljud.

Pulsen: frekvens 100 i min., spänd, artertrycket ökadt.

Periferiska arterer rigida.

Lefvern betydligt förstorad, på främre ytan ojämn, nedre kanten vågig af långsträckta indragningar, å främre ytan och nedre kanten i högra mamm.-linien en större, fast, ojämn tumör, som förskjutes vid respirationsrörelserna.

Mjälten förstorad, kan ej med säkerhet palperas.

Urinen: mängden ungefär normal, albumin $^1/_2$—1 $^0/_{00}$, njurepithel och hyalina cylindrar.

Ögonbottnarna normala.

Blodet: Hämoglobinhalt 90 % (Fleischl), röda blodkr. 3,5 mill. på mm^3.

Behandling: KJ, Infus. amar.

D. 28 okt. 1896. Pat. utskrifves förbättrad.

Fall 25. E., W., 34 år, vinhandlare, Stockholm.

Arteriosclerosis, cardiosclerosis, albuminuria.

Frisk till 1891, då han infekterades med syfilis, genomgått smörjkur och injektionskur. I början af 1896 började han lida af tyngd i hufvudet och svindel, som starkast framträdde efter middagsmåltiden. Anser sig ej hafva missbrukat spirituosa.

Status d. 15 maj 1896. Patienten klagar öfver tyngd i hufvudet och svindelkänsla, som är lindrigast på morgonen, svårast efter middagen.

Hjärtat: stark hjärtimpuls i 6:te interst., i mamm.-linien, stark dämpning öfver sternum, andra aortatonen accentuerad, intet blåsljud.

Pulsen regelbunden, spänd.

Periferiska arterer rigida.

Urinen håller ett spår albumin, ej socker.

Lefvern något förstorad.

Behandling: Marienbadervatten, diet, NaJ.

D. 4 juni 1896. Urinen nästan albuminfri.

D. 28 sept. 1896. Urinen albuminfri, lindrig accentuering af andra aortatonen; tyngden och svindelkänslan borta.

D. 27 nov. 1896. Aftagit 6 kilo i vikt, urinen håller ett spår albumin. Pil. jodet. ferros.

D. 3 maj 1897. De objektiva tecknen från hjärtat oförändrade, urinen håller ett ytterst ringa spår albumin; pat. känner sig frisk.

Fall 26. H—n, R., 35 år, agent.

Cardiosclerosis, albuminuria.

Alkoholmissbruk sedan längre tid; syfilis 1886, behandlades med smörjkur; kände sig fullt frisk till hösten 1892, då han började lida af andtäppa, särskildt var det honom svårt att gå mot vinden, han måste då ofta stanna.

Status d. 27 nov. 1893. Pat. klagar öfver andtäppa vid rörelser, framhåller svårigheten att gå mot vinden; tremor i tunga och händer.

Hjärtat betydligt förstoradt åt vänster, systoliskt blåsljud, starkast öfver spetsen.

Pulsen regelbunden, tämligen spänd.

Lefvern förstorad, palpabel.

Urinen håller ägghvita.

Behandling: mjölkdiet, KBr.

Fall 27. N—n, E. A., 38 år, handlande, Stockholm.

Cardiosclerosis, aortitis.

Fadern död vid 46 års ålder af hjärnblödning, modern lefver och har diabetes mellitus, en broder har smärtor i ena hälen och mycket urater i urinen. Pat. har varit luetiskt infekterad och lär därför blifvit behandlad, ej missbrukat alkohol, på senare åren något korpulent. Han har varit frisk till 1889, då han hade influensa med lungkatarr. I febr. 1890 undersöktes han för lifförsäkring (prof. *Wærn),* då anmärktes, att första tonen öfver spetsen var åtföljd af ett kort, svagt systoliskt biljud, andra pulmonalistonen ej förstärkt, pulsen liten, jämn 100, i sittande ställning 80. Hullet godt, omfånget vid nafveln 96 centimeter, ej albumin i urinen.

Under de senare åren, mest under det sista, har han lidit af hjärtklappning och andtäppa vid mera ansträngande rörelser. Hösten 1896 å nyo influensa med lungkatarr. Undersöktes d. 12 okt. 1896 (d:r *E. Forssberg),* då var hjärtat förstoradt 1—2 centimeter utanför v. mamm.-linien, inga blåsljud, urinen utan albumin. Hämoglobinhalt 100 % *Gowers,* bronchit med sparsamma rhonchi. Under dec. 1896 och jan. 1897 anfall af svårare bronchit, hjärtsymptomen ökade, neuralgiforma smärtor flerstädes, pulsen spänd och kontraherad.

Status d. 14 jan. 1897. Pat. är kraftigt byggd, något korpulent. Klagar öfver andtäppa och hjärtklappning.

Hjärtat förstoradt åt vänster, vid spetsen en antydan till galopprythm, andra aortatonen starkt accentuerad. Intet blåsljud.

Pulsen spänd, liten, regelbunden, något påskyndad.

Periferiska arterer, kontraherade, ej tydligt rigida.

Bukens organ utan anmärkning.

Urinen håller hvarken socker eller ägghvita.

Behandling: NaJ, gymnastik, KBr.

D. 6 mars 1897. Pat. klagar öfver svår andnöd, albumin i urinen.

D. 8 mars 1897. Blekt utseende, svår andnöd, sparsamma lösa rassel i lungorna, lifliga smärtor i båda benen, strimmig rodnad på högra underbenets utsida, lindrigt pretibialt ödem på båda benen, lefverns nedre gräns palpabel, periferiska arterer starkt sammandragna, spända. Sedan den 3:dje mars aftontemperaturen något öfver 38° C.

D. 12 mars 1897. Pat. afled på morgonen.

Obduktion d. 13 mars 1897 (Prof. *Wallis).* Hjärtat måttligt förstoradt, hufvudsakligen den vänstra kammaren. Valvler och mynningar friska. På aortas insida strax ofvan aortavalvlerna tvenne atheromatösa upphöjningar, en kring hvardera kransarterens mynning. Upphöjningarna äro på ytan jämna, ej kalkvandlade. Hvarderas utsträckning i kärlets periferi är omkring 2 centimeter, i kärlets längdaxel något mindre. Aortas insida i öfrigt glatt och jämn. Båda koronararterernas mynningar äro förträngda, den högra arterens mynning i så hög grad, att knappt en fin knappsond kan införas. Vid den vänstra koronararterens uppklippning ser man mindre atheromatösa fläckar på intiman. Vid hjärtats spets, i vänstra ventrikelns främre vägg en tämligen stor sklerotisk härd. Betydlig stas i lefver, mjälte, njurar och lungor; serös vätska i hjärt- och lungsäckarna. Serös ansvällning af plicæ aryepiglotticæ och slemhinnan i hela struphufvudet.

Fall 28. S—n, Hanna, fru, 38 år, Stockholm. Inkom på Serafimerlasarettet d. 7 mars 1894, utskrefs d. 8 maj 1894.

Arteriosclerosis, cardiosclerosis (insufficientia valv. aortæ) aortitis, angina pectoris.

Pat. har efter sitt 15:de år börjat förtära spirituosa och snart i rätt afseväird mängd, äfven rökt cigarrer dagligen. Vid 22 års ålder maginflammation, därefter långvarig flytning från genitalia och blåskatarr. Akut ledgångsreumatism vid 26 år utan någon komplikation åt hjärtat. Vid 28 års ålder luetiskt infekterad, i sammanhang härmed långvarig heshet. Vid 32 års ålder började hon känna andnöd och hjärtklappning vid ansträngande sysselsättning (hon var dansös vid teatern). För 1 $^{1}/_{2}$ år sedan stenokardiska anfall, i början mera sällan, hvar 14:de dag, senare 6, 8 à 10 gånger på dygnet, sista veckorna har pat. varit sängliggande.

Status d. 9—22 mars 1894. Allmänna hudfärgen blek, hullet klent. Vid inkomsten ringa svullnad i benen. Hjärtklappning och molande värk i hjärttrakten, värken sprider sig anfallsvis åt vänstra skuldran och armen. Anfallen föregås af parästesier i händer och armar, särskildt på vänster sida, och åtföljas af en krampartad känsla i hjärttrakten jämte ångest och beklämning, de vara 5—10 min. och upprepas 2—4 gånger på dagen och 2—3 gånger på natten.

Hjärtat: frambuktning öfver hjärtat; spetsstöten i 6:te interst., strax utanför mamm.-linien, 12 centimeter från medellinien; åt höger går dämpningen 5 centimeter från medellinien. Systoliskt och diastoliskt blåsljud, starkast öfver basen. Stark pulsation i jugulum samt systoliskt blåsljud och fremissemang.

Pulsen regelbunden, celer, 84 slag i min. Kapillarpuls.

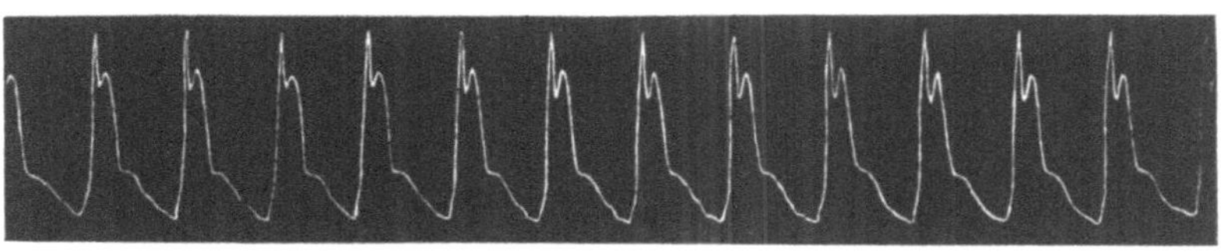

Art. rad. dext.

Periferiska arterer, slingriga och fastare än normalt.

Blodet: röda blodkroppar 4,0 million. på mm^3; hämoglobinhalt 45 % (Fleischl).

Lefvern ej palpabel, dämpningen i mamm.-linien 17 centimeter.

Urinen: mängden minskad, något grumlig, ej ägghvita eller socker.

Behandling: mjölkdiet, Digitalin. cristallisat., NaJ, KJ.

D. 18 mars 1894. De stenokardiska anfallen hafva minskats, 1 à 2 på dagen.

D. 31 mars 1894. Tillståndet under de sista dagarne bättre än det varit på flere månader. Pat. har sofvit ostörd hela natten, intet stenokardiskt anfall.

D. 6 april 1894. Lindriga stenokardiska anfall 1 à 2 dagl.

D. 5 maj 1894. Patientens tillstånd har på sista tiden varit tämligen oförändradt. Sedan d. 24 april har hon vistats uppe; ett par anfall dagl. Hjärtverksamheten regelbunden. Hon utskrifves i dag förbättrad.

Fall 29. C—t, C. A., 38 år, bokhållare, Stockholm. Intogs på Serafimerlasarettet d. 15 juni 1893, utskrefs d. 3 juli 1893.

Insufficientia et dilatatio cordis (anasarca, stasis hepatis).

Frisk till 24 års ålder, då han fick reumatisk feber; 2 gånger senare samma sjukdom, efter alla gångerna fullt frisk och enligt läkares utsago intet abnormt från hjärtat. Syfilis vid 32 års ålder, 2 smörjkurer, sedan intet symptom. Under de senare åren har pat. i hög grad missbrukat spirituosa. Andtäppa för $^3/_4$ år sedan, i nov. 92 svullnad i benen, svullnaden gick öfver, men återkom i med. af febr. 93.

Status. Andtäppa, kraftlöshet, ödem i nedre extremiterna och bukbetäckningarna.

Hjärtat förstoradt åt höger och vänster, hjärtverksamheten regelbunden, tonerna svaga, intet blåsljud (stundom ett svagt systoliskt blåsljud öfver pulmonalis).

Pulsen täml. full, regelbunden.

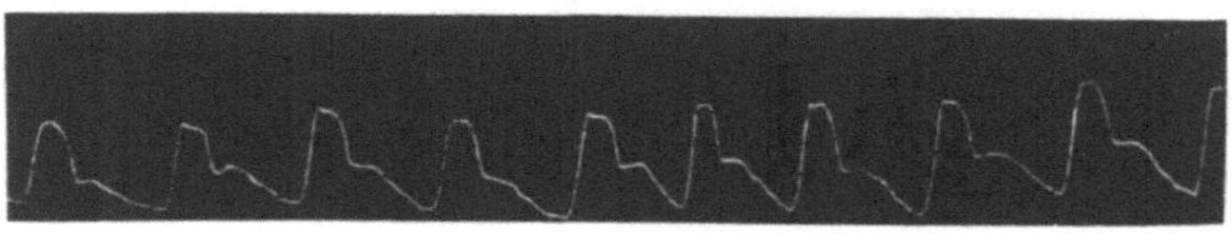

Art. rad. dext.

Aa. radiales ej rigida.

Lefvern täml. betydligt förstorad.

Urinen höll vid inkomsten ett spår albumin, sedan ej. Under stillaliggande, mjölkdiet och digitalinbehandling minskades ödemet och försvann, lefversvällningen aftog.

D. 25 juni hördes ett svagt systoliskt blåsljud öfver hjärtspetsen, det försvann mycket snart.

D. 3 juli. Ödemet borta, lefvern ej förstorad, hjärtdilatationen i det närmaste alldeles borta, intet blåsljud utom en och annan gång ett svagt systoliskt blåsljud öfver pulmonalis; utskrifves i dag.

Fall 30. T—e, 46 år, hög ämbetsman, Stockholm.

Arteriosclerosis, cardiosclerosis (insufficientia et stenos. valv. aortæ) dialatatio aortæ, angina pectoris albuminuria.

Har åtnjutit god hälsa och varit liflig sportman, dock ingalunda till någon öfverdrift. Syfilis 1878, behandlad af specialist. Under de senare 6 åren andfåddhet, yrsel samt smärtor i hjärttrakten.

Status d. 11 nov. 1895. Kroppsbyggnad god, hullet godt, klagar öfver andfåddhet och yrsel.

Hjärtat betydligt förstoradt åt vänster, spetsstöten stark i 6:te interstit., flere centim. utanför mammillarlinien; dämpning i 2:dra interstit., till höger om sternum och på manubrium sterni; aorta palpabel i jugulum. Starkt systoliskt och diastoliskt blåsljud öfver aortamynningen och sternum, hjärtverksamheten regelbunden.

Pulsen celer, full, kapillarpuls i pannan, karotiderna starkt pulserande. *Durosiez'* fenomen i arteria cruralis, systolisk arterton i vola manus.

Periferiska arterer rigida och slingriga.

Lefvern något förstorad.

Urinen håller albumin.

Behandling: KJ, diet, mjölk.

Under vintern och våren 96 tillståndet något förbättradt, sommaren 96 en kur i Nauheim, hvaraf pat. kände sig mycket förbättrad.

D. 31 juli 1896. Efter hemkomsten från Nauheim känner sig pat. mycket bättre, objektivt är tillståndet ungefär detsamma; rätt mycket albumin i urinen.

D. 2 nov. 1896. Hjärtverksamheten intermitterande, betydligt albumin.

D. 9 dec. 1896. Känner sig bättre; objektivt oförändrad.

D. 12 jan. 1897. Svårt anfall under natten af angina pectoris.

D. 20 febr. 1897. Sedan någon tid hosta och andnöd, under natten påkom plötsligt motorisk afasi; patienten är ej fullt redig, har hallucinationer.

D. 25 febr. 1897. Talförmågan återkommit, pat. redig, lindrig svullnad i benen. Digitalis, Diuretin.

D. 10 mars 1897. Tillståndet så småningom förbättradt, patienten fullt redig, hjärtverksamheten kraftigare. Svullnaden borta.

D. 24 mars 1897. Sedan några dagar åter oredig, hallucinationer. *Cheyne-Stokes'* respiration, sömnlöshet.

D. 6 april 1897. Patienten afled i dag.

Obduktion d. 7 april 1897. Hjärtat kolossalt förstoradt, båda ventriklarna men framförallt den vänstra höggradigt dilaterade och deras väggar betydligt förtjockade. Aortavalvlerna förtjockade, retraherade och kalkinkrusterade. Aorta ascendens och arcus aortæ likformigt och i betydlig grad dilaterade; insidan i sin helhet atheromatöst förändrad, delvis kalkvandlad. Båda koronarartärernas mynningar äro förträngda genom atheromatösa förändningar på aortas insida. Koronarartererna atheromatösa, delvis förkalkade. I hjärtköttet smärre sklerotiska härdar. Njurarna ej förminskade till volumen, visa intensiva stassymptom.

Fall 31. E—m, A., 44 år, vinhandlare.

Arteriosclerosis, cardiosclerosis, albuminuria.

Frisk tills han vid 36 års ålder blef luetiskt infekterad, genomgick grundlig antisyfilitisk behandling. Sedermera frisk tills för ett år sedan, då han började känna sig klen, andfådd vid gång i trappor, hjärtklappning allt emellanåt; urinmängden tyckes på senare tiden vara ökad. Ej alkoholmissbruk.

Status d. 26 sept. 1893. Hjärtat betydligt förstoradt åt vänster; spetsstöten 4 centim. utanför mamm.-linien; hjärttonerna rena; andra aortatonen betydligt accentuerad.

Pulsen regelbunden, spänd.

Arteriæ radiales rigida.

Lefvern något förstorad, lätt palpabel.

Urinen, sp. v. 1,014, håller albumin.

Behandling: mjölkdiet, NaJ-piller.

Fall 32. S—m, W., 45 år, agent, Stockholm.

Arteriosclerosis, cardiosclerosis, albuminuria.

Pat. har ätit godt och förtärt rätt mycket spirituosa; blef 1878 infekterad med syfilis, genomgick smörjkur, började 1888 få svindelanfall, hade 1891 ett starkt svindelanfall, sedan flera år andtäppa vid rörelser.

Status d. 3 jan. 1895. Pat. är ganska korpulent, klagar öfver svår andtäppa vid gående i trappor, svindelanfall en och annan gång, men lindriga.

Hjärtat något förstoradt åt vänster, ett utdraget systoliskt blåsljud vid spetsen, som aftager uppåt basen, hjärtverksamheten något oregelbunden.

Pulsen oregelbunden, något spänd.

Arteriæ radiales något rigida, temporalartererna starkt slingriga.

Lefvern palpabel under bröstkorgsranden.

Urinen håller betydligt ägghvita.

Behandling: dieten ordnades, spirituosa inskränktes i betydlig grad, mjölk konsumerades ½—1 liter pr dag. Karlsbadervatten, NaJ-piller.

D. 4 juni 95. Betydligt förbättrad, fortsätter med dieten.

D. 1 sept. 95. Hjärtat arbetar nu nästan fullkomligt regelbundet, det systoliska blåsljudet vid spetsen kvarstår, men tyckes svagare; urinen företer numera endast ett spår albumin.

Fall 33. B—g, F., 48 år, vaktmästare, Stockholm. Inkom på Serafimerlasarettet d. 30 dec. 1892, utskrefs d. 27 maj 1893.

Arteriosclerosis, cardiosclerosis (stenos. ost. venos. sin.)

Inga hereditära anlag, hygieniska och dietetiska förhållanden alltid goda, har ej missbrukat spirituosa; vid 5 års ålder mässling och vid 29 års ålder syfilis, för hvilken sjukdom han behandlades af specialist. Hösten 1891 började han känna smärtor i underbenen vid gående; efter att hafva hållit sig stilla någon tid, försvunno smärtorna i benen, återkommo sedan i högra benet, förbättrades af massage. Februari 1892 ventrombos i högra benet, snart återställd. Våren 92 behandlades han på Sabbatsbergs sjukhus för smärtor i högra höften. Sommaren 92 kändes båda fötterna bortdomnade, intensiv värk i högra foten, hösten samma år vårdades han på Sabbatsbergs sjukhus för sår på högra fotens tår, brand inträdde, så att 4:de och 5:te tån måste amputeras. Sedan dess smärtor, domning, krypningar och stickningar i fötter och underben. Intogs på Serafimerlasarettet d. 30 dec. 1892.

Status d. 31 dec. 1892. Smärtor, stickningar, tryckningar öfver fötterna: »tårna sutto liksom i kläm». En antydan till Rombergska symptomet, inga motoriska, sensibla eller sensoriska rubbningar, reflexerna normala.

Hjärtat ej påvisbart förstoradt, vid spetsen presystoliskt blåsljud med stark första ton, vid basen andra tonen accentuerad, starkast öfver aorta.

Pulsen full och jämn; *Potain's* sfygmomanometer anger i aa. radiales ett tryck af 21—22 centim. Hg.

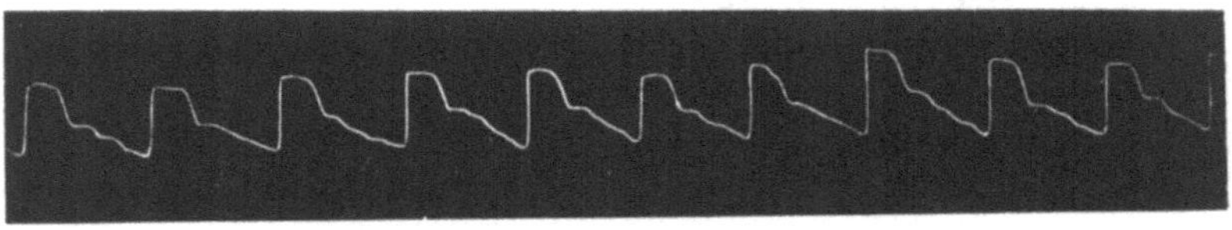

Art. rad. dextra. D. 10 april 1893.

Periferiska artërer: väggarna rigida, förtjockade.

Blodet: hämoglobinhalt 70 % (Fleischl); röda blodkroppar 4,2 millioner på mm^3.

Urinen, sp. v. 1,018; hvarken socker eller ägghvita.

Lefver och *lungor* utan anmärkning.

Behandling: KJ, bad, faradisk elektricitet, trinitrin (1 % spritlösning 2—6 droppar 2 ggr dgl.).

D. 20 jan. 1893. Hämoglobinhalt 85 (Fleischl); röda blodkr. 4,6 mill. på mm^3.

D. 27 maj 1893. Pat. utskrifves förbättrad.

D. 12 juni 1893 hängde sig patienten. Genom tillmötesgående af obducenten fick jag tillfälle att undersöka hjärtat.

Hjärtat var obetydligt förstoradt, båda kamrarnas väggar något tjockare än normalt, mitralisvalvelns flikar hopväxta och bildade en sprickformig öppning, i hvilken knappast lillfingerspetsen kunde inkomma. På båda kransartererernas insida några gulhvita, tämligen starkt begränsade förtjockningar, som på ett par ställen omfattade kärlets hela periferi och framkallade en icke obetydlig förträngning af dess lumen. I hjärtköttet här och hvar några mindre men fullt tydliga bindväfssvålar.

Fall 34. G—n, G. O., 48 år, f. d. poliskonstapel, Stockholm. Intogs på Serafimerlasarettet d. 8 juli 1893, utskrefs d. 6 aug. 1893.

Arteriosclerosis, cardiosclerosis, asthma cardiale, gastritis chronica.

Hygieniska förhållanden goda, redan vid 22 års ålder missbruk af spirituosa, under de sista 15 åren högst betydligt. Pat. har ej haft reumatisk feber. Vid 18 års ålder syfilis. För 5 à 6 år sedan utslag öfver hela kroppen bestående af rödbruna fläckar samt sår i halsen; han besökte då prof. *Welander*, som gaf honom piller att taga in. Har under de sista 15 åren i tilltagande grad lidit af andtäppa, hjärtklappning, hosta och emellanåt svindel och öronsusning samt dyspeptiska symptom. Alla dessa symptom tilltogo i okt. 1892, måste intaga sängen; i febr. 93 svullnad i ben, buk och händer. Under vård å Sabbatsbergs sjukhus gick svullnaden bort, återkom snart efter utskrifningen.

Status. Cyanos, venerna utspända, ascites, måttligt ödem i underbenen, tremor i fingrar och tunga.

Hjärtat betydligt förstoradt åt vänster, mindre åt höger; hjärtverksamheten oregelbunden, intet blåsljud, andra aortatonen accentuerad.

Pulsen oregelbunden, frekvens 68.

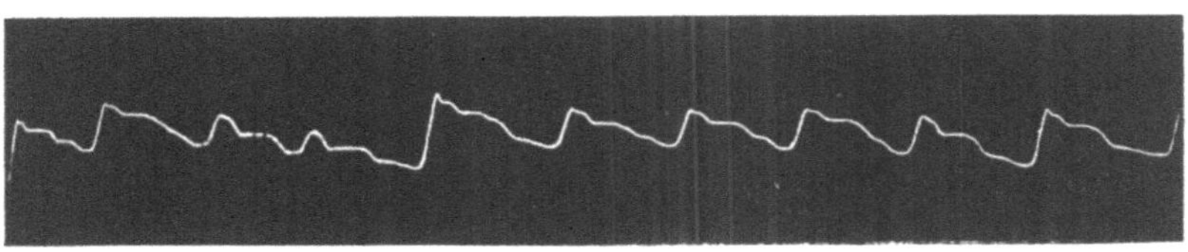

Art. rad. sin. D. 11 juli 1893.

Arteriæ radiales rigida.

Lefvern förstorad, ytan glatt.

Urinen håller spår albumin, ej cylindrar.

Maginnehållet ger ej reaktion på saltsyra.

Under stillaliggande, mjölkdiet och digitalinbehandling förbättrades patienten betydligt.

D. 18 juli 1893 observerades ett systoliskt blåsljud vid spetsen, detta försvann snart.

D. 22 juli 1893. Ödem och ascites borta, anfall af andtäppa påkomma under nätterna.

D. 27 juli 1893. Anfallen af andtä ppaborta. Spår alb. i urinen.

D. 6 aug. 1893. Pat. utskrifves, betydligt förbättrad.

Fall 35. O—k, G., 48 år, flottningschef, Norrland.

Cardiosclerosis (insufficientia valv. aortæ) aortitis.

Pat. blef för 25 år sedan syfilitiskt infekterad, behandlades med smörjning, sedan dess inga symptom på lues. I allmänhet frisk utom på senare åren reumatiska smärtor här och hvar i kroppen. Sedan många år har pat. rökt mycket. I början af december 96 ett starkt svindelanfall, som påkom en morgon, innan han stigit upp. Då han efter ett par timmar skulle lämna sängen, kunde han det ej på grund af stark yrsel. Ingen hufvudvärk hvarken före eller efter anfallet. Dagen därpå steg han upp, ingen pares eller paralysi. Sedermera har svindelkänslan så småningom försvunnit, men en susning för öronen, som uppträdde samtidigt med svindelanfallet, kvarstår ännu. Efter rörelser en och annan gång sveda öfver hjärttrakten. Har nästan alldeles afstått från rökning.

Status d. 22 jan. 1897. Tämligen korpulent, friskt utseende.

Hjärtat. Spetsstöten ej kännbar; dämpning åt vänster något utanför mamm.-linien, pulsationer i epigastrium och jugulum; diastoliskt blåsljud öfver sternum; andra tonen öfver aorta och manubrium sterni accentuerad.

Pulsen spänd, regelbunden, något celer, svag kapillarpuls.

Periferiska arterer ej tydligt rigida, men slingriga.

Bukens organ utan anmärkning.

Ögonbottnarne friska.

Urinen håller ej albumin.

Behandling: diet, gymnastik, KJ.

D. 19 juli 1897. Objektivt oförändrad, känner sig rätt kry.

Fall 36. A—n, L. M., 53 år, kassör, Avesta.

Arteriosclerosis, cardiosclerosis (insufficientia et stenosis valv. aortæ), aortitis, angina pectoris.

Patienten hade syfilis 1883, behandlades af prof. *Welander.* Sedan flera år nervös; vid omkring 50 års ålder började han vid starkare rörelser känna andtäppa och tryckning öfver bröstet, sömnen dålig. I början af sommaren 1896 var hjärtverksamheten oregelbunden, förbättrades genom digitalis.

Status d. 12 okt. 1896. Har förut varit rätt fet, nu något mager. En liten uratknöl på hvardera öronmusslan. Får lätt andnöd.

Hjärtat förstoradt åt vänster (4 centim. utanför v. mamm.-lin.). Diastoliska och systoliska blåsljud svaga öfver spetsen, starka öfver basen och jugulum, där pulsation och systoliskt fremissemang kännas.

Pulsen celer, spänd, regelbunden, frekvens 84 i min. Kapillarpuls, systolisk ton i palma manus, *Duroziez'* fenomen i art. femoralis. Alla arterer pulsera starkt, fremissemang på karotiderna.

Periferiska arterer hafva väggarne hårda, temporalartererna äro slingriga.

Lefvern ej förstorad.

Urinen håller hvarken ägghvita eller socker.

Behandling: mjölkdiet, KJ.

D. 30 okt. 1896. Andnöden betydligt minskad.

D. 25 jan. 1897. Pat. har sedan förra besöket känt sig ganska bra, på sista tiden något andfådd, har i dag ett spår albumin i urinen. KJ + Digitalis.

D. 23 mars 1897. Pat. klagar öfver andfåddhet och smärtor i trakten af högra mammillen tvärt igenom bröstet, som påkomma vid rörelser. Samtidigt smärtor i armarne. Hjärtverksamheten regelbunden. Systoliskt och diastoliskt blåsljud vid basen. Spår alb. i urinen.

D. 14 maj 1897. Patienten afled i sitt hem.

Genom D:r *Grapengiesser's* tillmötesgående erhöll jag patientens hjärta till undersökning.

Hjärtat visar betydlig hypertrofi och dilatation, hufvudsakligen af den vänstra men äfven af den högra ventrikeln. Aortavalvlerna retraherade, förtjockade, insufficienta; mynningen något för trång. Aorta ascendens och arcus aortæ äro betydligt dilaterade, insidan i sin helhet knöligt ojämn med gulaktiga upphöjningar och ärriga insänkningar, väggen betydligt förtjockad, särskildt intima. Kransartarernas mynningar förträngda, i synnerhet den vänstra arterens mynning, som med svårighet genomsläpper en fin knappsond. Båda kransartererna visa vid uppklippning intiman här och hvar fläckvis förtjockad och gulaktig. Inga makroskopiska hjärtsvålar, ingenstädes förkalkning. Öfriga valvler och mynningar friska.

Enligt bref från D:r *Grapengiesser* visade obduktionen stas i inre organ, båda lungorna voro fastväxta vid bröstväggen.

Fall 37. G. H., 54 år, vetenskapsidkare, Stockholm.

Arteriosclerosis, cardiosclerosis (insufficientia et stenosis valv. aortæ.) angina pectoris.

Patienten blef i barndomen luetiskt infekterad, har i allmänhet åtnjutit god hälsa, 1878 reumatiska smärtor, 1889 influensa. På senare åren stark andtäppa och hugg i hjärttrakten.

Status d. 10 dec. 1894. Kraftig kroppsbyggnad, ordinärt hull, klagar öfver andtäppa vid rörelser, hjärtklappning och smärtor i hjärttrakten påkommande anfallsvis, strålande ut i ryggen och vänstra armen. Intet ödem.

Hjärtat kolossalt förstoradt, isynnerhet åt vänster; systoliskt och diastoliskt blåsljud, starkast öfver auskultationsstället för aorta, öfver manubrium sterni och i jugulum; hjärtverksamheten regelbunden.

Pulsen full, jämn, omkr. 70 slag i minuten.

Periferiska arterer slingriga, ej hårda.

Lefvern något förstorad.

Urinen håller hvarken ägghvita eller socker.

Behandling: mjölk, KJ, badkur i Nauheim, gymnastik.

Patientens tillstånd ganska godt under vintern och våren 1895, på sommaren badkur i Nauheim. Äfven sommaren 1896 besöktes Nauheim. På hösten 1896 uppträdde hosta, ett spår alb. i urinen, längre fram något ödem i benen. Pat. afled hastigt d. 9 nov. 1896.

Obduktion d. 12 nov. 1896. Arteria basilaris och öfriga större kärl på hjärnans bas höggradigt arteriosklerotiska. Hjärtat enormt förstoradt, väggarne kolossalt förtjockade, mitralisvalveln mjuk och oförändrad, aortavalvlerna fullständigt förkalkade, mynningen höggradigt förträngd; koronarkärlen förkalkade; på vänstra kammarens främre vägg en lindrig utbuktning, betydliga svålbildningar i hjärtköttet.

Fall 38. A—n, Kristina, 55 år, hustru, Östhammar. Inkom på Serafimerlasarettet d. 3 mars 1896, död 21 april 1896.

Arteriosclerosis, cardiosclerosis, hepatitis syphilitica, nephritis chronica.

Modern lefver, 81 år gammal, fadern död i »vattusot». Patientens hygieniska förhållanden goda, har ej missbrukat alkohol. Hon har varit frisk till för 15 år sedan, då läkare konstaterade ägghvita i urinen. Vid denna tid började hon känna sig matt och trött vid minsta ansträngning, svullnad i benen, senare äfven i armarna, ansiktet och buken; förbättrades sedermera, blef dock aldrig fullt frisk. För 5 år sedan försämring, samma symptom; efter ett par månader förbättring. På senare tiden dyspeptiska symptom, hosta, hjärtklappning, svindel, svårighet att gå.

Status d. 6 april 1896. Ansvällda, ömmande lymfkörtlar å halsen.

Hjärtat förstoradt åt vänster, dämpningen 4 centim. utanför v. mamm.-linien, svagt diastoliskt blåsljud, starkast öfver aorta.

Pulsen kraftig, jämn, tämligen spänd, frekvens 70.

Periferiska arterer förtjockade, kännas som strängar.

Lefvern något förstorad.

Urinen håller albumin (2—2,5 ⁰/oo), sparsamma cylindrar.

Blodet: röda blodkroppar 2,1 mill.; hämoglobinhalt 25 % (Fleischl).

D. 10 april 1896. Pat. öfverflyttades i går till kirurgiska afdelningen, där halskörtlarna exstirperades, de visade sig vid granskning vara ostigt omvandlade och delvis i smältning.

D. 21 april 1896. Pat., som den 14 april öfverflyttades till med. afdelningen, har oupphörligen försämrats och afled i dag.

Obduktion d. 22 april 1896 *(Boheman).* Pachymeningitis interna hæmorrhagica; kärlen på hjärnans bas visa strödda arteriosklerotiska förtjockningar; akut pericardit. Hjärtat något förstoradt, vänstra kammarens vägg förtjockad, valvlerna friska. Koronarkärlen och aortas intima visa arteriosklerotiska förtjockningar. Kronisk nefrit, amyloidmjälte. Lefvern loberad; stråliga bindväfsvålar, som på vissa ställen nå ytan och där motsvara insänkningarna. I den förstorade vänstra lefverloben en kastanjestor håla med gulaktigt sönderflytande innehåll och gråhvit, tunn vägg; på högra lobens yttre sida en dylik ärtstor härd. Mesenterialkörtlar med grågelatinöst utseende i periferien och i centrum varig smältning.

Fall 39. J—n, J., 56 år, snickare, Stockholm. Intogs på Serafimerlasarettet d. 17 febr. 1894, död d. 17 april 1894.

Arteriosclerosis, cardiosclerosis, (insuff. valv. aorrtæ) aortitis.

Sedan 15 års ålder alltemellanåt reumatiska smärtor; har genomgått skarlakansfeber och koppor. Vid 45 års ålder konstaterades »hjärtfel». För 2 år sedan värk i hjärttrakten, hjärtklappning och andnöd, på sista tiden hosta och svullnad i underbenen. På 1860-talet lues; spirituosa har emellanåt missbrukats.

Status. Stark andnöd, ödem på bröstet, venpuls på halsen.

Hjärtat förstoradt åt vänster, vid spetsen systoliskt och diastoliskt blåsljud, det diastoliska tilltager i styrka mot aorta, starkast öfver sternum; andra pulmonalistonen förstärkt.

Periferiska arterer fasta, rigida, strängformiga; arterton i handen.

Pulsen 74, oregelbunden, kapillarpuls.

Lefvern förstorad.

Urinen håller spår af ägghvita, få korniga cylindrar.

Behandling: Digitalin.

D. 17 april 1894. Pat. afled i dag.

Obduktion d. 20 april 94. Pachymeningitis hæmorrhagica interna, leptomeningitis chronica; skleros i hjärnans arterer; pneumonia chron. indurativa tuberculosa i högra lungspetsen; ödem, stasinduration och infarkt i lungorna. Hjärtat höggradigt förstoradt, aortavalvlerna insufficienta, dess fria ränder förtjockade och retraherade, relativ insufficiens i mitralis och tricuspidalis. Degeneratio cordis adiposa et obesitas cordis. Arteriæ coronariæ cordis rätt betydligt dilaterade, här och hvar vid afgången af mindre grenar små gulhvita, hårda fläckar, sträckande sig genom hela intimans tjocklek. Insidan af aorta ascendens och arcus aortæ visa höggradiga förändringar, bestående dels i ärt- till ettöresstora, oregelbundna, upphöjda förtjockningar utan sönderfall, dels sår af ungefär samma storlek med mörjigt gulgrå, på vissa ställen kalkvandlad, botten och ojämna, förtjockade, oregelbundna kanter. Dessutom finnas hvitgula, hårda, kalkvandlade partier af samma storlek som de förra utan sönderfall. I bröst och bukaorta liknande förändringar i mindre mängd. Muskotlefver och stasnjure.

Fall 40. L—m, S. J., 58 år, vaktmästare, Stockholm.

Arteriosclerosis, cardiosclerosis, (insufficientia valv. aortæ) aortitis, dilatatio aortæ, asthma cardiale, albuminuria.

Pat. blef 1866 infekterad med syfilis, behandlades obetydligt. Sedermera frisk till senare åren, då han började lida af andtäppa vid rörelser, 1895 upptäcktes albumin i urinen och hjärtlidande; sept. 1895 ett anfall af stark andnöd (asthma cardiale), i jan. 96 kommo anfallen hvarje eller hvarannan dag.

Status d. 28 maj 1896. Klagar öfver svåra anfall af andnöd.

Hjärtat betydligt förstoradt åt vänster, dämpning i 2:dra interstit., vid högra sternalkanten och öfver manubrium sterni. Systoliskt och diastoliskt blåsljud, starkast öfver aortamynningen och öfver manubrium sterni. Aortapulsen kännes i jugulum.

Pulsen celer, något oregelbunden.

Periferiska arterer slingriga, något rigida.

Urinen håller ett spår af albumin.

Behandling: KJ, mjölkdiet.

D. 3 juni 96. Anfallen af andnöd hafva lindrats icke så obetydligt.

Fall 41. S—n, C. J., 61 år, snickare, Stockholm. Inkom på Serafimerlasarettet d. 4 dec. 1895, utskrefs d. 24 jan. 1896. Inkom ånyo d. 11 mars 1897, utskrefs d. 9 april 1897.

Arteriosclerosis, ulcera anticruris syphilitica, chorio-retinitis syphilitica.

Båda föräldrarna dogo mycket gamla. Alkoholmissbruk och lues förnekas. Pat. har genomgått mässling, gulsot, pneumoni, influensa och flere traumer. I början af nov. 95 frysningar och feber, matt och kraftlös, klåda och krypningar i kroppen, svindel några gånger och hufvudvärk; patienten är blödig till sinnet och faller lätt i gråt.

Status d. 9 dec. 1895. Utseendet ej sjukligt, pat. klagar öfver klåda och krypning i huden. Syfilitiska sår på båda underbenen.

Hjärtat betydligt förstoradt åt vänster (stark spetsstöt, 3 centim. utanför mammillarlinien) tonerna kraftiga, intet blåsljud.

Pulsen jämn, kraftig, 80 slag i min.

Periferiska arterer slingriga och rigida.

Urinen, sp. v. 1,018, håller ej albumin eller socker.

Ögonen: chorio-retinitis syphilitica + maculæ corneæ. Chorioiditiska atrofier och pigmenthärdar såväl i makulartrakten som mera periferiskt; grumlingar i båda corpora vitrea.

Behandling: mjölkdiet, KJ, smörjkur.

D. 2 jan. 1896. Såren å underbenen fullständigt läkta.

D. 24 jan. 1896. Pat. utskrifves — 30 smörjningar.

Efter utskrifningen från sjukhuset frisk under 4 månader, sedan klen och tungsint, lindrig andnöd. D. 28 febr. 1897 ett slaganfall med högersidig hemiplegi och öfvergående afasi, inkom på Serafimerlasarettet d. 11 mars 1897.

Status d. 15—23 mars 1897. Öfver större delen af kroppen ett utbrott af exanthem, på underbenen ett kroniskt eczem med ulcera.

Hjärtat förstoradt åt vänster, spetsstöten i 4:de interstit., 3 centim. utanför mammillarlinien; första tonen något suddig, andra aortatonen förstärkt.

Pulsen tardus, jämn och något spänd.

Periferiska arterer hårda, ojämna sklerotiska, i synnerhet aa. radiales, brachiales och crurales.

Lungorna emfysematiska.

Urinen klar, sp. v. 1,025, håller ej ägghvita eller socker.

Sinnesstämningen deprimerad.

Ögonen visa samma förändringar som under förra sjukhusvistelsen.

Lindrig motorisk och sensibel högersidig hemiplegi.

D. 9 april 1897. Patienten utskrifves betydligt förbättrad med afseende på hemiplegien.

b) Med alkoholmissbruk i anamnesen.

Fall 42. L—g, A., 41 år, handlande, Stockholm.

Arteriosclerosis, cardiosclerosis, albuminuria.

Pat. har under många år missbrukat spirituosa; sedan ett par år svårighet att andas, hjärtklappning, envis hosta, förstoppning.

Status d. 12 okt. 1895. Tremor i händer och tunga, lindrig cyanos, retsam hosta med expektorat.

Hjärtat förstoradt åt höger och vänster, hjärtverksamheten oregelbunden, tonerna rena, intet blåsljud.

Pulsen ojämn, liten.

Periferiska arterer tjocka.

Lefvern förstorad, med lätthet palpabel.

Urinen håller ägghvita i tämligen riklig mängd.

Lungorna: ronchi och lösa rassel i båda lungornas nedre delar.

Behandling: diet; Pil. tereb c. Chin. + KJ + Digital.

D. 18 okt. 1895. Hjärtverksamheten regelbunden, ditalationen af hjärtat åt höger minskad, tonerna rena; andra aortatonen accentuerad. Pulsen regelbunden, full, spänd.

Ägghvitehalten i urinen minskad, hostan borta.

D. 31 okt. 1895. Pat. känner sig i alla afseenden bättre, ännu ett spår albumin, hjärtverksamheten god, bronchiten försvunnen.

Fall 43. E—n, P., 44 år, f. d. handlande, Norrland.

Arteriosclerosis, cardiosclerosis.

Pat. har under många år missbrukat spirituosa, på senare tider har han blifvit absolutist.

Status d. 6 juni 1894. Sedan flera år klagar han öfver hjärtklappning och svindelanfall, blir lätt andfådd.

Hjärtat förstoradt åt vänster, spetsstöten i 6:te interstit., något utanför mammillarlinien; tonerna rena, andra aortatonen starkt accentuerad.

Pulsen regelbunden, spänd, hård.

Arteriæ radiales något förtjockade, ojämna.

Urinen fri från ägghvita och socker.

Behandling: NaJ, 1,5 gm NaBr till natten.

Fall 44. Ö—l, C. M., ingeniör, 45 år, Stockholm.

Arteriosclerosis, cardiosclerosis, albuminuria.

Pat. har ej haft syfilis, men begagnat rätt mycket spirituosa; har varit frisk till för 2 år sedan, då han en tid måste ligga till sängs på grund af andtäppa och hjärtklappning. I nov. 1895 voro ofvannämnda symptom mycket svåra.

Status d. 1 juni 1896. Stark kroppsbyggnad, godt hull.

Hjärtat: Spetsen i 6:te interstit., 3 centim. utanför vänstra mammillarlinien, åt höger dämpning ganska stark ett stycke utanför högra sternallinien, hjärtverksamheten regelbunden, endast sällan uteblir ett slag. Tonerna rena, andra tonen öfverallt, särskildt öfver aorta, klingande.

Pulsen spänd, full.

Periferiska arterer rigida, ojämna.

Respirationen företer antydningsvis *Cheyne-Stokes'*, fenomen.

Urinen håller tämligen betydligt albumin; ej socker.

Behandling: mjölkdiet, NaJ.

Fall 45. L—m, V., 46 år, gipsarbetare, Stockholm. Intogs på Serafimerlasarettet d. 13 jan. 1894, död d. 1 april 1894.

Arteriosclerosis, cardiosclerosis (insufficientia valv. aortæ) nephritis chronica, pleuritis exudativa dextra.

Alkoholmissbruk, tidvis 13 à 14 halfbuteljer öl om dagen, lues förnekas. För 7 à 8 år sedan började pat. lida af torrhosta, för 6 år sedan förklarade läkare honom lida af hjärtfel, hvaraf han dock ej hade några subjektiva symptom. Först för 3 år sedan andfådd vid rörelser, mera under sista året, då äfven hjärtklappning tillkom. Vårdades d. 2 okt.—2 dec. 1893 på sjukhus, hade då vatten i ena lungsäcken, hvarför han tappades 3 gånger. Andnöden så svår, att han måste gå uppe största delen af dygnet. Har magrat betydligt.

Status d. 16 jan. 1894. Pat. har svårt att ligga, går eller sitter för det mesta; klagar öfver sin svåra andnöd. *Cheyne-Stokes'*, respiration. Hårdt ödem i fötterna och underbenen.

Hjärtat: bombering af hjärttrakten. Betydlig förstoring åt vänster: spetsen i 6:te intenstit., 4,5 centim. utanför v. mammillarlinien, äfven förstoring åt höger. Vid spetsen suddig första ton och aflägset diastoliskt blåsljud, vid basen systoliskt och långdraget diastoliskt blåsljud. Hjärtverksamheten tämligen regelbunden.

Periferiska arterer rigida, systolisk ton, karotiderna starkt pulserande.

Pulsen celer, 100.

Lungorna: i högra lungsäcken klar, serös vätska.

Lefvern förstorad, palperas 3,5 centim. nedanom bröstkorgsranden.

Urinen håller ett spår albumin, hyalina cylindrar.

Pat. förbättrades i början något under behandling med digitalis och kalomel; afled d. 1 april 1894.

Obduktion d. 3 april 1894. Hjärtat betydligt förstoradt åt höger och vänster, väggarna i båda kamrarna starkt förtjockade, spridda sklerotiska härdar i muskelmassan. Mitralisvalveln normal; aortavalveln insufficient, dess flikar förtjockade med smärre kalkskållor, deras vidfästningsränder sammanväxta. Endarterit i aorta ascendens och arcus aortæ. I koronarartererna, isynnerhet vid afgången af sidogrenar, smärre gulhvita ej kalkvandlade härdar. Högra lungan i sin helhet medelst tjocka bindväfsvålar fastlödd vid bröstväggen; genom svålarne kommer man i en håla, som håller circa 300 gram smutsigt gulgrå, med gulhvita slamsor uppblandad, grumlig vätska. Kronisk nefrit med amyloiddegeneration.

Fall 46. N—s, C. L., 46 år, jurist, Nerike.

Cardiosclerosis, albuminuria, adipositas universalis.

Patienten har ej haft syfilis, men begagnat rätt mycket spirituosa; har varit betydligt fet, men på sista tiden aftagit i vikt. Han vägde midsommaren 1895 125 kilo, maj 96 120 kilo och juli 96 108 kilo. På nyåret 1896 envis hosta, i maj andtäppa vid gående, jämte smärtor och tryckningar öfver bröstet, krafterna ha på sista tiden aftagit.

Status d. 10 aug. 1896. Patienten är betydligt fet, oaktadt afmagringen; plågas af andnöd.

Hjärtat betydligt förstoradt åt vänster, något åt höger; vid spetsen ett systoliskt blåsljud, andra tonen vid basen, särskildt öfver aorta, accentuerad. Hjärtverksamheten något oregelbunden.

Pulsen spänd, full, något oregelbunden

Periferiska arterer rigida, något slingriga.

Lungorna förete rassel i nedre delarne.

Urinen ger tydlig albuminreaktion, ej socker.

Behandling: diet, gymnastik, Digital. + KJ.

Fall 47. N—m, C. G., 46 år, vaktmästare, Stockholm.

Arteriosclerosis, dilatatio aortæ, retinitis albuminurica.

Betydligt alkoholmissbruk och mycket ansträngande arbete såsom befälhafvare på en bogserbåt. Från 1877 (28 år) hosta, andfåddhet och längre fram hjärtklappning samt hufvudvärk, influensa 1893, sedan ej känt sig frisk. Vårdades 1888 på Sabbatsbergs sjukhus för envis hosta, då lär intet hjärtfel hafva förefunnits; spår af albumin i urinen fanns emellanåt. Våren 1894 vårdades pat. 6 veckor ånyo på sjukhus för tilltagande hosta och andfåddhet, albuminuri (2—0,5 ⁰/oo). Under senare åren hafva anfall af svindel plötsligt förekommit. Sedan många år uppstötningar af surt vatten och slemkräkningar på morgnarna.

Status d. 20 sept. 1895. Pat. klagar öfver stark andtäppa vid minsta rörelse, hjärtklappning och svår hufvudvärk, intet ödem.

Hjärtat: lindrig frambuktning; spetsstöten svagt kännbar i 5:te interstit., i mammillarlinien, högra gränsen 3 centim. utanför högra sternalkanten. Dämpning öfver manubrium sterni och något utanför på båda sidor. Andra aortatonen starkt accentuerad, systoliskt, sträft blåsljud öfver aorta och starkast öfver manubrium sterni.

Pulsen kraftig, regelbunden, vänstra radialispulsen mindre än den högra.

Lefvern ej påtagligt förstorad.

Periferiska arterer starkt rigida och slingriga, arteriæ brachiales kännas som hårda strängar.

Ögonen: båda papillernas gränser utplånade, retinæ genomsatta af en mängd, delvis radierande, hvita strängar; talrika blödningar.

Urinen: mängden pr dygn ökad, sp. v. 1,015, albumin 0,5—0,7 ⁰/oo, hyalina och ytterst finkorniga cylindrar.

Blodet: hämoglobinhalt 55 % (Fleischl); röda blodkr. 3,2 million.

Motilitet och sensibilitet något nedsatta på högra sidan.

Behandling: mjölkdiet, KJ, sulfonal, bromsalter, bikarbonat.

D. 8 okt. 1895. Hufvudvärken borta, men i öfrigt tillståndet oförändradt.

Fall 48. N—n, C. A., 47 år, restauratör, Stockholm.

Arteriosclerosis, cardiosclerosis (insuff. valv. aortæ) angina pectoris, infarct. pulmonis sin.

Patienten har under många år i icke obetydlig grad missbrukat spirituosa; i augusti månad 1893 flere anfall af smärtor, tryck och beklämning i hjärttrakten, i synnerhet efter ansträngningar och psykiska irritationer. Andnöd vid rörelser sedan flere månader.

Status d. 25 sept. 1893. Betydligt korpulent, kroppsvikt 102 kilo.

Hjärtat förstoradt åt höger och vänster; andra aortatonen klingande, inga tydliga blåsljud.

Pulsen regelbunden, spänd, fin.

Periferiska arterer något rigida och väggarna förtjockade.

Urinen håller ett spår ägghvita.

Pat. klagar öfver lätt uppträdande andfåddhet och de omnämnda angina-pectoris-liknande anfallen.

Behandlades med Vichyvatten och NaJ-piller, hvarjämte dieten ordnades; all spirituosa förbjöds och mjölk gafs.

D. 17 okt. 1893. Ingen ägghvita i urinen; pat. känner sig kry.

D. 4 dec. 1893. Ett spår alb. Marienbadervatten.

D. 10 jan. 1894. Minskat i vikt 9,5 kilo; ett spår albumin.

D. 1 mars 1894. Diastoliskt blåsljud öfver hjärtbasen, svagt systoliskt öfver spetsen. Minskat i vikt 13 kilo.

D. 16 maj 1894. Hjärtverksamheten regelbunden, diastoliskt blåsljud öfver basen, svagt systoliskt blåsljud öfver spetsen; urinen ägghvitefri; kroppsvikt 86 kilo.

D. 26 sept. 1894. Diastoliskt blåsljud öfver aorta, intet systoliskt blåsljud vid spetsen, ej albumin; kroppsvikt 86 kilo.

D. 7 mars 1895. Hjärtat förstoradt åt vänster; diastoliskt blåsljud öfver aorta, urinen utan ägghvita. De stenokardiska anfallen för länge sedan fullständigt borta.

D. 12 jan. 1897. På senare tiden hafva de stenokardiska anfallen en och annan gång återkommit; i dag inträffade ett mycket kraftigt sådant anfall, smärtorna i hjärttrakten mycket svåra, utstrålande i ryggen. Lindrig hosta med svagt blodfärgad upphostning, andnöd.

D. 14 jan. 1897. Upphostningen tydligt blodfärgad, rassel på ett begränsadt område i närheten af scapulas spets å vänstra lungan.

D. 23 jan. 1897. Blodhostan har småningom upphört; å det nämnda stället höras ännu tydliga rassel. Patienten känner sig frisk.

D. 29 mars 1897. Sedan 14 dagar ånyo anfall af andnöd jämte tryck öfver bröstet vid rörelser ute, i synnerhet mot vinden, samtidigt har han lidit af torrhosta. Hjärtspetsen 4 centimeter utanför mamm.-lin. i 6:te interst. Hjärtverksamheten något oregelbunden, diastoliskt blåsljud öfver aorta; ett spår alb.

Fall 49. F—g, C. J., 50 år, körsnär, Stockholm. Inkom på Serafimerlasarettet d. 5 febr. 1895, död den 24 febr. 1895.

Arteriosclerosis, cardiosclerosis, pleuritis exudativa dextra.

Fadren lefver, har vänstersidig pares efter ett slaganfall. Modren död i kräfta. Pat. förnekar lues, men har dagligen förtärt brännvin och öl till måltiderna, han hade vid 20 års ålder reumatiska smärtor i ryggen; under senare åren hjärtklappning och andtäppa, hvilka symptom i början af 1894 blefvo mycket svåra, då äfven svullnad i benen och buken tillkom; förbättrades genom läkarebehandling, försämrades ånyo.

Status d. 15 febr. 1895. Cyanos i ansiktet, ödemet redan borta.

Hjärtat förstoradt åt höger och vänster, tonerna dofva, aflägsna, inga blåsljud, andra aortatonen förstärkt.

Pulsen altus et celer, 96 slag i min.

Periferiska arterer: arteriæ temporales starkt slingriga med hårda, fasta, delvis knottriga väggar, äfven arteria radialis dextra sklerotisk.

Lefvern betydligt förstorad.

Buken innehåller måttlig mängd fri vätska.

Lungorna förete rhonchi och rassel; utgjutning i högra lungsäcken.

Urinen, sp. v. 1,010, håller albumin, några få cylindrar.

Behandling: mjölkdiet, Digitalis.

Efter en öfvergående förbättring inträdde snart åter försämring; anfall af hjärtsvaghet påkommo, och pat. afled d. 24 febr. 1895.

Obduktion. D. 25 febr. 1895 *(Qvensel).* Arteriæ basilaris et carotides visa talrika gulhvita förtjockningar i väggen. Pleuritis serosa dextra, pericarditis serofibrinosa. — Hjärtat betydligt förstoradt, betydlig hypertrofi af både högra och vänstra kammaren. Muskulaturen af blek gråröd färg, i bakre öfre delen af v. kammarväggen iakttogos några mindre, gråhvita strängar och fläckar. Valvler och mynningar friska. Arteriæ coronariæ cordis särdeles vida med starkt utpräglad arterioskleros, särdeles i början af artererna. Aorta visar betydliga endarteritiska förändringar likaså arteriæ brachiales. Njurarna något mindre än normalt, till konsistensen fasta, ytan försedd med grunda insänkningar, å hvilka kapseln är förtjockad, kapseln lossar lätt; snittranden skarp, barkens tjocklek normal, ingenstädes sväller parenchymet (stasis renum).

Fall 50. L—m, A., 51 år, grofarbetare, Stockholm. Inkom på Serafimerlasarettet d. 10 juni 1895, utskrefs d. 13 nov. 1895.

Arteriosclerosis, cardiosclerosis, pleuritis, exsudativa sin., gastritis chron., anæmia secundaria.

Pat. har missbrukat alkohol sedan sitt 22:dra år, äfven tobak i form af snus, har ej varit syfilitiskt infekterad. Sedan 46 års ålder ofta lidit af svindel, »tungandad» under de senare åren. Sedan julen 1894 allt emellanåt diarré, i februari 95 svullnad i benen. Andtäppan blef svårare och hufvudvärken tilltog.

Status d. 12 juni 1895. Allmän hydrops, ascites, tydlig tremor i händer, tunga och fötter; läppar och händer cyanotiska, feber.

Hjärtat förstoradt åt höger och vänster, emellanåt ett mjukt systoliskt blåsljud i närheten af hjärtspetsen, andra pulmonalistonen möjligen något förstärkt.

Pulsen något oregelbunden, spänd, full.

Arteriæ radiales et temporales sklerotiska.

Lefvern något förstorad.

Blodet: röda blodkroppar 2,4 million. H = 50 % (Fleischl).

Urinen höll vid inkomsten spår albumin, sedan ej.

Behandling: mjölkdiet, antifebrin, salicylsyradt natron.

D. 5 juli 1895. Sedan flere dagar feberfri, magsaften håller hvarken HCl, mjölksyra eller löpe, lefvern mindre än i status, intet blåsljud hörbart.

D. 23 juli 1895. Röda blodkroppar 4,2 million. H = 70 % (Fleischl).

D. 19 aug. 1895. Pleuritiskt exsudat på vänstra sidan, feber.

D. 23 sept. 1895. Pleuritiska gnidningsljud på vänstra sidan, feberfri, börjar gå uppe.

D. 13 nov. 1895. Pat. utskrifves.

Fall 51. P—n, S., 52 år, f. d. åkare, Stockholm. Inkom på Serafimerlasarettet d. 7 nov. 1896, utskrefs d. 24 nov. 1896.

Arteriosclerosis, cardiosclerosis (insufficientia valv. aortæ) emphysema pulmon., epilepsia alcoholica, delirium.

I hereditärt hänseende intet af vikt. Hygieniska förhållanden goda, lues förnekas, alkoholmissbruk förefinnes i hög grad, i synnerhet under de sista 20 åren. Frisk till april 95, då fötterna svullnade och snart därefter hela kroppen, albumin i urinen, vårdades på Sabbatsbergs sjukhus, blef efter 3 veckor fri från svullnaden. På hösten 95 svårighet att kasta vatten, ånyo vårdad på Sabbatsbergs sjukhus. I augusti 96 epileptiforma anfall. D. 6 nov. 96 svårt svindelanfall. Under senare åren hjärtklappning.

Status d. 10—18 nov. 1896. Under de första dagarna epileptiska anfall (alkohol), delirium tremens.

Hjärtat: frambuktning af hjärttrakten, spetsstöten 1 centim. utanför v. mamm.-lin., kraftig; dämpning åt höger, 1 centim. utanför h. sternalkanten, diastoliskt blåsljud öfver aorta.

Pulsen regelbunden, frekvens 68, celer, kapillarpuls, *Duroziez'* fenomen, öfver arcus volaris höres en ton. Trycket i art. radialis 240—250 mm. Hg *(Potain).*

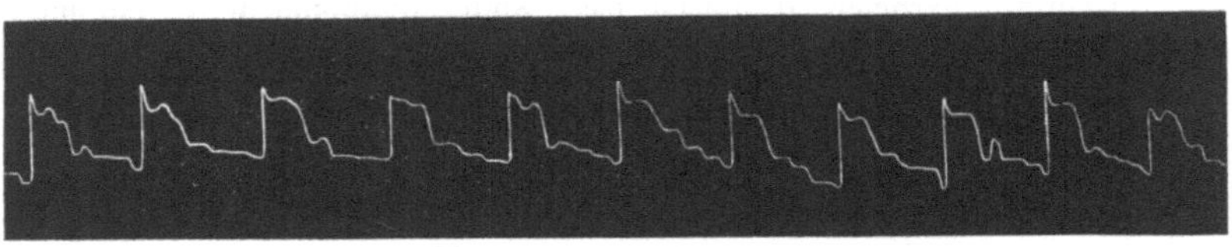

Art. rad. dext. D. 22 nov. 1896.
Artertryck 240—250 mm.

Periferiska arterer rigida, knottriga.

Lefvern ej förstorad, ej heller mjälten.

Lungorna visa tecken på emfysem.

Urinen: mängden i början af sjukhusvistelsen ung. normal, sedan ökad, vid inkomsten mycket albumin (6 $^0/_{00}$ senare 4 $^0/_{00}$) längre fram fri från albumin; socker fanns ej någon gång. Sedimentet, som var sparsamt, höll röda och hvita blodkroppar men inga cylindrar.

Ögonbottnarna normala.

Behandling: kloral, bromsalter, mjölkdiet.

D. 23 nov. 1896. Urinen håller i dag ett spår albumin.

D. 24 nov. 1896. Pat. utskrifves i dag förbättrad.

Fall 52. H—d, P. J., 55 år, brefbärare. Inkom på Serafimerlasarettet d. 20 okt. 1893, utskrefs d. 15 dec. 1893.

Cardiosclerosis, insufficientia cordis.

Patienten har missbrukat alkohol, syfilis förnekas. Frisk till okt. 1892, då andtäppa, i synnerhet vid rörelser, inställde sig, sedermera svindelanfall, håll och beklämning öfver hjärttrakten. I början af maj

93 svullnad i benen och buken, andtäppan svårare, vårdades å Seraf.-lasarettet d. 16 aug.—15 sept. 93; företedde då ödem, ascites, albuminuri, förstorad lefver; vid utskrifningen intet ödem, ej albumin i urinen. Snart åter försämrad, återkom till sjukhuset.

Status d. 25 okt. 1893. Cyanos, ödem i benen, ingen ascites, andtäppa, hosta.

Hjärtat: ingen spetsstöt, dämpning 1 centim. t. höger om h. sternalkanten, 1 centim. lateralt om v. mamm.-linien; hjärttonerna dofva, intet blåsljud.

Pulsen regelbunden, 108 slag.

Periferiska arterer slingriga, ingen tydlig arterioskleros.

Lungorna: talrika rassel och rhonchi, sputa blodfärgade.

Lefvern förstorad, palperas 2 centim. ofvanför nafvelplanet, ingen ascites.

Urinen håller ett spår albumin, inga cylindrar.

Behandling: Linctus. pect., Rosén.

D. 30 okt. 1893. Ödemet i benen borta, sputa fortfarande blodbemängda.

D. 29 nov. 1893. Sedan pat. vistats uppe, ödem och ascites.

D. 4 dec. 1893. Absolut mjölkdiet. Digitalin. cristallisat.

D. 9 dec. 1893. Urinmängden ökad, ödem och ascites minskade.

D. 15 dec. 1893. Ödem och ascites fullständigt borta; utskrifves.

Fall 53. E—ll, Johanna, 55 år, hushållerska. Inkom på Serafimerlasarettet d. 19 febr. 1896, utskrefs d. 2 april 1896.

Arteriosclerosis, cardiosclerosis (insuff. valv. aortæ) aneurysma aortæ.

Fadren antagl. död i lungsot, modren vid 72 års ålder sannolikt af slag. Hon har brukat alkohol i form af öl och brännvin, förnekar missbruk. Hygieniska förhållandena i allmänhet dåliga, i yngre år reumatiska smärtor i vänstra skuldran och båda knälederna, aldrig reumatisk feber. För 10 år sedan svindelanfall, föll ned medvetslös, kunde gå hem. Sedan flere år svullnad i benen på kvällarna, svullnaden borta om morgnarne, vid jultiden 1895 ökades svullnaden efter en förkylning, andnöd, hjärtklappning.

Status d. 24 febr. 1896. Ödem i benen, andnöd.

Hjärtat: frambuktning af hjärttrakten, diastoliskt fremissemang öfver manubr. sterni och i 1:sta och 2:dra interstit., till höger om sternum. Spetsstöten i 5:te interstit., utanför mamm.-linien; åt höger går dämpningen cirka 3—4 centim. utanför h. sternalkanten. Diastoliskt blåsljud, starkast öfver aorta; pulsation till höger om manubr. sterni under diastole. Karotiderna pulsera starkt.

Pulsen regelbunden, liten, tardus, omkr. 90 i min. Kapillarpuls.

Periferiska arterer sklerotiska, äfven femorales rigida.

Bukens organ: lefvern förstorad, palpabel, fast.

Lungorna: vid inkomsten tecken på högersidig pneumoni.

Urinen höll vid inkomsten spår af albumin, sedan ej.

Behandling: KJ, NaJ. Mjölk.

D. 8 mars 1896. Pat. betydligt förbättrad, vistats uppe en stund.

D. 2 april 1896. Pat. utskrifves förbättrad.

Fall 54. E—n, J., 60 år, timmerman, Vedbo. Inkom på Serafimerlasarettet d. 10 juli 1893, utskrefs d. 31 okt. 1893.

Arteriosclerosis, cardiosclerosis, ascites, anasarca.

Båda föräldrarna döda, fadern af ett slaganfall. Hygieniska och dietetiska förhållanden tämligen goda, på sista tiden bättre. Pat. var i ungdomen bryggardräng, förtärde då mycket öl och porter, har ej förtärt så mycket starkare spirituosa. Lues förnekas. Han har sedan sitt 20:de år nästan oafbrutet haft värk i vänstra benet, som sedan den tiden varit kortare än det högra. För ungefär 20 år sedan började han besväras af andtäppa och hjärtklappning, dessa symptom hafva förvärrats under de 3 sista åren. För tio år sedan lunginflammation. Hösten 92 började benen och buken svullna, hvarför han vårdades 5 veckor på sjukhus, svullnaden försvann och andtäppan minskades. För 6 veckor sedan började svullnaden återkomma, hvarför han intogs på Serafimerlasarettet.

Status d. 12 juli 1893. Pat. klagar öfver andtäppa, han kan endast sitta i sängen, benen och buken betydligt svullna (bukomfång 111 centim.) ascites.

Hjärtat: spetsstöten i 5:te interstit., något utanför v. mamm.-lin., tonerna rena.

Pulsen regelbunden, 72 i min.

Periferiska arterer rigida, slingriga.

Lungorna: i vänstra lungsäcken klar serös vätska.

Lefvern och *mjälten* ej förstorade.

Urinen håller ett spår albumin.

Behandling: lavemang, Ol. Ricini, Digitalin. cristallisat., Adonis, Diuretin.

Urinmängden steg från 600 till 1,200, 2,500, 4,000 cm^3 pr dygn. Svullnaden i benen försvann, pleurautgjutningen och ascites minskades, likaså andtäppan. Pulsfrekvensen nedgick periodvis till 40 slag i min.; härvid hördes 4 hjärtslag följa normalt på hvarandra, så en paus, så att hvart 5:te hjärtslag uteblef. Efter en stund återgick frekvens och hjärtrythm till det normala.

D. 31 okt. 1893. Pat. utskrifves förbättrad.

Fall 55. L—m, G., 65 år, skräddare, Stockholm. Inkom på Serafimerlasarettet d. 23 okt. 1894, utskrefs d. 21 nov. 1894.

Arteriosclerosis, cardiosclerosis, pleuritis exsud. dextra, chorio-retinitis, albuminuria.

Patientens släkt frisk, han har de senaste 30 åren missbrukat spirituosa; ej haft lues. Han har 3 ggr haft frossa vid 18, 27 och 30 års ålder, vid 37 års ålder »reumatisk» värk i benen utan allmänt illamående, under de senare 12 åren värk i fingerlederna, för 11 år sedan hade han ansiktsros. Under de sista 4 åren har han periodiskt haft svindelanfall. Vid påsktiden 1894 svårare dylika anfall, blef senare andfådd vid minsta rörelse, ben och buk svullnade.

Status d. 24 okt. 1894. Cyanos i ansiktet, svullnad i benen och buken, *Cheyne-Stokes'* respiration, positiv venpuls på halsen.

Hjärtat: frambuktning; spetsstöt i 6:te interstit., 6 centim. t. v. om mamm.-linien, dämpningen går 1,5 cm. t. h. om h. sternallinien, systoliskt blåsljud vid spetsen, andra pulmonalis- och andra aortatonen accentuerade.

Pulsen tämligen spänd, ojämn och oregelbunden.

Periferiska arterer rigida; stark pulsation af art. subclavia dextra.

Lefvern betydligt förstorad, nedre kanten tydligt palpabel.

Buken utspänd af ascites.

Ögonen: å vänstra ögat begynnande katarakt; å båda ögonen chorio-retinitis.

Lungorna: utgjutning i högra pleurahålan.

Urinen: mängden i början ringa, sedan ökad, håller albumin och sparsamma hyalina och korniga cylindrar.

Behandling: absolut mjölkdiet, Ol. Ricini, Digitalin. (1 milligm), NaJ. Urinafsöndringen steg hastigt, d. 3 nov. 3,200 cm^3. Pat. kunde den 17 nov. gå uppe.

D. 21 nov. 1894 utskrefs han betydligt förbättrad.

Pat. återkom till sjukhuset d. 27 dec. 1894 med ungefär samma symptom som förra gången, utgjutningen i högra pleurahålan fanns kvar, behandlades nu med kalomel och var vid utskrifningen d. 3 febr. 1895 återigen betydligt förbättrad. Det systoliska blåsljudet vid spetsen var nu borta.

Fall 56. S—g, G., 66 år, skomakare, Stockholm. Inkom på Serafimerlasarettet d. 15 okt. 1894, utskrefs d. 30 nov. 1894.

Arteriosclerosis, cardiosclerosis, sclerosis hepatis.

Föräldrarna voro friska och afledo båda i hög ålder af obekant sjukdom. Pat. har under många år dagligen förtärt öl och spirituosa i betydliga mängder, han har varit stark köttätare; har ej haft lues. Frisk till jultiden 1892, då han började blifva andfådd, äfven vid lindriga rörelser, hosta och hjärtklappning inställde sig. Sommaren 1894 försämring, andtäppan ökades; 14 dagar före inkomsten började buken att svälla.

Status d. 17—22 okt. 1894. Lindrigt ödem i benen, ascites, bukomfång 103 centim.

Hjärtat: spetsstöten i 5:te interstit., strax innanför v. mamm.-linien; dämpningen går åt höger 3 centim. till höger om h. sternalkanten. Hjärtverksamheten oregelbunden, tonerna svaga, inga blåsljud.

Pulsen oregelbunden, frekvens 108.

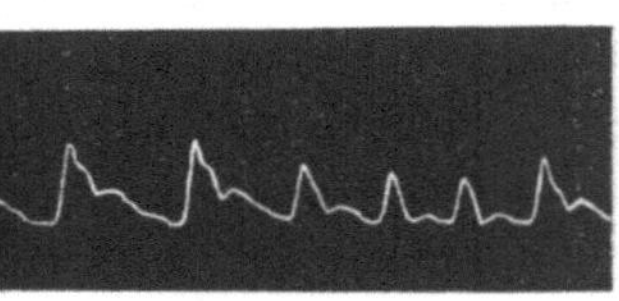

Art. radialis.

Arteriæ radiales spända, något rigida.

Lefvern betydligt förstorad, palpabel, jämn; höjd 18 centimeter.

Mjälten ej förstorad.

Urinen håller ett spår albumin, mängden mycket ringa.

Behandling: absolut mjölkdiet, Ol. Ricini. D. 17 okt. 1 milligm. Digitalin.

Urinmängden steg snart till 2—3 liter pr dygn, bukomfånget minskades och ascitesvätskan försvann. Längre fram fick pat. NaJ, 0,50 gm 2 gånger dagligen.

D. 29 okt. 1894. Hjärtverksamheten fortfarande oregelbunden, andtäppan försvunnen, hostan lindrigare.

D. 30 nov. 1894. Pat. utskrifves betydligt förbättrad. Lefvern minskad, dess höjd nu 16,5 centimeter.

Fall 57. L—m, J. G., 66 år, skräddare, Stockholm. Inkom på Serafimerlasarettet d. 22 april 1895, utskrefs d. 20 maj 1895.

Arteriosclerosis, cardiosclerosis, nephritis chron. interstitialis, sclerosis hepatis.

Patientens fader och moder dogo vid hög ålder. Sedan 25 års ålder missbrukat alkohol i hög grad. Mellan 40 à 50 år hade han reumatiska smärtor i musklerna, lues förnekas. Hösten 1891 kraftlöshet, svindel, andnöd, afmagring. Dessa symptom under 1892 än svårare, än lindrigare. Våren 1894 ödem i ben och buk, albuminuri; vårdad 3 gånger på sjukhus.

Status d. 24 april 1895. Betydlig ascites, intet ödem.

Hjärtat betydligt förstoradt åt höger och vänster; spetsen i 6:te interstit., 6 centimeter till vänster om v. mamm.-linien, hjärttonerna dofva, intet blåsljud.

Pulsen oregelbunden.

Periferiska arterer rigida, slingriga.

Lefvern förstorad, nedre randen palperas med lätthet.

Urinen håller albumin, 1 $^0/_{00}$, finkorniga cylindrar.

Behandling: Digitalin., mjölkdiet.

Under stark diures minskades utgjutningen i buken och kunde d. 8 maj ej vidare påvisas. Alimentär glykosuri.

D. 17 maj 1895. Magsaften håller ej saltsyra, men pepsin och löpe; ventrikelinnehållet slemblandadt.

D. 20 maj 1895. Pat. utskrifves förbättrad.

Fall 58. S—m, A. W., 37 år, bryggeriarbetare. Inkom på Serafimerlasarettet d. 5 febr. 1896, utskrefs d. 21 febr. 1896.

Aortitis, pneumonia acuta.

I hereditärt hänseende intet att anmärka; alkoholmissbruk, särskildt missbruk af öl förefinnes. Pat. har i allmänhet varit frisk, 1882 högersidig och 1888 vänstersidig pneumoni, senare gången förenad med delirium. Insjuknade natten mellan den 3 och 4 febr. 1896 för tredje gången i akut pneumoni.

Status d. 10 febr. 1896. Kraftig kroppsbyggnad, godt hull.

Hjärtat något förstoradt åt vänster (spetsen något utanför mamm.-linien), tonerna rena, andra aortatonen starkt accentuerad, egendomligt klingande.

Pulsen jämn och kraftig.

Lefvern förstorad, palpabel.

Lungorna: tecken på akut pneumoni i högra lungan.

Urinen höll vid inkomsten albumin, sedan ej.

Behandling: Linct. pect., kloral.

D. 14 febr. 1896. Pat. känner sig fullt frisk, symptomen från lungan borta.

D. 21 febr. 1896. Pat. utskrifves.

Fall 59. U—e, J., 67 år, skomakare, Vaxholm. Inkom på Serafimerlasarettet d. 14 okt. 1896, utskrefs d. 8 dec. 1896.

Arteriosclerosis, cardiosclerosis, pneumonia acuta.

Föräldrarna döda vid omkring 40 års ålder i obekanta sjukdomar, en syster död i »vattusot». Hygieniska förhållanden goda. Pat. har rökt mycket och under en lång följd af år förtärt tre supar dagligen jämte något, ej mycket, öl. Vid 21 års ålder ett sår på penis, hvarpå följde buboner. 1880 en reumatisk åkomma. Under midten af 80-talet började pat. besväras af andfåddhet och hjärtklappning, redan dessförinnan hosta, 1892 ökades hostan, och ödem uppträdde i fötterna och senare i hela kroppen, vårdades på Serafimerlasarettet under diagnos: myocarditis + bronchitis + oedema, spår albumin i urinen. Vid utskrifningen urinen ägghvitefri. Återkom på sjukhuset samma år med samma symptom, diagnosen då: arteriosclerosis + dilatatio et hypertrophia cordis + myocarditis + insufficientia relativa valv. mitralis + bronchitis chronica. Sedan hafva symptom af hjärtinsufficiens flere gånger återkommit. Insjuknade d. 8 okt. 1896 med frysningar, håll i vänstra sidan, hosta, andnöd.

Status medio af okt. 1896. Intet ödem, andtäppa, håll i vänstra sidan.

Hjärtat: spetsstöten i 5:te interstit., 4 centimeter utanför mamm.-lin., vid spetsen ett utdraget systoliskt blåsljud, andra aorta- och andra pulmonalistonen accentuerade.

Pulsen ojämn, intermittent, kraftig, frekvens 88 i min.

Periferiska arterer starkt slingriga och rigida.

Lungorna: tecken på akut pneumoni i vänstra lungan.

Lefvern och mjälten ej förstorade.

Urinen, sp. v. 1,020, håller ej albumin.

Behandling: Linct. pect., NaJ.

Patientens allmänna tillstånd förbättrades under sjukhusvistelsen, men rassel i lungorna förefunnos fortfarande vid utskrifningen d. 8 dec. 1896.

c) Med ansträngande arbete i anamnesen.

Fall 60. J—n, Johanna Carolina, 52 år, arbeterska, Stockholm. Inkom på Serafimerlasarettet d. 12 juni 1895, utskrefs d. 14 aug. 1895; inkom å nyo d. 18 juni 1896, utskrefs d. 20 juli 1896.

Aortitis chronica, cardiosclerosis (stenosis ost. aortæ) neurastenia.

Båda föräldrarna uppnådde hög ålder, fadern tyckes en tid hafva lidit af epilepsi, modern hade hjärtsymptom och ansågs vara »besynnerlig». Pat. förnekar alkoholmissbruk och lues, har under lång tid haft mycket ansträngande arbete. Vid cirka 25 års ålder led hon af reumatisk värk i armar och ben, vårdades på sjukhus och blef frisk. 46 år gammal vårdades hon på sjukhus för utslag på benen, behandlades med bad och blef frisk. Strax före julen 1893 vårdades hon på Sabbatsbergs sjukhus för influenza c. bronchopneumonia bilateralis, då hjärtverksamheten var oregelbunden, och urinen höll albumin, som sedan försvann. Sedan dess har hon ej känt sig frisk; i början af 1895 försämring, hon blef kraftlös, andfådd och nedstämd till lynnet, fick hjärtklappning.

Status d. 15 juni 1895. Intet ödem, ingen cyanos.

Hjärtat: spetsstöten i 5:te interstit., innanför mamm.-linien, dämpningen förstorad åt höger och dämpning öfver manubrium sterni, svaga pulsationer i 1:sta interstit., till höger om sternum, pulsationer i jugulum, systoliskt fremissemang i högra fossa supraclavicularis. Systoliskt blåsljud, vid spetsen, starkast öfver aorta, ibland höres äfven ett diastoliskt blåsljud. Andra tonen öfver aorta har tydlig tympanitisk till musikalisk klang.

Pulsen tardus, frekvens 56, pulsationerna af högra subclavia betydligt starkare än af den vänstra; högra radialispulsen kraftigare än den vänstra.

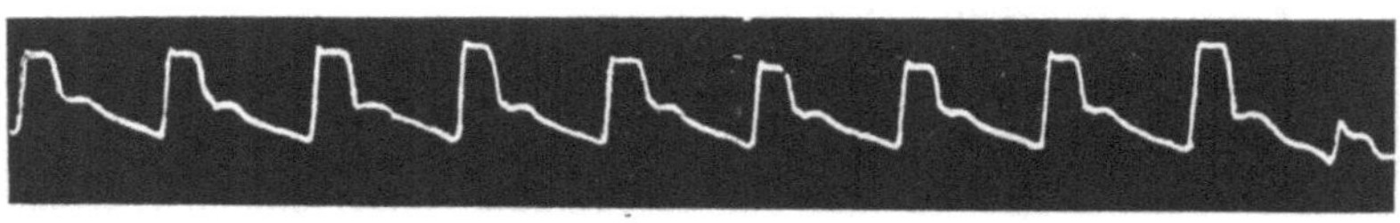

Arteria rad. dextra, d. 28 juni 1895.

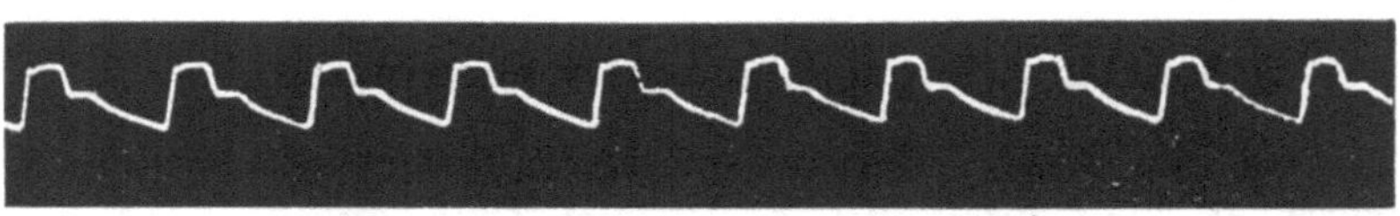

Arteria rad. sinistra, d. 28 juni 1895.

Periferiska arterer äro ej slingriga eller rigida.

Urinen håller hvarken albumin eller socker.

Blodet: röda blodkroppar 4,2 million. Hämoglobinhalt 75 % (Fleischl).

Synfälten icke obetydligt förträngda.

Behandling: NaBr, KJ.

Patienten kände sig under sjukhusvistelsen subjektivt förbättrad, utskrefs d. 14 aug. 1895. Efter utskrifningen kände hon sig någon tid tämligen frisk, snart försämrades hon ånyo, vårdades på Sabbatsbergs sjukhus och inkom sedermera ånyo på Serafimerlasarettet.

Status d. 22 juni 1896. Pat. klagar öfver ängslan och oro. De objektiva tecknen äro ungefär desamma som i förra status. Det anmärkes, att arteriæ brachiales palperas ovanligt lätt, äro något förhårdnade och förtjockade.

Behandling: Infusum amarum, bromnatrium, elektricitet.

Under sjukhusvistelsen förändrades tillståndet obetydligt. Pat. utskrefs d. 20 juli 1896.

Fall 61. K—n, Johanna, 54 år, änka, strykerska, Stockholm. Inkom på Serafimerlasarettet d. 11 febr. 1895, död d. 19 juli 1895.

Arteriosclerosis, aortitis chronica, cardiosclerosis (insufficientia valv. aortæ) chrorio-retinitis.

Pat. har under de senaste 20 åren haft mycket ansträngande arbete. Har i ungdomen genomgått frossa, smittkoppor, »nervfeber» och en septisk osteomyelit. Redan för omkring 10 år sedan började andfåddhet, som sedermera tilltagit; därjämte värk och svullnad i armbågslederna och parästesier i fingrarna. Efter influensa 1892 har hon varit oförmögen till arbete, andtäppan har ökats, hvarjämte smärtor i hjärttrakten och kardiala attacker påkommit. Våren 1894 diagnostiserades aortainsufficiens på sjukhus; ej lues, ej alkoholmissbruk.

Status d. 15 febr. 1895. Anfall af dyspné med smärtor i hjärttrakten, ringa cyanos på läpparna, intet ödem, vid rörelser häftig hjärtklappning.

Hjärtat: betydlig förstoring åt vänster, mindre åt höger; dämpning öfver manubrium sterni och angränsande delar af första interstitiet, pulsationer i jugulum, systoliskt och diastoliskt blåsljud, starkast öfver aorta. systoliskt fremissemang i jugulum. Blåsljuden hörbara i interskapularrummet.

Pulsen regelbunden, celer; systolisk ton i medelstora arterer, kapillarpuls.

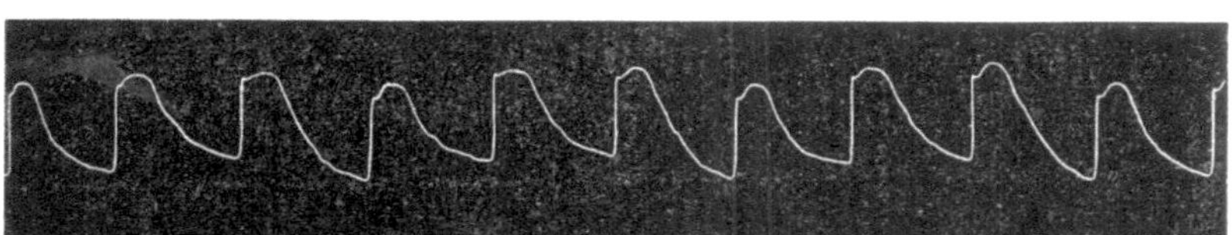

Art. rad. dext. D. 4 april 1895.

Periferiska arterer spända, slingriga, något rigida.

Lefvern betydligt förstorad, nedre lefverkanten fast och jämn, något öm.

Urinen, sp. v. 1,018—1,023, håller ett spår albumin och några korniga cylindrar.

Ögonen: i vänstra ögonbotten chorio-retinitiska härdar.

Behandling: Digitalis, Linctus pectoralis.

D. 1 mars 1895. Blodhosta (lunginfarkt).

Patienten förbättrades endast tillfälligt, försämringen fortgick, täta astmatiska anfall uppträdde, hon afled d. 19 juli 1895.

Obduktion d. 20 juli 1895. Aortavalvlerna förtjockade, retraherade och insufficienta, öfriga valvler friska, kronisk deformerande aortit med utvidgning af aorta ascendens, koronarartorernas väggar, förtjockade med smärre grågula fläckar i intima. På pericardium viscerale tunna, utbredda, gråaktiga beläggningar. I hjärtmuskulaturen insprängda gula partier. Infarkter i lungorna och mjälten. Muskotlefver; stasnjurar.

Fall 62. E—d, J., 55 år, månglerska, Stockholm. Inkom på Serafimerlasarettet d. 30 jan. 1894, död d. 15 febr. 1894.

Cardiosclerosis, nephritis chronica.

Pat. har haft mycket ansträngande arbete och lefvat under ogynnsamma hygieniska förhållanden. Hon har dock varit frisk, till dess hon för 5 år sedan började lida af hosta och dyspeptiska symptom. För 3 år sedan tillkommo värk och ömhet i maggropen och hjärttrakten jämte andtäppa och trötthet, förbättrades dock efter ett par månader. Under senaste hösten har hon emellanåt känt »märkvärdig» hjärtklappning. Lues och alkoholmissbruk förnekas. D. 17 jan. 1893 influensa, underbenen svullnade, urinmängden aftog.

Status d. 31 jan. 1894. Cyanos i ansiktet, ödem i underbenen, betydlig andnöd. Temperatur omkring 38° C.

Hjärtat betydligt förstoradt åt höger och vänster, spetsen ej tydligt kännbar, dämpningen går åt vänster till främre axillarlinien, åt höger 4,5 centimeter till höger om h. sternalkanten, bredden = 22 centimeter. Hjärttrakten frambuktad, tonerna dofva, inga blåsljud.

Pulsen oregelbunden, 85—90 slag i min., liten.

Lefvern förstorad, ömmar betydligt.

Lungorna: något kortare ton öfver högra lungans mellersta del, rikliga rhonchi och rassel, sputa blodhaltiga.

Urinen, minskad mängd, spår af albumin, hyalina cylindrar.

D. 11 febr. 1894. Lindrig icterus. Digitalin.

D. 15 febr. 1894. Patienten afled i dag.

Obduktion d. 19 febr. 1894 (D:r *Vestberg*). Hypertrofi och dilation af hjärtats kamrar, i synnerhet den vänstra; aortavalvlerna hålla vattenprofvet, deras nodulartrakter fibröst förtjockade med ett grågelatinöst svagt knottrigt ytlager på kammarsidan. Mitralisflikarnas kanter betydligt förtjockade med konfluens af förtjockade sensträngar. Ingen sammanväxning mellan flikarna; parenchymatös myokardit. I koronarartererernas intima cirkumskripta atheromatösa förtjockningar, intiman synes i öfrigt diffust något tjockare och mera ogenomskinlig än vanligt. Aorta visar endast helt obetydliga atheromatösa fläckar. Lungembolier och infarkter. Staslefver. Njurarna något små med förtjockad och något fastare än vanligt adherent kapsel, efter hvars afslitande ytan är lätt granulerad. Parenchymet segare och betydligt fastare än vanligt. Dessutom stassymptom i njurarna.

Fall 63. B—t, Maria, 62 år, tvätterska, Blidö. Intogs på Serafimerlasarettet d. 1 april 1895, utskrefs d. 14 maj 1895.

Arteriosclerosis, cardiosclerosis, insufficientia cordis.

Sedan pat. vid 39 års ålder blef änka, har hon måst anstränga sig mycket, dock frisk, tills hon för 10 år sedan började plågas af värk i armar, rygg och ben, och för 5 år sedan uppträdde svullnad i fötterna och underbenen samt magen. Efter någon tids stillaliggande, förbättring. Redan innan svullnaden uppträdde, hade pat. lidit af hjärtklappning och stickningar i hjärttrakten samt andfåddhet. För ett år sedan våldsam hjärtklappning med beklämning och ångest, anfallet varade några minuter; sedan dess 2 gånger dylika anfall.

Status d. 8 april 1895. Hudfärgen cyanotisk, lindrig icterus. Ödem kring högra fotleden, smärtor i hjärttrakten. Betydlig uppdrifning öfver högra fotens ledgångar, i hvilka rörligheten är inskränkt och förenad med knakande ljud. Smärtor, då pat. stöder på foten; uppdrifningar kring lillfingrarnas falangealleder.

Hjärtat: precordium frambuktadt, hjärtdämpningen något förstorad åt vänster, ett systoliskt blåsljud ofvanför spetsen.

Pulsen föga oregelbunden, kraftig, hård och spänd.

Periferiska arterer slingriga och rigida.

Lefvern något förstorad, palpabel.

Urinen utan ägghvita och socker.

Behandling: mjölkdiet, bad, karlsbadervatten, massage, salicylsyradt natron.

D. 14 maj 1895. Pat. utskrifves förbättrad.

Fall 64. B—e, Maria, 66 år, änkefru, Stockholm. Inkom på Serafimerlasarettet d. 20 nov. 1895, utskrefs d. 30 mars 1896, inkom d. 24 april, utskrefs d. 9 juni; inkom d. 17 juli, död d. 30 sept. 1896.

Arteriosclerosis, cardiosclerosis, aneurysma aortæ, nephritis chron. interstitialis.

Patientens moder död i kräfta, en syster och en moster döda i lungsot. Hon har haft 6 barn, af hvilka 2 lefva. I allmänhet har pat. haft ansträngande arbete, men varit frisk, tills hon för 14 år sedan började känna sig matt, och läkare konstaterade ägghvita i urinen. Sedan dess ha benen ofta svullnat vid ansträngande sysselsättning, på senare tiden svindel, andtäppa samt håll i bröstet.

Status den 22 nov. 1895. Patienten klagar öfver håll i bröstet, intet ödem.

Hjärtat betydligt förstoradt åt vänster och äfven åt höger. Systoliskt och diastoliskt blåsljud, det förra starkast vid spetsen, det senare starkast öfver sternum.

Pulsen hård, spänd, regelbunden, 72 i min.

Arteriæ radiales förtjockade, ojämna.

Lefvern ej förstorad, ej heller mjälten, ingen ascites.

Retinæ visa blödningar omkring kärlen.

Urinen, sp. v. 1,016, håller ägghvita, 4 $^0/_{00}$, hyalina och korniga cylindrar. Under sjukhusvistelsen påkommo flera gånger näsblödningar.

Pat. utskrefs d. 30 mars 1896. Under den närmaste tiden kände hon sig rätt kry, men snart infunno sig å nyo andtäppa och hjärtklappning samt svullnad i fötter, ben och armar. Hon intogs ånyo på Serafimerlasarettet d. 24 april 1896. Pat. företedde då ett betydligt ödem i ansikte, armar och ben, stark dyspné, rassel i högra lungans nedre delar, albumin i urinen. Efter behandling med digitalisinfusion och digitalin försvunno ödemen och andnöden. Pat. utskrefs d. 9 juni 1896, inkom för 3:dje gången d. 17 juli 1896, företedde nu samma symptom som första gången jämte starkt ödem i hela kroppen, stor andnöd och betydande ascites. Behandlingen med digitalis, diuretin etc. åstadkom ingen nämnvärd förbättring, och pat. afled d. 30 sept. 1896

Obduktion (Aman. *Josefson*). Säckformig utvidgning af aorta ascendens, starka atheromatösa förändringar i aorta (kalkvandling, ulcerationer), de periferiska arterernas väggar rigida, förtjockade. Hjärtat hypertrofieradt, i synnerhet dess vänstra del. Aortavalvlerna ej insufficienta, normala; mitralisvalvelns slutningsränder något förtjockade. Hjärtköttet visar här och hvar insprängda hvita till hvitgula fläckar. Koronarkärlen äro vida och betydligt slingriga, visa på insidan gulhvita, gula, hårda förtjockningar. Njurarna små, fasta, kapseln lossar med svårighet, ytan starkt granulerad, i bark och märg mindre strimmor och fläckar af hvit färg. Dubbelsidig hydrothorax och lungödem.

Fall 65. A—n, J., 67 år, arbetare. Inkom på Serafimerlasarettet d. 26 maj 1896, utskrefs d. 4 aug. 1896.

Arteriosclerosis, cardiosclerosis, emphysema pulmonum.

Pat. har haft strängt arbete, förnekar alkoholmissbruk och lues. För 20 år sedan hade han på högra underbenet ett sår, som ledde till amputation af benet. I öfrigt har pat. varit frisk till förra vintern, då han började besväras af stickningar i bröstet, andfåddhet och hosta samt svullnad i benet.

Status d. 29 maj 1896. Lindrig cyanos å läpparna, lindrig svullnad i benet.

Hjärtat: spetsstöten i 6:te interst., 3 centim. utanför mamm.-linien. Systoliskt blåsljud vid spetsen, rythmen oregelbunden, andra aorta- och andra pulmonalistonen förstärkta. Pulsation i jugulum.

Pulsen oregelbunden, frekvens 90 i min.

Periferiska arterer rigida, arteriæ subclaviæ lätt palpabla, styfva och hårda.

Lungorna emfysematiska, bronchit.

Bukens organ utan anmärkning.

Urinen, sp. v. 1,021, håller ett spår albumin, inga cylindrar.

Behandling: Infus. Digitalis, Decoct. Senegæ.

D. 30 juni 1896. Ödemet och hostan borta.

D. 18 juli 1896. Pat. har sedan 3 dagar vistats uppe, han

besväras något af andfåddhet vid gående. Svullnad af vänstra benet har iakttagits om kvällarna.

D. 4 aug. 1896. Pat. utskrifves i dag.

Fall 66. E—n, Karolina, 58 år, hustru, Vermdö. Inkom på Serafimerlasarettet d. 3 juli 1893, död. d. 28 juli 1893.

Arteriosclerosis, cardiosclerosis (insufficientia valv. mitralis) peritonitis e perforatione proc. vermiformis.

Strängt arbete och dåliga hygieniska förhållanden, särskildt fuktig bostad uppger pat. såsom sjukdomsorsak. Med undantag af hvarje år återkommande smärtor i lederna, har hon dock varit frisk, tills hon för 2 à 3 år sedan började lida af andnöd och oförmåga att arbeta; för $^1/_2$ år sedan började fötter och ben svullna, måste intaga sängen, längre fram ansvällde äfven buken.

Status d. 6 juli 1893. Betydlig andnöd, cyanos, ödem, ascites.

Hjärtat: spetsstöten i 6:te interstit., 3 centim. utanför mamm.-linien, pulsation i epigastrium, högra gränsen vid högra sternalkanten. Hjärtverksamheten oregelbunden, systoliskt blåsljud vid spetsen, starkast i jämnhöjd med mamm.-linien, andra aortatonen och andra pulmonalistonen accentuerade.

Pulsen liten, 60 i min., oregelbunden.

Arteriæ radiales rigida, ej slingriga.

Lefvern förstorad, fast.

Urinen håller ett spår albumin, inga cylindrar.

Behandling: mjölkdiet, Digitalin, NaJ.

D. 25 juli 1893. Buken starkt uppdrifven, öm, svåra smärtor. De peritonitiska symptomen utvecklade sig hastigt, och patienten afled d. 28 juli 1893 kl. 11:45 e. m.

Obduktion d. 31 juli 1893 (*Qvensel*). Hjärtat förstoradt; båda kamrarna hypertrofiska och dilaterade, mitralisflikarna sklerotiskt förtjockade, valveln insufficient; aortavalvlerna friska. Arterioskleros i koronarkärlens stammar och mynningar; aorta thoracica och abdominalis visa talrika, mjuka, atheromatösa härdar. Peritonit; i processus vermiformis ett plommonkärnstort konkrement och distalt om detta en gåspennvid perforationsöppning.

Fall 67. L—t, L., 56 år, artist, Stockholm.

Arteriosclerosis, cardiosclerosis, neurastenia.

Pat. har haft mycket ansträngande intellektuellt arbete, fick för 3 år sedan ett slaganfall med obetydlig vänstersidig hemiplegi, som mycket fort gick öfver; härefter iakttog han, att pulsen var mycket långsam, kunde ibland gå ned till 28 slag i min. Sedermera ett par gånger lindriga, dylika slagattacker utan kvarstående hemiplegi; får lätt andtäppa och hjärtklappning.

Status d. 28 sept. 1894. Mycket nervös, klagar öfver tryck och beklämning öfver hjärtat.

Hjärtat något förstoradt åt höger och vänster, hjärtverksamheten ej fullt regelbunden, omkring 50 slag i min., intet blåsljud; andra aortatonen accentuerad.

Pulsen spänd, något oregelbunden.

Periferiska arterer rigida.

Lefvern palpabel under bröstkorgsranden.

Urinen håller ett spår albumin.

Behandling: diet och gymnastik.

Under 1895 höjde sig pulsfrekvensen småningom till 70—80, och rythmen blef nästan fullständigt regelbunden.

Under sommaren 1895 ett nytt slaganfall utan hemiplegi, klagade endast öfver domning i vänstra armen och benet.

Under jan. 1896 lunginfarkt och tromb i vena femoral. sin., i öfrigt tillståndet tämligen oförändradt.

Under sommaren 1896 bältros, som mycket plågade patienten. Öfvertalades att genomgå en torrkur, hvarefter hans nervositet ökades i betydlig grad, han blef nästan fullständigt sömnlös, fick hallucinationer samt höggradig ängslan och oro.

Pat. afled d. 7 mars 1897.

d) Med kronisk reumatism i anamnesen.

Fall 68. T—ll, C. E., 58 år, f. d. vinkällarebetjänt, Stockholm. Inkom på Serafimerlasarettet d. 1 nov. 1894, utskrefs d. 12 dec. 1894; inkom å nyo d. 19 dec. 1894, utskrefs d. 12 mars 1895.

Arteriosclerosis, cardiosclerosis, pleuritis exsudativa sinistra.

Pat. tillhör en frisk släkt, han förnekar alkoholmissbruk och lues. Sedan många år reumatiska smärtor i ledgångarna, har ej behöft ligga till sängs. Vid midsommar 1894 diagnosticerade läkare »fett kring hjärtat», pat. kände sig matt och trött, hostade, blef andfådd vid ringa ansträngning, för 2 månader sedan håll i vänstra sidan, har på sista tiden magrat betydligt.

Status d. 3 nov. 1894. Pat. klagar öfver trötthet och matthet samt andnöd.

Hjärtat: dämpningen åt höger till h. sternalranden, åt vänster kan dämpningsgränsen ej bestämmas på grund af utgjutningen i vänstra pleurahålan, hjärtverksamheten oregelbunden, tonerna rena, andra pulmonalis- och andra aortatonerna starkt accentuerade.

Pulsen oregelbunden, frekvens omkring 80 i min.

Periferiska arterer starkt sklerotiska, aa. radiales som styfva rör.

Lefvern och mjälten normala.

Lungorna: utgjutning i vänstra pleurahålan.

Urinen sur, sp. v. 1,025, håller hvarken ägghvita eller socker.

Behandling: Salicyl. natric., 4 gm dagligen.

D. 10 nov. 1894. Exsudatet betydligt minskadt.

D. 12 dec. 1894. Pat. utskrifves i dag förbättrad.

Snart efter utskrifningen försämring, andnöd, svullnad i benen; intogs å nyo d. 19 dec. 1894, då exsudatet fanns kvar; d. 13 jan. 1895 uttappades 400 cm^3 seröst exsudat, d. 2 febr. 1895 uttappades 1,100 cm^3 seröst exsudat och d. 11 febr. 150 cm^3 likartad vätska. Vid utskrifningen d. 12 mars 1895 fanns ännu exsudat kvar.

Fall 69. L—d, A., 58 år, snickare, Sundbyberg. Inkom på Serafimerlasarettet d. 27 sept. 1896, utskrefs d. 1 nov. 1896.

Arteriosclerosis, cardiosclerosis, arthritis deformans.

Inga hereditära sjukdomsanlag, syfilis förnekas, likaså missbruk af spirituosa. Frisk, tills nuvarande sjukdom inträdde, hvilket skedde i medio af augusti 1896. Efter strängt arbete en dag kände han på kvällen ett svårt styng i hjärttrakten samt hjärtklappning, andnöd och hosta.

Status d. 1 okt. 1896. Hullet reduceradt, utseendet blekt, intet ödem.

Hjärtat: spetsstöten i 6:te interstit., 5 centim. utanför mamm.-linien, dämpning åt höger 2 centim. utanför h. sternalkanten, dämpning öfver manubrium sterni och 2 centim. åt höger. Ingen pulsation i jugulum. Hjärttonerna rena, andra aortatonen förstärkt, klingande.

Pulsen full, jämn, frekvens 70 i min. Trycket i art. radial. 180 mm Hg. *(Potain.)*

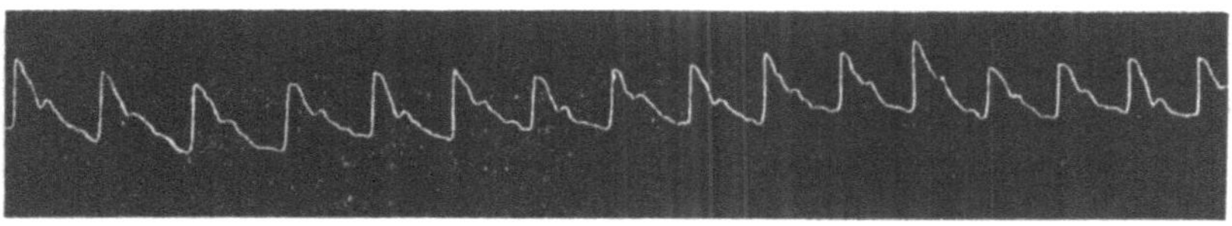

Art. radialis. D. 27 okt. 1896.

Periferiska arterer starkt slingriga, rigida, ojämna.

Lungorna visa tecken på emfysem.

Lefvern ej förstorad.

Ögonbottnarna visa inga patologiska förändringar.

Urinen sur, sp. v. 1,022, håller ej albumin eller reducerande substans.

Vänstra handen visar en begynnande arthritis deformans med ansvällning af metacarpo-falangeallederna och snedställning af samtliga fingrarna åt ulnara sidan.

Behandling: mjölkdiet, NaJ, 0,50 × 3 dagl.

D. 5 okt. 1896. Pat. andas lättare, kan vistas uppe hela dagen.

D. 1 nov. 1896. Pat. utskrifves fri från hjärtklappning, andnöd och hosta. Urinkvantiteten har hela tiden hållit sig något öfver det normala.

e) Med korpulens.

Fall 70. H—d, C. A., 37 år, ingeniör, Stockholm.

Arteriosclerosis, cardiosclerosis, albuminuria, hæmorrhagia retinæ.

Patienten har varit mycket korpulent, men känt sig fullt frisk. Under de sista 15 månaderna har han magrat 20 kilo. Under denna tid har han känt sig trött och ofta haft kräkningar.

Status d. 8 nov. 1893. Patienten har fortfarande rätt godt hull, andtäppa vid rörelser.

Hjärtat betydligt förstoradt åt vänster. Spetsstöten i 6:te interstit., ett stycke utanför mamm.-linien. Öfver hela hjärttrakten höres ett svagt systoliskt blåsljud, andra aortatonen accentuerad.

Pulsen hård, spänd, regelbunden.

Arteriæ radiales rigida.

Urinen ökad till mängd, 2,5 liter pr dygn, håller tämligen mycket äggvita.

Ögonen: i högra ögonbottnen flere röda fläckar (retinalblödningar).

Behandling: mjölkdiet, NaJ.

Fall 71. V—g, J. A., 58 år, sjökapten, Söderhamn.

Arteriosclerosis, cardiosclerosis.

Vid omkring 50 års ålder var pat. mycket korpulent, hade vid den tiden stor svårighet att gå i backar; magrade sedermera under ett halft år 15 kilo, hvaraf han erfor någon lättnad. Under de senaste 4 åren har han bibehållit samma vikt. På sista året har andfåddheten betydligt ökats, under vintern hafva fötterna svullnat, antydningar till angina pectoris hafva förekommit.

Status d. 17 maj 1895. Klagar öfver andtäppa och kraftlöshet.

Hjärtat förstoradt åt vänster, hjärtverksamheten oregelbunden, intet blåsljud.

Pulsen oregelbunden, liten.

Arteriæ radiales slingriga och rigida, aa. temporales likaledes.

Lefvern förstorad, palperas lätt nedanför bröstkorgsranden.

Urinen håller ett spår albumin.

Vårdades på Serafimerlasarettet d. 20 maj—17 juni 1895 under diagnosen arteriosclerosis, cardiosclerosis, behandlades med mjölkdiet och NaJ. Betydlig subjektiv förbättring, ingen ägghvita i urinen.

D. 20 juli 1895. Hjärtverksamheten fortfarande god, vänstra benet något svullet, ett spår albumin.

D. 10 sept. 1895. Öfvergående förlamning i vänstra sidan.

Pat. afled i sitt hem d. 3 jan. 1896.

Fall 72. P—s, C. W., 59 år, affärsman, Värmland.

Cardiosclerosis, albuminuria, adipositas universalis.

Frisk tills för omkring ett år sedan, då han började blifva andfådd, isynnerhet vid stigning i trappor.

Status d. 13 maj 1896. Pat. är betydligt fet.

Hjärtat förstoradt åt vänster (spetsstöten 2 centim. utanför mamm.-linien) vid spetsen ett svagt systoliskt blåsljud; andra aortatonen ytterst starkt accentuerad (klingande).

Pulsen regelbunden, hård, spänd.

Periferiska arterer något rigida.

Lefvern ej förstorad.

Urinen håller ett spår albumin.

Behandling: diet, NaJ-piller.

Fall 73. S—dt, B., 62 år, landtbrukare, Östergötland.

Arteriosclerosis, cardiosclerosis.

Sedan våren 1892, trött och matt, hjärtklappning vid obetydliga ansträngningar, började magra (var förut korpulent), under sommaren 1892 kände han sig bättre; under hösten och vintern ånyo försämring; på senaste tiden kväljningar och uppstötningar, aptiten rätt god.

Status d. 7 mars 1893. Kroppsvikt 66,7 kilo. Hudfärgen blek, lindrig icterus.

Hjärtat förstoradt åt vänster, hjärtverksamheten oregelbunden, intet blåsljud.

Periferiska arterer rigida.

Lefvern förstorad.

Urinen håller ett spår albumin.

Behandling: mjölkdiet, Digitalis och NaJ samt gymnastik.

D. 14 mars 1893 ägghvitan borta.

D. 19 maj 1893. Hjärtverksamheten mycket bättre, urinen utan albumin, kroppsvikt 67,8 kilo. Pat. kände sig betydligt förbättrad, reste hem.

D. 24 nov. 1896. Patienten känner sig fortfarande ganska bra, har fortsatt behandlingen med NaJ och mjölkdiet samt under somrarna gymnastik. Vid undersökningen var hjärtat betydligt förstoradt åt vänster, hjärtverksamheten oregelbunden, urinen höll ett spår albumin.

Fall 74. R—n, S., 65 år, änkefru, Stockholm.

Arteriosclerosis, cardiosclerosis, bronchitis chronica.

Patienten har sedan flera år lidit af tilltagande andtäppa och hosta. Under senaste tiden betydlig försämring, hon måste sitta i sängen under nätterna och kände allt emellanåt smärtsamt tryck öfver hjärtat.

Status d. 24 jan. 1894. Patienten är betydligt korpulent, har kolossal andnöd.

Hjärtat förstoradt åt vänster, auskultationen svår på grund af andnöden och fenomenen från lungorna.

Pulsen liten, spänd, något oregelbunden.

Periferiska arterer rigida.

Lungorna: rikliga rassel och starka rhonchi öfver allt.

Urinen håller ett spår albumin.

Behandling: Pil. Tereb. c. Chin. + KJ, Digitalis.

D. 29 jan. 1894. Pat. känner sig betydligt bättre, rasslen hafva aftagit; ett tydligt systoliskt blåsljud öfver aorta och manubrium sterni, pulsen fullt regelbunden.

Behandling: mjölkdiet och NaJ-piller.

D. 6 okt. 1894. Känner sig fortfarande bättre. Gymnastik.

D. 28 maj 1895. Hjärtat förstoradt åt vänster, svagt systoliskt blåsljud öfver aorta och manubrium sterni. Hon har under gymnastik och NaJ-behandlingen magrat 8 kilo, känner sig kry, kan gå uppför 4 trappor.

D. 17 aug. 1896. Känner sig fortfarande mycket bra, rör sig obehindradt, har fortsatt med mjölkdieten och NaJ. Fenomenen från hjärtat oförändrade.

Fall 75. R—t, Chr., 72 år, hög embetsman, Stockholm.

Arteriosclerosis, cardiosclerosis, adipositas universalis, albuminuria.

Har åtnjutit god hälsa och fört ett mycket regelbundet lif, på senare åren betydligt korpulent.

Sedan några år tillbaka andtäppa vid rörelser, under senaste året lindrig svullnad i fötterna på kvällarne.

Status d. 7 maj 1895. Reslig och korpulent man, klagar öfver andnöd, isynnerhet vid rörelser.

Hjärtat förstoradt åt vänster, andra aortatonen starkt accentuerad, intet blåsljud.

Pulsen regelbunden spänd, full.

Periferiska arterer rigida, slingriga.

Urinen håller ett spår albumin.

Lefvern något förstorad.

Behandling: diet, mjölk, NaJ.

Pat. vistades under sommaren vid en badort på västkusten och fann sig där någorlunda väl. På hösten tilltog ansvällningen i fötterna och benen, ett systoliskt blåsljud uppträdde vid hjärtspetsen och anfall af beklämning öfver bröstet infunno sig. Hjärtverksamheten regelbunden.

D. 2 nov. 1895. Pat. afled plötsligt på klosetten.

Obduktion d. 3 nov. 1895. (Endast hjärtat undersöktes.) Hjärtat betydligt förstoradt, hypertrofi och dilatation af båda kamrarne, valvler och mynningar fullt friska, sklerotiska förändringar i koronarkärlen och sklerotiska härdar i hjärtköttet i kolossal mängd.

f) Med antagligen hereditet.

Fall 76. A—n, Johanna, 45 år, hustru, Edsbro. Inkom på Serafimerlasarettet d. 13 okt. 1894, utskrefs d. 21 nov. 1894.

Arteriosclerosis, cardiosclerosis, diabetes insipidus, albuminuria.

Modern och en syster ledo före sin död af »andtäppa». Pat. har ända sedan barndomen plågats af törst. Hon har druckit mycket kaffe, ej användt spirituosa, ej haft lues. 1893 missfall och därefter underlifsblödningar under ett halft år. Sedan midsommaren 1894 svår hufvudvärk, stundom hjärtklappning, värk i vänstra halfvan af buken.

Status d. 17. okt. 1894. Intet ödem, tungan torr, hufvudvärk, stark törst.

Hjärtat: spetsstöten i 5:te instertit., 1,5 centim. utanför mamm.-linien, åt höger går dämpningen 1,5 centim. lateralt om h. sternalranden, andra aortatonen tydligt accentuerad, första tonen något suddig, tonerna i öfrigt rena.

Pulsen jämn, regelbunden, 72 slag i min., durus och tardus.

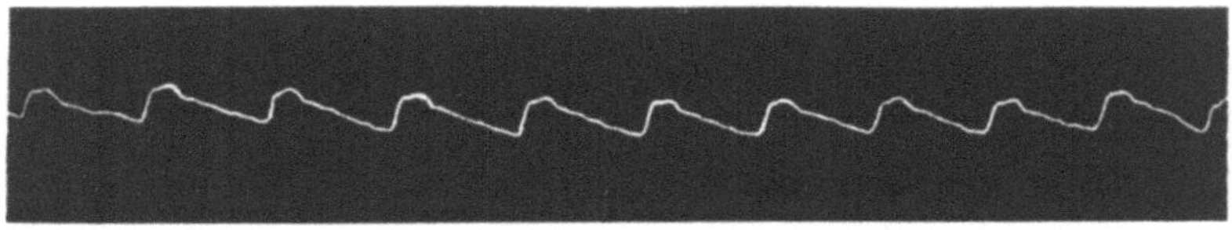

Art. rad. sin. D. 17 okt. 1894.

Arteriæ radiales hafva något större fasthet än vanligt.

Lefvern ej förstorad.

Ögonbottnarna normala.

Urinen, sp. v. 1,003, håller spår af albumin, ej socker, mängden betydligt ökad, 4 à 5 liter pr dygn.

Blodet: röda blodkr. 4,4 million; hämoglobin 85 % (Fleischl).

Behandling: mjölkdiet.

D. 21 nov. 1894. Patientens tillstånd har varit temligen oförändradt, hon är orolig och grubblar öfver sin sjukdom. Urinmängden har växlat mellan 4 och 6,8 liter pr dygn; mängden dryck vanligen något större än mängden urin pr dygn. Uterinblödningar hafva uppträdt med 14 dagars mellanrum. Gynekologisk undersökning har ej ådagalagt något abnormt; utskrifves i dag.

Fall 77. B—n, Emma, 48 år, hustru, Stockholm. Inkom på Serafimerlasarettet d. 1 jan. 1896, utskrefs d. 21 jan. 1896.

Rheumatismus art. acut., arteriosclerosis, insufficientia valv. aortæ.

Båda föräldrarne afledo hastigt. Pat. förnekar lues; hon har i allmänhet varit frisk. D. 11 dec. 1895 värk i högra knäleden, som svullnade och blef öm, sedermera samma symptom i andra leder. Genom behandling med salicylsyradt natron försvunno småningom ledsymptomen. Ungefär 14 dagar före insjuknandet kände sig pat. andfådd vid gående i trappor.

Status d. 14 jan. 1896. Ledsymptomen fullständigt borta.

Hjärtat ej påvisbart förstoradt; vid spetsen systoliskt och diastoliskt blåsljud, det diastoliska blåsljudet starkare mot basen.

Pulsen celer, jämn, kraftig, frekvens 76 i min.

Periferiska arterer: starka pulsationer i karotiderna på halsen, likaså i jugulum; kapillarpuls på naglarne tydlig.

Arteriæ radiales rigida, högra radialis slingrig.

Blodet: hämoglobinhalt 65 % (Fleischl); röda blodkroppar 4 mill.

Bukorganen utan anmärkning.

Urinen höll vid inkomsten ett spår albumin, som sedan försvann.

Behandling: Salicyl. natric., bad, Liquor. Ferri alb.

D. 21 jan. 1896. Pat. utskrifves i dag.

Fall 78. B—d, F., 60 år, vaktmästare, Stockholm. Inkom på Serafimerlasarettet d. 8 nov. 1893, utskrefs d. 21 dec. 1893, inkom för andra gången d. 25 okt. 1894, utskrefs d. 13 nov. 1894.

Arteriosclerosis, cardiosclerosis, bronchitis.

Fadren död, 50 år gammal i »vattusot». Pat. förnekar alkoholmissbruk och syfilis, har varit frisk till sitt 36:te år, då han började lida af hosta under vintrarne, någon tid därefter andfådd, under de senaste 3—4 åren hjärtklappning. I april 1894 ett svårt anfall af kramp och smärtor i hjärtat, utstrålande åt ryggen och vänstra sidan, jämte ångestkänsla och beklämning, pipande respiration, hosta. Dylika anfall återkommo 1 à 2 gånger i veckan; i början af maj svullnad i benen. Behandlades af läkare, svullnaden gick bort, under sommaren försvunno anfallen under vistelse i Södertelje; återkommo på hösten, intogs på Serafimerlasarettet d. 8 nov. 1893; klagade då öfver andnöd och hjärtklappning, fötterna voro svullna, hostade blod, urinen albuminhaltig.

Status d. 18 nov. 1893. Klagar öfver matthet och beklämning.

Hjärtat: lindrig frambuktning, spetstöten i 5:te interstit., innanför mamm.-linien, hjärtdämpningar åt höger 1 centim. utanför h. sternalkanten, inga blåsljud.

Pulsen jämn, frekvens 60 i min.

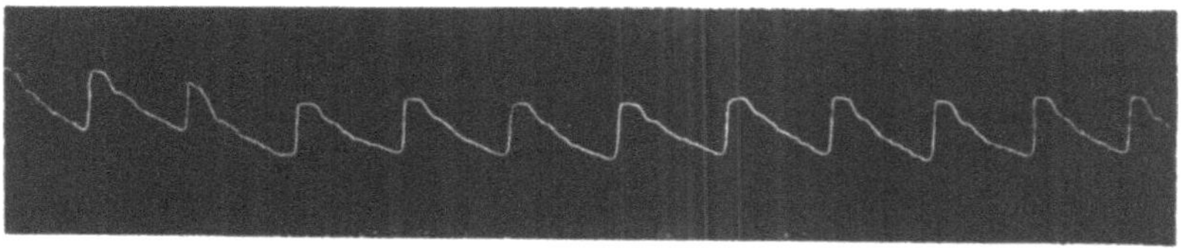

Art. radialis sin. D. 8 nov. 1894. Artertryck 210 mm.

Arteria radialis sin. kännes styf och hård.

Lefvern ej förstorad.

Lungorna: rikliga rhonchi och lösa rassel, sputa illaluktande.

Urinen sur, sp. v. 1,021, håller 0,5 ‰ ägghvita, mängden ökad sedan inkomsten, ringa sediment med en eller annan hyalin cylinder.

Behandling: mjölkdiet, Digitalis, morfin, Jodkalium, NaJ.

Patienten förbättrades ganska raskt, bronchiten minskades och försvann, han utskrefs d. 21 dec. 1893. Sedermera var han frisk till i sept. 1894, då hosta uppträdde, i okt. anfall af andtäppa, den 19 okt. ett svårt och plågsamt anfall, sputa blodstrimmiga. Pat. har sedar förra sjukhusvistelsen tagit NaJ under hvarje månad 20 dagar och hvi lat 10 dagar. Inkom ånyo på Serafimerlasarettet d. 25 okt. 94.

Status d. 29 okt. 1894. Lindrigt pretibialt ödem, cyanos, andnöd i ryggläge.

Hjärtat: tydlig bombering af hjärttrakten, hjärtat förstoradt åt höger och något åt vänster (spetsen strax utanför mamm.-linien), andra aorta- och andra pulmonalistonen förstärkta, intet blåsljud.

Pulsen regelbunden, 74 i min., spänd; tryck i art. radialis 210 mm Hg. *(Potain).*

Arteriæ radiales slingriga, sklerotiska, isynnerhet den vänstra.

Lefvern ej förstorad.

Lungorna förete utbredd bronchit, i synnerhet den högra.

Urinen, sp. v. 1,016, spår albumin, ingen bottensats.

Behandling: mjölkdiet, NaJ, 1 gm dagligen.

Patienten förbättrades raskt; ödemet, hostan och andtäppan försvunno, och vid utskrifningen d. 13 nov. 1894 kände han sig fullt återställd.

Fall 79. L—g, L. M., 69 år, f. d. handlande, vice värd, Stockholm. Inkom på Serafimerlasarettet d. 31 okt. 1896, utskrefs d. 15 jan. 1897.

Arteriosclerosis, cardiosclerosis, emphysema pulmon., bronchitis chron. (diabetes mellitus?).

Fadren död vid hög ålder, klagade öfver andnöd och hjärtklappning, en syster död af hjärtfel. Pat. har ej missbrukat alkohol, förnekar lues. Vid 20 år lunginflammation, vid 40 år förkylning i hufvudet, yrsel och kräkningar, låg till sängs 3 veckor. Sedan början af 80-talet reumatiska smärtor, sedan flere år dyspeptiska symptom. För 8 år sedan andtäppa, hjärtklappning och svindel, 1894 häftiga kväfningsanfall, vårdades på sjukhus för arterioskleros, myokardit och albuminuri. Snart därefter ånyo sämre och 1895 åter på sjukhus för samma åkommor som förut, hvartill kommit diabetes mellitus. Han har magrat betydligt, vikt april 1894 123 kilo, jan. 1895 100 kilo, april 1896 77 kilo. För tredje gången sjukhusvård under febr.—april 1896; nu för 4:de gången.

Status d 5 nov. 1896. Kraftig kroppsbyggnad, hullet godt (väger 88 kilo). Pat. klagar mycket öfver yrsel, ödem i benen.

Hjärtat: spetsstöten i 5:te interstit., 1,5 centim. utanför mamm.-linien, åt höger går dämpningen strax utanför h. sternalranden, andra tonen öfver aorta och öfver pulmonalis något förstärkta, inga blåsljud, hjärtverksamheten oregelbunden.

Pulsen irregularis och inæqualis.

Periferiska arterer: aa. radiales och brachiales spända, rigida, sklerotiska, aa. temporales starkt slingriga och spända.

Lefvern ej förstorad.

Ögonen visa intet patologiskt.

Urinen: mängden 2—3 liter, vid inkomsten fanns socker, ej sedan; spår albumin och sparsamma cylindrar finnas.

Behandling: Infus. Digital., NaJ, diet.

D. 20 nov. 1896. Efter det patienten ätit några karameller, höll urinen socker, som dagen därpå åter var borta.

D. 15 jan. 1897. Pat. utskrifves förbättrad.

g) Med gikt och gallsten i anamnesen.

Fall 80. K—r, C. J. W., 58 år, kontorist, Stockholm.

Arteriosclerosis, cardiosclerosis, asthma cardiale.

Pat. har sedan 20 år haft giktanfall och för flere år sedan gallstenskolik. Under de senare åren har han börjat mer och mer lida af andtäppa vid rörelser, på sista tiden har andtäppan varit mycket svår och påkommit anfallsvis särskildt under nätterna.

Status d. 3 jan. 1896. Pat. klagar mest öfver sina anfall af andnöd samt envis hosta.

Hjärtat förstoradt betydligt åt vänster: spetsen 5 centimeter utanför v. mamm.-linien i 6:te interstit.; hjärtverksamheten något oregelbunden, tonerna rena, andra aortatonen starkt accentuerad.

Pulsen frekvent, hård, spänd.

Periferiska arterer rigida och slingriga.

Lefvern obetydligt förstorad.

Lungorna: lindrig bronchit i deras nedre delar.

Urinen håller icke obetydligt albumin, ej socker.

Ögonbottnarna utan anmärkning.

Behandling: Digitalis + KJ; mjölkdiet.

D. 8 jan. 1896. Andnöden mindre, knappt spår albumin.

D. 17 jan. 1896. Ägghvitan borta, likaså bronchiten.

D. 19 mars 1896. Hjärtverksamheten regelbunden, kraftig, urinen håller hvarken socker eller ägghvita.

D. 22 okt. 1896. Känner sig fortfarande mycket bra, ingen albumin.

D. 23 jan. 1897. Fortfarande fri från anfallen af andnöd under nätterna, tycker hjärtat vara oroligt emellanåt, objektivt ingen förändring.

Behandling: Valeriana + KBr.

D. 29 juni 1897. Pat. klagar öfver sömnlöshet.

Hjärtat förstoradt som i status angifves; inga blåsljud, första tonen vid spetsen dock något suddig. Hjärtverksamheten oregelbunden.

Lungorna: i deras nedre delar lösa rassel.

Urinen håller ej albumin.

Behandling: Fol. Digit. + Ch. + NaJ-piller, NaBr till natten.

h) Med diverse infektionssjukdomar i anamnesen.

Fall 81. L—n, Maria, 56 år, fru, Långhundra.

Arteriosclerosis, cardiosclerosis.

Frisk till 1892, då hon fick influensa, sedan dess har hon känt sig svag och klen; 1893 hjärtklappning och andfåddhet vid rörelser.

Status d. 18 juni 1895. Pat. klagar öfver stickningar i hjärttrakten och blir synnerligen lätt andfådd.

Hjärtat förstoradt åt höger och vänster, öfver spetsen höres ett utdraget systoliskt blåsljud, hjärtverksamheten oregelbunden.

Pulsen liten, ojämn.

Arteriæ radiales slingriga och rigida.

Lefvern något svälld, lätt palperbar.

Ödem finnes ingenstädes.

Urinen håller ett ytterst ringa spår albumin.

Behandling: Digitalis; NaJ.

Fall 82. J—n, C. A., 65 år, pråmskeppare, Tyresö. Inkom på Serafimerlasarettet d. 29 maj 1896, utskrefs d. 28 febr. 1897.

Cardiosclerosis, emphysema pulmonum, bronchitis chronica.

Båda föräldrarna döda vid öfver 70 års ålder, 4 syskon, alla friska. Pat. har brukat, men ej missbrukat alkohol, lues förnekas. Vid 23 års ålder nervfeber, mellan 28:de och 32:dra året frossa. År 1888 koloxidförgiftad, började därefter känna som en gördelkänsla ofvan nafveln samt smärta kring hjärtat, vårdades 1889 på Serafimerlasarettet för myokardit. För 4 år sedan ökad urinmängd, för 2 år sedan svullnad i ben och fötter.

Status d. 3 juni 1896. Ödem vid inkomsten, försvann sedan, lindrig cyanos på läpparne, stundom påkommande andnöd, hosta, riklig upphostning.

Hjärtat: spetsstöten i 6:te insterstit., 5 centim. utanför mamm.-linien. Hjärtverksamheten mycket oregelbunden, inga tydliga blåsljud.

Pulsen betydligt oregelbunden, 45—50 slag i min.

Arteriæ radiales något hårda.

Lungorna: talrika rassel i deras nedre delar samt tecken på emfysem.

Urinen, sp. v. 1,018, mängden 1,5—2,7 liter pr dygn, spår albumin.

Behandling: Infus. Digitalis, Senega + KJ, Tinct. Strophanti.

D. 15 juni 1896. Dyspnén minskad, pulsen jämnare.

D. 1 juli 1896. Understundom höres vid hjärtspetsen ett svagt, långt utdraget, systoliskt blåsljud.

D. 4 okt. 1896. Svår andtäppa, cyanos, hjärtverksamheten oregelbunden. Under den följande tiden omväxlande förbättring och försämring, utskrefs d. 28 febr. 1897 i det hela något förbättrad.

Fall 83. D—n, G. A., 67 år, byggnadsförman, Stockholm. Inkom på Serafimerlasarettet d. 18 febr. 1896, utskrefs d. 1 mars 1896.

Arteriosclerosis, cardiosclerosis (insuff. + stenosis valv. aortæ) albuminuria.

Fadern död i lungsot, modern i magkräfta. Pat. anser sig ej hafva missbrukat alkohol, förnekar lues. Föregående sjukdomar: mässling, cholera, frossa, nervfeber, njurinflammation; efter alla dessa sjukdomar har han blifvit fullt frisk; på senare åren influensa flere gånger och 1895 lunginflammation. Sedan 4 år har han lidit af värk emellan skulderbladen, strålande utåt sidorna.

Status d. 24 febr. 1896. Pat. klagar öfver svår värk i ryggen, i synnerhet då han ligger, strålande ut åt sidorna, mest åt vänster; ödem i fötterna.

Hjärtat: spetsstöten i 5:te interstit., 1 centim. lateralt om mammillarlinien, vid spetsen otydligt systoliskt, tydligt diastoliskt blåsljud; öfver aorta starkt systoliskt, otydligt diastoliskt blåsljud; öfver art.subclav. dextra starkt systoliskt blåsljud, ingen 2:dra ton.

Pulsen kraftig, frekvens 80, antydningsvis celer.

Högra art. radialis kännes rigid, förtjockad.

Lungorna emphysematiska.

Bukens organ normala.

Urinen, sp v. 1,020, håller albumin (0,5 ‰), inga cylindrar.

Behandling: mjölkdiet, Tinctura Strophanti; KBr.

D. 1 mars 1896. Pat. utskrefs oförbättrad, smärtorna hade under nästan hela sjukhusvistelsen hindrat honom att sofva.

i) Utan något anmärkningsvärdt i anamnesen.

Fall 84. S—a, C. J., 60 år, järnvägstjänsteman, Malmö.

Cardiosclerosis.

Frisk till på senare åren, då han börjat känna andnöd och hjärtklappning samt tryckningar öfver bröstet vid starkare rörelser.

Status d. 25 nov. 1895. Pat. blir lätt andfådd.

Hjärtat förstoradt åt höger och vänster, hjärtverksamheten ytterst oregelbunden, intet blåsljud, andra aortatonen accentuerad.

Pulsen ojämn, liten.

Arteriæ radiales rigida.

Lefvern ej förstorad; intet ödem.

Urinen utan socker och albumin.

Behandling: NaJ + Digitalis; NaJ + China, ordnad diet, gymnastik.

Fall 85. K—n, Anna, 65 år, fru, Vaxholm. Inkom på Serafimerlasarettet d. 19 sept. 1896, utskrefs d. 9 nov. 1896.

Arteriosclerosis, cardiosclerosis (insufficientia valv. mitralis) dilatatio aortæ, nephritis chronica.

Hygieniska förhållanden goda, alkoholmissbruk och lues finnas ej, pat. lär hafva varit frisk till för 2 år sedan, då hon började besväras af hjärtklappning, läkare diagnosticerade hjärtlidande. Våren 1896 andfåddhet, på sensommaren 1896 hosta, senare svullnad i benen.

Status 21—22 sept. 1896. Andtäppa, ödem, hjärtklappning, häftig hosta med gråhvitt, segt exspektorat.

Hjärtat: tydlig bombering, spetsstöten i 5:te interstit., 2 centim. utanför mammillarlinien, dämpningen åt höger till h. parasternallinien, vid spetsen ett utdraget systoliskt blåsljud, andra pulmonalistonen accentuerad, tydlig rythmus bigeminus. Starka pulsationer i jugulum och forssæ supraclaviculares.

Pulsen oregelbunden, bigeminus.

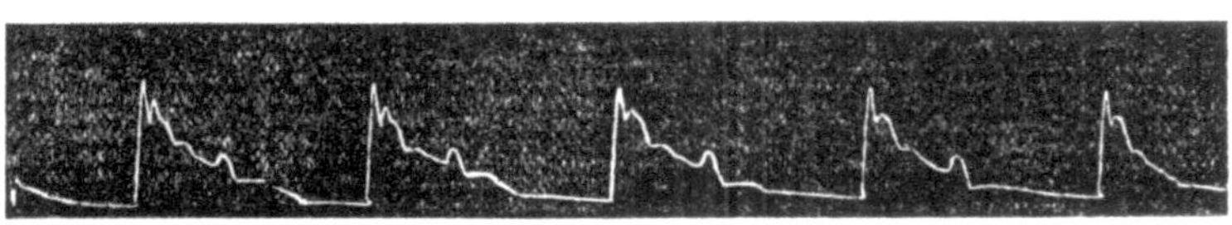

Arteria rad. dext. Den 9 sept. 1896.

Arteriæ radiales rigida och aa. brachiales tydligt palpabla.

Bukens organ utan anmärkning.

Urinen sur, sp. v. 1,013, håller 4⁰/oo albumin, ej socker eller blod, tämligen talrika hyalina och korniga cylindrar. Mängden minskad.

Behandling: Diuretin, Digitalin. cristallisat., Rosén, NaJ.

Under sjukhusvistelsen minskades ödemet, pulsus bigeminus försvann och återkom periodvis.

D. 9 nov. 1896. Patienten utskrifves förbättrad.

Fall 86. L—n, W., 67 år, handlande, Stockholm.

Arteriosclerosis, cardiosclerosis.

Frisk till dec. 1895, då han började känna andtäppa och värk i maggropen samt envis hosta.

Status d. 30 jan. 1896. Klagar öfver svårighet att gå uppför trappor på grund af intensiv andtäppa.

Hjärtat förstoradt åt höger och vänster, hjärtverksamheten ytterst oregelbunden, intet blåsljud.

Pulsen oregelbunden, liten, spänd.

Periferiska arterer slingriga och rigida.

Lungorna: rassel och rhonchi, i synnerhet i högra lungan.

Lefvern något förstorad.

Urinen håller ett spår albumin.

Behandling: Dig. + Ch. + NaJ-piller, mjölkdiet.

D. 17 febr. 1896. Pat. känner sig betydligt bättre, hjärtverksamheten regelbunden, andtäppan lindrigare, fortfarande ett spår albumin i urinen. Gymnastik.

D. 23 okt. 1896. Pat. har under sommaren och hösten befunnit sig ganska bra, hostan och rasseln i lungorna hafva under sommaren ej förefunnits, men sedan några dagar klagar pat. ånyo öfver hosta, och sparsamma rassel höras.

D. 1 febr. 1897. Hjärtverksamheten åter oregelbunden, klagar öfver andtäppa. Digitalis, NaJ.

D. 2 april 1897. Klagar öfver hufvudvärk, i öfrigt är patienten ganska kry.

Fall 87. P., S., 70 år, vedhandlare, Stockholm. Inkom på Serafimerlasarettet d. 15 dec. 1893, utskrefs d. 10 febr. 1894.

Arteriosclerosis, cardiosclerosis.

Pat. förnekar alkoholmissbruk och syfilis, han har varit frisk till aug. 1893, då andtäppa påkom, förvärrades i okt. Vid inkomsten på sjukhuset klagade han hufvudsakligen öfver svårighet att andas och sveda i maggropen, hvarken ascites eller ödem.

Status d. 21 dec. 1893.

Hjärtat förstoradt åt vänster (spetsstöten i 5:te interstit., 1 centim. utanför mammillarlinien). Ibland höres ett svagt systoliskt blåsljud vid spetsen, hjärtverksamheten oregelbunden.

Pulsen full, men ojämn.

Arteriæ radiales rigida, kännas såsom pärlband.

Arteria brachialis dext. företer ett hasselnötstort aneurism.

Lefvern förstorad, nedre gränsen i jämnhöjd med nafveln.

Urinen, mängden minskad (500—750 cm^3), håller hvarken socker eller ägghvita.

Lungorna visa tecken på emfysem.

Behandling: absolut mjölkdiet, Digitalin.

Urinmängden ökades raskt till 2—3 liter per dygn och höll sig en längre tid öfver det normala. Samtidigt med diuresens ökning minskades andtäppan och försvann nästan fullständigt.

D. 10 febr. 1894. Pat. utskrifves betydligt förbättrad.

Fall 88. S—g, August, 71 år, arbetare, Stockholm. Inkom på Serafimerlasarettet den 19 jan. 1894, utskrefs d. 13 juni 1894.

Cardiosclerosis (insufficientia valv. mitralis) nephritis chronica.

Pat. har ej missbrukat spirituosa, men varit stark rökare, ej haft lues. För 4—5 år sedan vid starkare rörelser hjärtklappning och andtäppa, hvilka symptom småningom förvärrades, hvarjämte svullnad i benen tillkom. Härför har han under de senare åren behandlats på sjukhus ett par gånger årligen. I augusti 1893 på Serafimerlasarettet med tecken på hjärtförstoring, hjärtinsufficiens och albuminuri.

Status d. 22 jan. 1894. Cyanos i ansiktet, starkt ödem i benen, andtäppa.

Hjärtat: spetsstöten i 5:te interstit., 3—4 centimeter utanför mamm.-linien; dämpningen går åt höger till h. sternalranden; systoliskt blåsljud vid spetsen, hjärtverksamheten oregelbunden.

Pulsen mjuk, oregelbunden, artertrycket 175 mm Hg *(Potain).*

Periferiska arterer ej tydligt sklerotiska.

Lefvern var vid inkomsten palpabel, senare ej.

Urinen, mängden vid inkomsten ringa, ökades sedan raskt, håller albumin.

Behandling: mjölkdiet, Digitalin, NaJ.

Under vistelsen på sjukhuset återkommo flere gånger andnöden och hjärtklappningen, hvarjämte urinmängden minskades, men hvarje gång förbättrades och försvunno dessa symtom efter användningen af digitalin eller Infus. Digitalis.

D. 13 juni 1894 utskrefs pat. ganska kry.

Fall 89. L—n, M., 73 år, änka, Liljeholmen. Inkom på Serafimerlasarettet d. 23 maj 1893, utskrefs d. 19 juni 1893.

Arteriosclerosis, cardiosclerosis.

Pat. har i allmänhet varit frisk till de senaste åren, då hon känt reumatiska smärtor här och hvar i kroppen. Hösten 92 svullnad i fötterna, benen, buken och ansiktet; hufvudvärk och svindel — efter ett par månader symptomen borta. Samma symptom återkommo i början af april 1893.

Status den 24 maj 1893. Ödem i benen, ascites, lindrig cyanos. *Hjärtat* förstoradt åt vänster, systoliskt blåsljud vid spetsen, accentuering af tonerna vid basen, efter rörelse blir blåsljudet starkare.

Pulsen regelbunden, liten.

Periferiska arterer rigida och slingriga.

Urinen håller ett spår albumin.

Behandling: stillaliggande, Digitalin.

Ödem och ascites försvunno, och patienten utskrefs d. 19 juni 1893.

Fall 90. A—u, Chr. L., 74 år, skolman, Linköping.

Arteriosclerosis, cardiosclerosis, dilatatio aortæ, angina pectoris.

Pat. har i allmänhet varit frisk till 1888 på hösten, då han efter en starkare ansträngning fick ett anfall af häftig smärta i hjärttrakten, strålande ut åt ryggen och armarna. Dylika anfall upprepades sedermera flere gånger men upphörde våren 1889. Var sedan frisk till hösten 1894, då ett nytt anfall inställde sig, hvarefter upprepade gånger anfall påkommit men mycket lindriga.

Status den 7 jan. 1896. Patienten är tämligen mager.

Hjärtat förstoradt åt vänster; ingen tydlig spetsstöt, men dämpningen går 2 centim. utanför vänstra mamm.-linien. Hjärtverksamheten regelbunden, ett starkt systoliskt blåsljud höres öfver hela hjärttrakten och fortplantar sig uppåt de stora kärlen samt i jugulum, där aortas pulsationer kännas. Blåsljudets styrka är ungefär densamma öfver hela hjärttrakten. Inga distinkta toner kunna någonstädes uppfattas.

Pulsen regelbunden, jämn, spänd.

Periferiska arterer slingriga och rigida.

Lefvern normal.

Urinen håller ett spår albumin.

Behandling: mjölkdiet, NaJ.

Pat. var tämligen frisk och kunde sköta sina åligganden under året men afled plötsligt i ett anfall af angina pectoris den 8 dec. 1896.

Grupp V.

Fall af arterioskleros med starkt framträdande symptom från njurarna.

a) Med alkoholmissbruk i anamnesen.

Fall 91. W—ll, K. E., 43 år, nattvakt, Stockholm. Inkom på Serafimerlasarettet d. 6 okt. 1896, död d. 24 dec. 1896.

Arteriosclerosis, cardiosclerosis, cirrhosis hepatis atrophica, nephritis chronica, tuberculosis pulmonum.

Föräldrarna friska och ordentliga, fadern dog vid hög ålder. Som barn var pat. frisk, vid 23 års ålder mjuk chancre, lues förnekas, intensivt alkoholmissbruk. Sedan mer än 16 år dyspeptiska symptom, tremor, blodkräkningar, delirier; epileptiforma anfall, i början hvarje månad, sedan 1—2 ggr årligen; ansvällning af buken, på sista tiden icterus.

Status den 8—11 nov. 1896. Vid inkomsten oredig, epileptiforma anfall, delirier, ansiktet pussigt, cyanotiskt; lindrig icterus, intet ödem, tremor i händer och tunga, har några dagar hostat blod, andnöd, lindrig feber.

Hjärtat något förstoradt åt vänster, andra aortatonen accentuerad.

Pulsen jämn, hård, frekvens 80 i min.

Periferiska arterer visa talrika radbandslikt ordnade förhårdnader, på vissa ställen starkt slingriga.

Lungorna: kortare ton och hårda rassel öfver båda spetsarna.

Buken spänd, uppdrifven, (omfång 95 centim.) håller fri vätska.

Lefvern: lefverdämpningen betydligt minskad.

Urinen minskad till mängd, håller albumin, hyalina cylindrar och under första tiden blod.

Behandling: chloral, Emuls. oleos. + Op., Decoct. diuret., Urea.

Under den följande tiden fortfor buken att svälla, d. 11 dec. 1896 uttappades 11 liter vätska; efter tappningen kunde ej ens vid djupt intryck lefvern palperas, ej heller mjälten.

D. 24 dec. 1896. Patienten afled i dag.

Obduktion d. 28 dec. 1896 *(Boheman).* Hjärtat af vanlig storlek, muskulaturen af normal tjocklek, gråröd med talrika, gulaktiga strimmor; arterioskleros i kransartererna samt utbredd skleros i kroppsartererna. Tuberculosis pleurarum. I bägge lungorna äldre tuberkulösa förändringar samt stas och ödem; tuberkulös peritonit, cirka 7 liter, delvis hämorrhagisk vätska, peritoneum parietale och viscerale tätt besatta med miliära och delvis större, konfluerande gråhvita knottror, ett 10-öresstort tuberkulöst sår i ileum. Höggradig atrofisk lefvercirrhos. Kronisk parenchymatös nefrit.

Fall 92. P—n, Fredrika, 58 år, hushållerska, Stockholm. Inkom på Serafimerlasarettet d. 6 sept. 1895, utskrefs d. 6 dec. 1895.

Arteriosclerosis, aortitis chronica, nephritis chronica, eczema.

Haft strängt arbete, druckit rätt mycket öl, lues förnekas, har varit rätt korpulent, sedan länge betydliga varicer; vårdades 1886 på Serafimerlasarettet för nephritis chronica + eczema; vid utskrifningen var albuminhalten 3 °/oo, från hjärtat anmärktes då intet. På senare tid andfåddhet, som tilltagit under sommaren 1895.

Status den 16 sept. 1895. Pat. är fet, klagar öfver andnöd, hjärtklappning; utbredt eczem på nedre extremiteterna.

Hjärtat: spetsstöten 1 centim. utanför vänstra mammillarlinien, stark förstoring äfven åt höger, andra aortatonen starkt accentuerad, intet blåsljud.

Pulsen hård, jämn, regelbunden, frekvens 60 i min.

Periferiska arterer slingriga och rigida.

Urinen, sp. v. 1,016, håller albumin, 0,75 °/oo, ej socker; korniga och epithelcylindrar, epithelceller och hvita blodkroppar.

D. 1 okt. 1895. Ögonbottnarna normala, ett svagt systoliskt blåsljud öfver aortamynningen.

D. 16 okt. 1895. Systoliskt blåsljud öfver aorta och sternum, andra aortatonen starkt accentuerad, urinmängd 2,300 cm^3.

D. 5 dec. 1895. Det systoliska blåsljudet öfver aorta och sternum har tilltagit i intensitet; hjärtverksamheten fortfarande regelbunden.

D. 6 dec. 1895. Pat. utskrifves på egen begäran.

b) Med ansträngande arbete i anamnesen.

Fall 93. K—n, H. S., 44 år, hustru, Stockholm. Inkom på Serafimerlasarettet d. 17 okt. 1895, utskrefs d. 23 dec. 1895.

Cardiosclerosis, nephritis chronica, retinitis albuminurica.

I hereditärt hänseende intet anmärkningsvärdt, har tidvis haft mycket ansträngande arbete, ej företett symptom, som tyda på lues. För 17 år sedan en gång blodhosta, sedermera några gånger hostat blod, sista gången för 4 år sedan; dessemellan ingen hosta. Sommaren 1894 matthet, hufvudvärk, andfåddhet och hjärtklappning; vid jultiden 1894 svullnad i benen, intogs på sjukhus, där organ. hjärtfel och nefrit diagnosticerades, vårdades där d. 10 maj—1 juni 1895; ånyo svullnad, ånyo sjukhusvård d. 2 juli—20 aug. 1895. Snart ånyo svullnad i benen och d. 15 okt. i högra armen.

Status den 21 okt. 1895. Cyanos å läpparna, svullnad i benen och högra armen.

Hjärtat förstoradt åt höger och vänster, inga tydliga blåsljud, andra aortatonen svagt klufven.

Pulsen liten, oregelbunden, cirka 80 i min.

Periferiska artcrer något rigida.

Lefvern något förstorad nedåt.

Buken håller fri vätska.

Ögonen: i högra retina hvita strimmor kring kärlen och hvita glänsande fläckar.

Urinen håller albumin och hyalina samt korniga cylindrar.

Behandling: Digitalis, mjölkdiet, Diuretin.

D. 23 dec. 1895 utskrefs pat. fri från ascites och ödem.

Fall 94. B—d, P. G., 55 år, skeppare. Inkom på Serafimerlasarettet d. 27 sept. 1896, utskrefs d. 5 nov. 1896.

Arteriosclerosis, nephritis chronica, emphysema pulmonum.

Inga hereditära sjukdomsanlag, alkoholmissbruk och syfilis förnekas, strängt arbete har förekommit. Frisk till början af sept. 1896, då han började känna sig matt, fick lindrig hufvudvärk. D. 21 sept. visade sig svullnad i underbenen, svullnaden spred sig till öfverben, armar, händer och buk. Urinen, som redan i sept. aftagit i mängd, blef allt sparsammare.

Status den 3 okt. 1896. Svullnaden i armar och ben, som vid inkomsten var rätt betydlig, har redan försvunnit, däremot kvarstår ascites.

Hjärtat möjligen något förstoradt åt vänster, dämpning öfver manubrium sterni, hjärttonerna rena, accentuering af andra aortatonen, hjärtverksamheten regelbunden.

Pulsen regelbunden, något spänd, 56 i min., trycket i art. rad. dext. 200—210 mm *(Potain).*

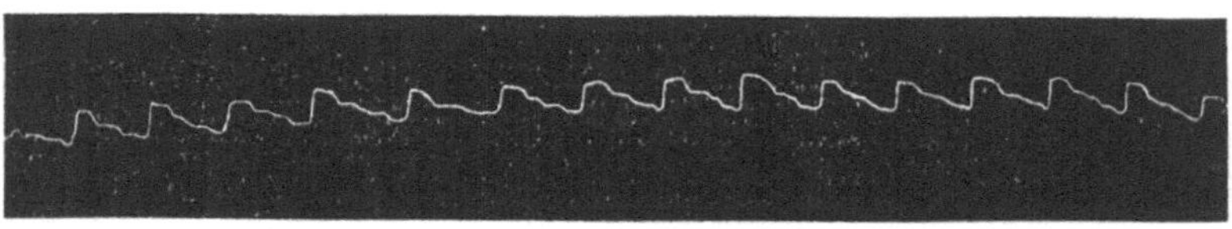

Art. rad. dext. D. 5 nov. 1896.

Arteriæ radiales betydligt rigida, *arteriæ temporales* slingriga.

Lefvern ej förstorad.

Ögonbottnarna visa intet abnormt.

Lungorna emfysematiska; bukomfång 85 centim.

Urinen höll först 2 ⁰/oo alb., röda och hvita blodkroppar, korniga och epithelklädda cylindrar och var minskad till sin mängd; sedermera steg kvantiteten och höll sig öfver det normala, intet sediment, alb. 1 ⁰/oo.

Behandling: mjölkdiet, Decoct. Fol. Uvæ Ursi. NaJ.

D. 14 okt. 1896. Bukomfång 73 centim., ingen ascites, urinen spår alb.

D. 25 okt. 1896. Urinmängden har varierat mellan 3 och 2 liter per dygn, minimala spår alb.

D. 27 okt. 1896. Ordinerades NaJ. Trycket i art. rad. dext. 220 mm *(Potain).*

D. 5 nov. 1896. Pat. känner sig fullt frisk, har spår alb. i urinen, utskrifves.

Fall 95. L—k, P. A., 57 år, skogvaktare. Inkom på Serafimerlasarettet d. 31 aug. 1896, utskrefs d. 31 okt. 1896.

Arteriosclerosis, asthma cardiale, emphysema pulmon., bronchitis, nephritis chron.

Hereditet för tuberkulos; pat. förnekar alkoholmissbruk och lues, har länge varit nervös. Vid 22 års ålder efter att hafva sprungit häftigt fick han ett anfall af våldsam hjärtklappning med ångest och andtäppa, sedermera hafva liknande anfall påkommit utan kroppsansträngning. Han har länge haft dålig mage. För 6 år sedan akut nefrit med ödem, för ett år sedan bronchit med andnöd och riklig slemsekretion. Febr. 1896 ödem i nedre extremiterna, som sedan kvarstått.

Status den 7 sept. 1896. Ödem i underbenen, d. 3 sept. anfall af tachykardi — puls öfver 140 i min., mjuk, oregelbunden — kallsvett och ångest, hosta, rikliga rassel i lungorna, dyspné och cyanos. Efter anfallet ingen dyspné. Pat. klagar öfver hosta, andfåddhet och värk i epigastriet, har diarré.

Hjärtat: spetsstöten svag i 5:te interstit., något innanför mammillarlinien, dämpningen åt höger går två finger lateralt om sternum, åt vänster till mamm.-lin., nedåt 6—8 centim. nedanom mammillen. Tonerna dofva, andra pulmonalistonen accentuerad.

Pulsen regelbunden, 80—90 slag i min.

Periferiska arterer rigida, något slingriga.

Lungorna visa tecken på emfysem, riklig upphostning.

Lefvern förstorad. *Mjälten* ej förstorad.

Urinen, sp. v. 1,015, håller 4 $^0/_{00}$ albumin, sparsamma hyalina cylindrar, ej socker; mängden i början under, sedan öfver det normala.

Behandling: Senega + NaJ, Digitalis, bromsalter, Pil. Tereb. c. Chin.

D. 13 sept. 1896. Under natten ett svårt anfall af asthma cardiale, efter Digitalis bättre.

D. 16 sept. 1896. Under natten ett nytt svårt anfall, puls 150.

D. 1 okt. 1896. Sedan d. 16 sept. intet anfall, upphostningen mindre.

D. 14 okt. 1896. I dag utan någon anledning ett nytt anfall, som varade i 3—4 timmar, bestående af hjärtklappning, kallsvett och andnöd jämte plågor öfver hjärttrakten och cyanos i ansiktet. Pulsen var knappast kännbar, oregelbunden, frekvens 160—170.

D. 31 okt. 1896. Pat. utskrifves, bronchiten förbättrad.

c) Med kronisk reumatism i anamnesen.

Fall 96. S—1, A. N., 47 år, bruksförvaltare, Norrland.

Arteriosclerosis, cardiosclerosis, asthma cardiale, nephritis.

Pat. skall ej hafva missbrukat alkohol, ej varit luctiskt infekterad, hade 1888 muskelreumatism, 1891 fanns spår albumin i urinen, sedan 1894 albumin konstant, omkr. 0,5 $^0/_{00}$, sp. v. omkr. 1,015, hyalina cylindrar; urinmängden 2—2 $^1/_2$ liter pr dygn. Under senare året andfåddhet och anfall af svår beklämning öfver hjärtat med hastig och oregelbunden puls i förening med svår andnöd.

Status den 20 dec. 1895:

Hjärtat betydligt förstoradt åt vänster samt stark dämpning öfver sternum, intet blåsljud, andra aortatonen accentuerad.

Pulsen regelbunden, spänd.

Arteriæ radiales rigida.

Lefvern ej förstorad.

Ögonbottnarna utan anmärkning.

Urinen håller ett spår albumin, mängden omkring 2 liter dgl.

Behandling: mjölkdiet; NaJ.

d) Med hereditet.

Fall 97. S. R., 53 år, grosshandlare, Stockholm.

Arteriosclerosis, cardiosclerosis, nephritis chronica interstitialis, retinitis albuminurica.

En broder till patienten död vid några och 50 år af hjärtlidande (observerad af mig), en annan broder död af samma sjukdom vid ungefär samma ålder; en tredje broder död vid omkring 60 års ålder af cancer recti, företedde utpräglad arterioskleros i de periferiska kärlen (observerad under många år af mig).

Patienten har lefvat mycket regelbundet men arbetat strängt; han har ej varit luetiskt infekterad och har i allmänhet åtnjutit god hälsa. I jan. 1894 började han känna andfåddhet och hjärtklappning, i synnerhet vid gående i trappor; på sista tiden har hans synförmåga aftagit, och han har själf lagt märke till, att urinmängden varit ökad.

Status den 18 maj 1894. Patienten klagar öfver andnöd vid rörelser, urinafsöndringen är betydlig, pat. har på sista tiden magrat — han var förut tämligen korpulent.

Hjärtat betydligt förstoradt åt vänster; spetsen i 6:te interstit., 1 centim. utanför mammillarlinien; tonerna rena; andra aortatonen starkt accentuerad.

Pulsen regelbunden, spänd, hård.

Arteriæ radiales mjuka.

Arteriæ temporales starkt slingriga.

Lefvern: dämpningen minskad i höjd.

Ögonen: i båda ögonen retinitis albuminurica, vid regiones maculæ luteæ fettfläckar; å vänstra ögats papill smärre blödningar (D:r *Nordenson*).

Urinen: mängden betydligt ökad, sp. v. 1,010, håller albumin i rätt betydlig mängd, sparsamma hyalina och finkorniga cylindrar.

Patienten försökte en kur i Nauheim, men fann sig där ej bra; reste sedan till Baden-Baden, där han fann sig bättre. Följande år, 1895, besökte han Wörishofen, där han behandlades af Kneipp. Fram på hösten inträdde hjärtinsufficiens med ödem och ascites, systoliskt blåsljud öfver hjärtspetsen samt *Cheyne-Stokes'* respiration. Till att börja med voro digitalis och diuretin mycket verksamma, så att hjärtinsufficiensen tidvis kunde aflägsnas. Längre fram blefvo stassymptomen permanenta, och patienten afled den 4 jan. 1896.

Obduktion. Utbredd arterioskleros i aorta och de stora kärlen, särskildt voro hjärnans kärl intensivt sklerotiska. Hjärtat var högst betydligt förstoradt, kamrarna dilaterade och väggarna förtjockade. Koronarkärlen fläckvis sklerotiska, i hjärtköttet funnos sklerotiska härdar; valvelapparaterna och mynningarna friska. Njurarne voro af ungefär vanlig storlek och fasta, kapslarne aflossade med någon svårighet, ytan var finkornigt ojämn. I magsäcken funnos 2 ungefär 1-örestora, typiska, runda magsår i närheten af cardia och curvatura minor.

e) Med dåliga hygieniska förhållanden och diverse infektionssjukdomar i anamnesen.

Fall 98. H—d, A., 52 år, renhållningskarl, Stockholm. Inkom på Serafimerlasarettet den 14 okt. 1896, utskrefs den 14 nov. 1896.

Arteriosclerosis, aortitis chron., nephritis chronica.

Fadren död i lungsot, inga anlag för hjärtsjukdomar. Hygieniska förhållanden dåliga. Alkoholmissbruk och lues förnekas. Pat. hade vid 9 år mässling, vid 15 år smittkoppor, vid 21 år nervfeber samt lunginflammation 1878 och 1881. Vårdades 1891 på Serafimerlasarettet för nephritis chronica. Har sedan känt sig fullt friskt, tills för 3 veckor sedan svullnad uppträdde i benen, därjämte hufvudvärk och matthet. För en vecka sedan buken spänd, svullnad i armar och ansikte, hjärtklappning.

Status den 17 okt. 1896. Lindrigt ödem i underbenen och ansiktet, ingen ascites.

Hjärtat ej påvisbart förstoradt, andra aortatonen förstärkt, intet blåsljud. Dämpning i 1:sta interstit. t. höger om sternum, pulsation i jugulum både synes och kännes.

Pulsen hård och spänd, frekvens 80 i min., regelbunden.

Periferiska arterer slingriga och styfva.

Bukens organ utan anmärkning.

Ögonen förete ej något abnormt.

Urinen: mängden ökad (2—3 liter per dygn) håller ägghvita — 1,2 °/oo — hyalina och korniga cylindrar.

Behandling: mjölkdiet, antipyrin, NaJ.

D. 17 okt. 1896. Plötsligt svår värk i maggropen, strålande upp i bröstet, andnöd, kräkningar, svindel, hufvudvärk; anfallet varade 30 min.

D. 26 okt. 1896. Intet ödem. Albuminhalten 0,5 °/oo, sparsamma hyalina och korniga cylindrar.

D. 14 nov. 1896. Urinen håller spår albumin. Pat. utskrifves förbättrad.

f) Med diverse infektionssjukdomar i anamnesen.

Fall 99. H—t, L., 67 år, handlande, Stockholm; inkom på Serafimerlasarettet d. 9 jan. 1896, utskrefs d. 13 mars 1896. Inkom ånyo d. 28 mars 1897, död d. 30 mars 1897.

Arteriosclerosis, cystitis chronica, nephritis chronica.

Pat. tillhör en frisk släkt; han har haft frossa, scarlatina vid resp. 22 och 25 års ålder, under de sista 5 åren svår hufvudvärk i sammanhang med temperaturväxlingar. Han förnekar alkoholmissbruk och lues. För 4 år sedan svårighet att urinera, trängningar, cystit; vårdades på Serafimerlasarettet d. 12 aug.—2 okt. 1895. Hade strax före inkomsten svindel och svimningsanfall; cystiten förbättrades under sjukhusvistelsen. Under dec. 1895 försämrades blåssymptomen.

Status den 10—11 jan. 1896. Hull och muskulatur reducerade.

Hjärtat ej förstoradt, tonerna svaga, rena, 2:dra aorta- och pulmonalistonen något förstärkta.

Pulsen, regelbunden, jämn, frekvens 76.

Arteriæ radiales något slingriga, ej sklerotiska.

Bukorganen utan anmärkning.

Urinen grumlig, alkalisk, illaluktande; håller albumin, 2 $^{0}/_{00}$, sedimentet består af leukocyter och blåsepithel, inga cylindrar.

Behandling: Salol.

Patienten utskrefs den 13 mars 1896, förbättrad med afseende på sin cystit.

Patienten inkom ånyo på Serafimerlasarettet d. 28 mars 1897, död den 30 mars 1897.

Obduktion d. 1 april 1897. Färsk pachymeningitis hæmorrhagica interna, en hasselnötstor tumör, utgående från dura mater på gränsen mellan främre och mellersta hjärngropen strax till vänster om vänstra nervus opticus, endast med ett mindre fält täckande denna nerv. En impression motsvarande tumörens storlek synes på undre sidan af frontalloben. Hjärtat litet och slappt, valvler och mynningar friska, koronarkärlen utan anmärkning. I aorta spridda, delvis kalkvandlade atheromatösa härdar. Njurarne af något minskad storlek, konsistensen ökad, snittranden skarp, barksubstansen af minskad tjocklek med hvitgrå färgton, märgen visar kollateral hyperämi. Artererna visa sig rigida och gapande. Kapseln något förtjockad samt aflossar med ökad svårighet. Kronisk cystit, stasmjälte och staslefver.

Fall 100. C—n, C., 46 år, snickare, Stockholm. Inkom på Serafimerlasarettet d. 16 nov. 1896, utskrefs d. 16 jan. 1897.

Arteriosclerosis, cardiosclerosis, nephritis chronica, retinitis albuminurica.

Båda föräldrarne döda i hög ålder; pat. har ofta varit utsatt för förkylningar samt lefvat i fuktig och dragig bostad. Lues och alkoholmissbruk förnekas. Vid 7 års ålder frossa, vid 26 år tyfoidfeber. För 6 år sedan vårdad å sjukhus för nefrit. Sedan dess tämligen frisk till i början af mars 1896, då han fick hufvudvärk, blef matt, senare kväljningar och kräkningar.

Status den 24 nov. 1896. Hull och muskulatur dåliga, hudfärgen blek, intet ödem. Pat. klagar öfver hufvudvärk och andtäppa.

Hjärtat förstoradt åt vänster; spetsstöten i 5:te interstit., 4 centim. utanför v. mamm.-lin., lyftande, stark; andra aortatonen accentuerad.

Pulsen spänd, frekvens 64 i min.

Periferiska arterer starkt slingriga, knöliga, rigida.

Bukens organ utan anmärkning.

Urinen, sp. v. 1,011, mängden ökad, håller albumin och cylindrar.

Ögonbottnarna visa å båda sidor blödningar och hvita fläckar.

Behandling: mjölkdiet, NaJ, NaBr, Digitalis.

Under sjukhusvistelsen förekommo rätt ofta kräkningar och hufvudvärk. Pat. klagade emellanåt öfver andtäppa.

D. 16 jan. 1897. Pat. utskrefs förbättrad.

Fall 101. F—g, O., 54 år, snickare, Sundbyberg. Inkom på Serafimerlasarettet d. 16 aug. 1894, död d. 14 nov. 1894.

Cardiosclerosis, nephritis chronica, uræmia.

Patienten förnekar alkoholmissbruk och lues; 8 år gammal scarlatina, 26 år lunginflammation, i öfrigt frisk till midsommaren 1893, då han insjuknade i diarré, kräkningar och hufvudvärk, frisk efter 14 dagar. Vid midsommartiden 1894 insjuknade han på samma sätt, låg till sängs en månad, då diarréet var borta, men han kände sig ej frisk, snart svullnade fötterna och benen.

Status den 20 aug. 1894. Ödem i de nedre extremiteterna, hörseln dålig.

Hjärtat: spetsstöten i 5:te interstit., strax innanför mamm.-linien. Hjärttonerna något svaga, andra aortatonen accentuerad, andra pulmonalis likaså.

Pulsen jämn, kraftig, 57 slag i min.

Periferiska arterer något rigida.

Lefvern ej förstorad.

Lungorna visa lindrig grad af emfysem.

Urinen sur, nästan klar, sp. v. 1,009, håller albumin (3‰). Kvantiteten betydligt ökad, 3—4 liter pr dygn.

Behandling: mjölkdiet.

D. 16 sept. 1894. Vänstersidig otitis media; paracentes.

Under oktober månad klagade pat. öfver magplågor, kväljningar samt hade upprepade kräkningar.

D. 13 nov. insjuknade pat. med symptom af lunginflammation och afled d. 14 nov. 1894.

Obduktion d. 19 nov. 1894 *(Vestberg).* Pachymeningitis interna hæmorrhagica recens. Kronisk parenchymatös nefrit med amyloid, sekundär granularatrofi. Akut fibrinös pneumoni, kronisk tuberkulös pneumoni. Lindrig hypertrofi af hjärtat, klaffapparaten intakt. Kronisk deformerande endarterit i hjärtats kransarterer.

g) Intet anmärkningsvärdt i anamnesen.

Fall 102. K—n, J. E., 37 år, jordbruksarbetare, Vendelsö. Inkom på Serafimerlasarettet d. 18 juni 1896, utskrefs d. 24 aug. 1896. Inkom ånyo d. 9 sept. och afled d. 10 sept. 1896.

Arteriosclerosis, hypertrophia cordis, nephritis chronica, pericarditis, pleuritis dextra.

Alkoholmissbruk och lues förnekas, i maj 1893 svullnad kring fotknölarne. Vårdades på Serafimerlasarettet 19 april—30 maj 1895, diagnos: nephritis chron. c. hypertrophia cordis — spetsstöten lyftande, systoliskt blåsljud vid spetsen, urinmängden ökad, alb. 2,5 ‰, hyalina och epithelcylindrar — sedermera kände han sig frisk till i mars 1896, då han började besväras af anfall af andtäppa och hjärtklappning, i synnerhet på nätterna. Småningom blef andtäppan permanent. Kunde fortfarande arbeta.

Status den 20 juni 1896. Vid inkomsten ringa ödem å underbenen, som snart försvann vid sängläge, ingen andnöd. Gnidningsljud öfver högra lungans nedra del. Tremor i tunga och händer.

Hjärtat: spetsstöten i 5:te interstit., utanför mammillarlinien, lyftande, högra gränsen något utanför högra sternalranden; andra aortatonen betydligt förstärkt; tydligt systoliskt blåsljud i närheten af spetsen, försvinner i stående ställning.

Pulsen hård, spänd, 88 i min.

Periferiska arterer i hög grad rigida, arterrören kännas som hårda strängar, i synnerhet temporalartererna.

Lefvern ej tydligt förändrad.

Ögonen förete intet patologiskt.

Urinen: ökad mängd, sp. v. 1,010, 3‰ alb., hyalina cylindrar.

Blodet: röda blodkroppar 3,25 mill., hämoglobinhalt 75 % (Fleischl).

Symptomen af pleurit voro vid utskrifningen, d. 24 aug. 1896, borta.

Patienten återkom den 9 sept. 1896; tydliga perikarditiska gnidningsljud; afled den 10 sept. 1896.

Obduktion (Qvensel). Förtjockningar i hjärnans kärl, pleuritis adhæsiva bilateralis, pericarditis acuta fibrinosa, hjärtat betydligt förstoradt, kamrarnes väggar förtjockade, valvler och mynningar friska. Koronarkärlen visa talrika, gulaktiga, större och mindre förtjockningar. I hela aorta talrika, gulaktiga förtjockningar, några mindre fläckar förkalkade. Arteriæ radiales förvandlade i rigida rör, på insidan talrika, gulaktiga kalkinkrusterade fläckar. Njurarne, den ena af normal, den andra af något minskad storlek, fasta, svälla ej i snittranden, kapslarna aflossa med någon svårighet; ytan visar någon finkornig ojämnhet. (Mikroskopisk undersökning af njurarna visar starka skrumpfenomen och kärlförändringar. *Josefson).*

Fall 103. A—n, J. A., 44 år, stalldräng, Songa S:n. Inkom på Serafimerlasarettet d. 12 nov. 1895, utskrefs d. 17 mars 1896.

Arteriosclerosis, aortitis, cardiosclerosis, nephritis chron. in-interstitialis, retinitis albuminurica, uræmia.

Patienten förnekar lues och missbruk af spirituosa. Under försommaren 1895 hufvudvärk, kväljningar och kräkningar, hvilka symptom påkommo anfallsvis i början hvar 3:dje eller 4:de dag, sedan oftare.

Status d. 17 nov. 1895. Hufvudvärken de sista dagarna lindrigare.

Hjärtat förstoradt åt vänster, tonerna rena; andra aortatonen förstärkt, klingande. Dämpning till höger om manubrium sterni, pulsation i jugulum med svagt fremissemang.

Pulsen kraftig, regelbunden, 62 i min.

Periferiska arterer slingriga och rigida.

Urinen, sp. v. 1,011, håller 1—2⁰/₀₀ ägghvita, 2000—3000 cm.³

Ögonen: i båda retinæ blödningar och hvita retinalhärdar.

Behandling: mjölkdiet, NaJ.

Under sjukhusvistelsen växlade tillståndet så tillvida, att hufvudvärken kunde vara borta någon tid, kom så tillbaka för en eller annan dag.

D. 17 mars 1896. Pat. utskrifves oförbättrad.

Grupp VI.

Fall af arterioskleros med symptom från det centrala nervsystemet.

a) Med syfilis i anamnesen.

Fall 104. P—n, K. M., 44 år, cementarbetare. Inkom på Serafimerlasarettet d. 31 juli 1896, utskrefs d. 16 nov. 1896.

Arteriosclerosis, hemiplegia dextra, emphysema pulmonum.

Föräldrarna döda i hög ålder af obekant sjukdom; patienten har brukat men anser sig ej hafva missbrukat alkohol; 1878 hade han chancre med bubon men inga sekundära symptom. I jan. 1896 och vid midsommartiden 1896 hastigt påkommande domning i högra armen och sluddring i talet; båda gångerna gick anfallet fullständigt tillbaka. D. 29 juli 1896 plötslig förlamning i hela högra sidan, talet sluddrigt.

Status den 5 aug. 1896. Högersidig hemiplegi utan anästesi, talet sluddrigt, ingen afasi. På öfre sidan af glans penis ett cirkelrundt, skarpkantadt och insänkt ärr af 6—7 mm diameter.

Hjärtat ej förstoradt, andra aortatonen accentuerad.

Pulsen kraftig, regelbunden, frekvens 70 i min.

Periferiska arterer rigida.

Lungorna: emfysem och bronchit.

Bukens organ utan anmärkning.

Urinen håller hvarken socker eller ägghvita.

Behandling: Hg-inunktioner, KJ.

Under sjukhusvistelsen förbättrades motiliteten, talrubbningen försvann.

D. 16 nov. 1896. Pat. utskrifves.

b) Med alkoholmissbruk i anamnesen.

Fall 105. E—m, W., 43 år, verkmästare, Stockholm. Inkom på Serafimerlasarettet d. 23 jan. 1894, död den 19 febr. 1894.

Arteriosclerosis, cardiosclerosis, (stenosis valv. mitralis) embolia arteriæ fossæ Sylvii, nephritis chron. interstitialis.

Föräldrarna lefva, friska. Vid 28 års ålder led pat. af reumatisk värk utan svullnad eller feber. Sedan frisk till hösten 1893, då han började lida af andnöd vid rörelser och äfven märkte, att hjärtverksamheten var oregelbunden. Tre veckor före jul blef andtäppan mycket svår och han fick en tryckande smärta i maggropen. Längre fram svullnad i benen. Han har förtärt en half porter och 4—5 halfva öl dagligen. Lues förnekas.

Status den 26 jan. 1894. Ansiktsfärg blek, läppar cyanotiska, intet ödem. Patienten klagar öfver andtäppa och tryckkänsla i maggropen.

Hjärtat: frambuktning af hjärttrakten, spetsstöten i 5:te interstit., 4 centim. utanför mamm.-lin., dämpning åt höger 3—4 centim. utanför h. sternallinien; systoliskt blåsljud öfver tricuspidalis, i öfrigt inga blåsljud öfver hjärtat, i jugulum ibland ett svagt systoliskt blåsljud; andra aortatonen tydligt markerad. Positiv venpuls i vv. jugulares.

Pulsen oregelbunden, omkr. 60 slag i min. Pulskurvan visar pulsus bigeminus.

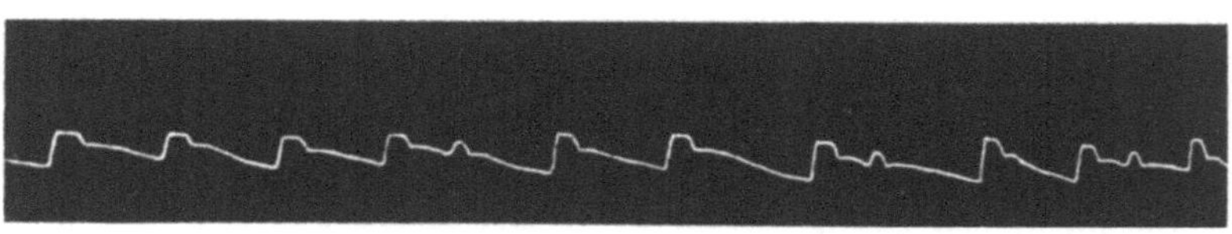

Art. rad. sin. D. 31 jan. 1894.

Periferiska arterer tydligt rigida.

Lefvern förstorad, palpabel nedanom nafvelplanet, lefvervenpuls.

Mjälten ej förstorad.

Blodet: röda blodkroppar 5,4 mill. på mm³.

Urinen, sp. v. 1,012, ej albumin eller socker, mängden i början ringa, sedan ökad.

Behandling: mjölkdiet, sulfonal, bromsalter.

D. 2 febr. 1894. Apoplektisk insult, högersidig hemiplegi, soporöst tillstånd.

D. 14 febr. 1894. Ett nytt apoplektiskt anfall. *Cheyne-Stokes'* respiration.

D. 19 febr. 1894. Patienten afled i dag.

Obduktion d. 24 febr. 1894 (*Westberg*). Hypertrofi och dilatation af hjärtat, i synnerhet af vänstra kammaren. Cordæ tendineæ i vänstra ventrikeln förtjockade, kalkinkrusterade och sammansmälta, så att de jämte de likaledes förtjockade och sammanvuxna klafflikarne reducera öppningen mellan kammare och förmak till en knapphålsformig springa, som endast genomsläpper ett lillfinger. På inre sidan af den seniga ringen af denna öppning synas små röda, tuppkamliknande excrescenser, mellan dem är ytan ulcererad med blottlagda kalkknottror i botten. Äfven aortavalvlerna äro något förtjockade och retraherade. Trikuspidal- och pulmonalvalvlerna utan anmärkning. I vänstra kammarens vägg och i synnerhet i septum träffas talrika senfläckar af ett hampfrös till ett linfrös eller en ärtas utsträckning, i allmänhet diffust öfvergående i muskulaturen; många sammanhänga med små, förtjockade artergrenar. Koronarartererernas stammar visa däremot inga påfallande förändringar. Aortas intima företer endast några obetydliga, flacka förtjockningar i närheten af delningen.

I hjärnan funnos embolier i vänstra art. fossæ Sylvii samt utbredd encephalomalaci i kärnorna, i capsula interna och närgränsande delar af hjärnhemisferen samt i temporalloben på vänstra sidan. Lunghypostas och akut pneumoni i högra lungan. Lindrig stas i lefvern, stasmjälte med färska infarkter. Kronisk interstitiell nefrit samt stas och infarkter i njurarne.

Fall 106. P—n, C. J., 54 år, arbetare, Stockholm. Inkom på Serafimerlasarettet d. 9 aug. 1894, utskrefs d. 7 nov. 1894.

Arteriosclerosis, cardiosclerosis, hemiplegia sinistra.

Båda föräldrarna döda vid hög ålder. Pat. har haft strängt arbete, har dagligen brukat, men anser sig ej hafva missbrukat alkohol, har ej haft lues. Han hade för 12 år sedan nefrit, som snart gick öfver, för 6 år sedan reumatiska smärtor i fot- och knälederna; för ett år sedan svaghet i vänstra armen. Natten mellan den 6 och 7 aug. 1894 slaganfall med vänstersidig hemiplegi. Under de sista åren har han besvärats af andnöd vid större ansträngningar.

Status den 11 aug. 1894. Vänstersidig hemiplegi med lindrig anästesi.

Hjärtat: spetsstöten i 5:te interstit., i mamm.-linien. Dämpning åt höger 2 centim. utanför högra sternalkanten, åt vänster till mamm.-linien, tonerna rena.

Pulsen full, något oregelbunden, bigeminus, frekvens 60 i min. Artertryck 250 mm Hg *(Potain).*

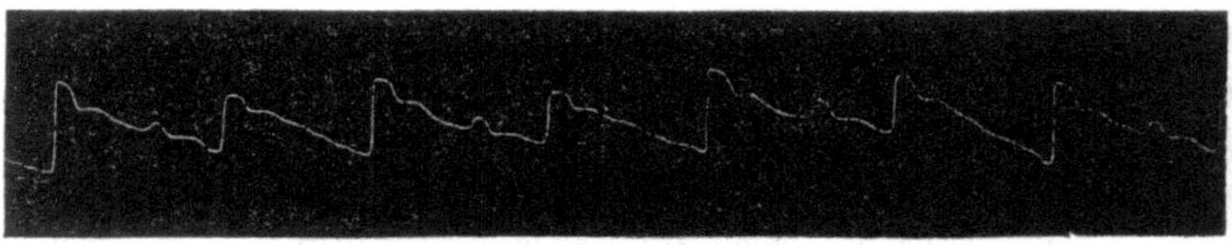

Art. rad. dext., artertryck 250 mm Hg.

Periferiska arterer rigida och spända.

Lefvern och *mjälten* ej förstorade.

Urinen, sp. v. 1,021, utan albumin.

Behandling: KJ, elektricitet; NaJ.

Motiliteten förbättrades och sensibilitetsnedsättningen försvann.

D. 25 sept. 1894 fick pat. vistas uppe, hjärtverksamheten blef därefter mera oregelbunden och d. 12 okt. observerades tydlig pulsus bigeminus.

D. 30 okt. 1894. Pulsen mindre oregelbunden, spänningen i artererna ej så stark. Urinmängden 1,400—2,200 cm³; ingen albumin i urinen; pat. går ganska bra.

D. 7 nov. 1894. Pat. utskrifves i dag betydligt förbättrad.

Fall 107. S—n, C. J., 60 år, försäljare, Stockholm. Inkom på Serafimerlasarettet d. 18 mars 1896, död d. 29 maj 1896.

Arteriosclerosis, tumor cerebri, emphysema pulmonum.

Patientens fader död i nervslag; modern, 82 år, af ålderdomssvaghet. Patienten har alltid varit frisk och kraftig; missbrukat alkohol i någon mån, ej haft syfilis. För en månad sedan började han blifva svag i vänstra handen, senare i vänstra benet och vänstra ansiktshalfvan.

Status den 21 mars 1896. Lindrig vänstersidig hemipares.

Hjärtat ej förstoradt, andra aortatonen accentuerad.

Pulsen: frekvens 60 i min., kraftig, betydligt hård.

Arteriæ radiales tämligen rigida.

Lungorna emfysematiska.

Bukens organ utan anmärkning.

Urinen håller ej ägghvita eller socker.

Behandling: elektricitet, KJ, vismuth, salipyrin, gymnastik.

D. 1 april 1896. Ett anfall af kramp med medvetslöshet.

D. 19 april 1896. Ett liknande anfall.

Längre fram konstaterades nedsättning af känseln i vänster sida, hufvudvärk plågade patienten, tillståndet försämrades alltmer, och patienten afled d. 29 maj 1896.

Obduktion d. 1 juni 1896 *(Qvensel)*. Kärlen på hjärnans bas förtjockade, rigida, tumör i h. hjärnhalfvan. Hjärtat något dilateradt, muskulaturen visar i högra ventrikeln en betydlig fettinfiltration, i vänstra finner man spridda, små, gulaktiga, fettdegenererade partier. Valvler och mynningar friska. I aorta betydliga arteriosklerotiska förändringar. Pleuropneumonia acuta sinistra. Lefver och njurar utan förändringar.

Fall 108. A—n, P. G., 61 år, murare, Stockholm. Inkom på Serafimerlasarettet d. 29 mars 1895, utskrefs d. 2 maj 1895.

Arteriosclerosis, cardiosclerosis, nephrit. chron. interstit., hemiparesis dextra.

Vid 48 års ålder ett starkt trauma i bröstet, efter 2 månader fullt återställd. Han har i allmänhet haft tungt arbete; sedan sitt 22 år har han missbrukat spirituosa, har ej haft syfilis. Under de senaste åren andfådd vid gående i trappor, krafterna ha aftagit, hufvudvärk. D. 21 mars 1895 stickningar och krypningar i högra handen, under de närmaste dagarna svag i högra armen.

Status d. 4 april 1895. Klagar öfver svaghet i högra armen.

Hjärtat något förstoradt åt höger och vänster, tonerna rena, andra aortatonen förstärkt.

Pulsen regelbunden, full och spänd.

Arteriæ radiales et brachiales slingriga och rigida.

Lungorna: lindrig bronchit.

Urinen håller ett spår albumin, sp. v. 1,023; epithelcylindrar och grofkorniga cylindrar finnas.

Högra armen svagare än den vänstra (resp. 10,7 och 25,0).

Högra benet betydligt svagare än det vänstra, gången osäker. Inga sensibilitetsrubbningar, senreflexer stegrade på de högra extremiteterna.

Behandling: mjölkdiet, KJ.

D. 18 april 1895. En mindre näsblödning.

D. 30 april 1895. Betydligt starkare i högra sidan (högra handen 22,5, vänstra 32,5), fortfarande ett spår albumin.

D. 2 maj 1895. Pat. utskrifves i det närmaste återställd.

Fall 109. V—s, M., 63 år, brädgårdsinspektor, Stockholm. Inkom på Serafimerlasarettet d. 17 dec. 1894, utskrefs d. 15 maj 1895.

Arteriosclerosis, cardiosclerosis, hæmorrhagia cerebri, hemianopsia sin.

Inga ärftliga sjukdomsanlag, alkoholmissbruk sedan 19:de året, under senare året rätt betydligt, tobaksbruk (tuggning) sedan 20:de året. Frisk till 1889, då han fick influensa; strax därefter lindrig pares i v. armen och benet; sedermera trängning till urinering, incontinens, minskad synförmåga.

Status d. 22 dec. 1894. Allmänna hudfärgen blek, intet ödem, lindrig yrsel.

Hjärtat: impuls kraftig, lyftande i 5:te interstit., 2,5 centim. utanför v. mamm.-linien, dämpning till höger, 1 centim. utanför h. sternalkanten, dämpning öfver manubrium sterni. Hjärttonerna rena, andra aortatonen förstärkt.

Pulsen stor, spänd, celer, liktidig och lika stark på båda radiales, regelbunden.

Periferiska arterer betydligt rigida, ojämna, slingriga.

Lefvern ej förstorad.

Lungorna visa tecken på emfysem.

Ögonen: vänstersidig hemianopsi, ögonbottnarna normala.

Nervsystemet: svaghet och vacklande gång, senreflexer lifliga.

Urinen ej fullt klar, sur, håller hvarken ägghvita eller socker.

Behandling: KJ, elektricitet (faradisk), massage.

Patienten förbättrades så småningom, särskildt hans gång blef betydligt säkrare; utskrefs d. 15 maj 1895.

Fall 110. B—n, K., 64 år, fabriksarbetare, Stockholm. Inkom på Serafimerlasarettet d. 26 febr. 1896, död d. 21 juli 1896.

Arteriosclerosis, aphasia, hemiparesis dextra, gangræna senilis pedis et anticruris dextra.

Fadren död i unga år af obekant sjukdom, modern uppnådde hög ålder. Alkoholmissbruk lär ha förekommit i hög grad, osäkert om lues förekommit. Han har genomgått lunginflammation och upprepade gånger vårdats å sjukhus för reumatisk värk i benen. För 16 år sedan vid lyftande af en tung börda ondt i ryggen och i benen, blef dock snart bättre. För 4 år sedan återigen värk i ryggen och benen, som blefvo svaga. Strax före julen 1895 yrsel, flimmor för ögonen, lynnet retligt. D. 24 febr. 1896 afasiska symptom, svårighet att fixera, yrsel, flimmor för ögonen.

Status d. 28 febr. 1896. Börjande gangrän i högra foten, lindrig motorisk afasi, svaghet i högra sidan.

Hjärtat ej förstoradt, vid spetsen ibland ett svagt systoliskt blåsljud. Andra aortatonen accentuerad, tonerna i allmänhet svaga.

Pulsen liten, jämn, regelbunden.

Periferiska arterer rigida, radiales radbandsliknande.

Bukens organ utan anmärkning.

Urinen, sp. v. 1,022, håller hvarken albumin eller socker.

Branden i högra foten spred sig upp på dorsum pedis och på hälen. Pat. afled d. 21 juli 1896.

Obduktion. D. 22 juli 1896 (*Qvensel*). Gangræna pedis et anticruris dextr., pachymeningitis chron. externa ossificans, leptomeningitis chronica. Apoplektisk cysta, upptagande 3:dje och 2:dra högra temporalvindlarne. I vänstra linskärnan en hampfröstor och i vänstra thalamus opticus en nästan ärtstor cysta. Arterioskleros i hjärnans kärl. Pneumonia acuta sinistra. Hjärtat slappt och sladdrigt. Muskulaturen af ungefär normal tjocklek. I vänsta kammaren finnas talrika, gråhvita, fibrösa, små, oregelbundna fläckar eller strängar. Aorta- och mitralisvalvlerna diffust förtjockade i lindrig grad. I koronarartererna förefinnes en betydande arterioskleros. Aorta visar fläckvis gulaktiga förtjockningar, af hvilka några äro förkalkade.

c) Med ansträngande arbete i anamnesen.

Fall 111. O—n, E. A., 63 år, plåtslagare, Stockholm. Inkom på Serafimerlasarettet d. 24 febr. 1896, död d. 22 maj 1896.

Arteriosclerosis, cardiosclerosis hemiparesis dextra, nephritis chron. interstit., retinitis albuminurica.

Båda föräldrarna döda i hög ålder af ålderdomssvaghet, en syster har hjärtlidande. Patientens arbete mycket ansträngande i yngre år, efter 1872 ej, förnekar missbruk af alkohol, har ej haft lues. Han har varit frisk till slutet af 80-talet, då han hade svindelanfall, 1890 bältros, kände därefter andtäppa och hjärtklappning vid ansträngningar. Vårdades 1892 på Sabbatsbergs sjukhus för enterocolitis acuta + nephritis chronica; samma år hade han ett lindrigt slaganfall, 1893 andfåddhet och hjärtklappning och ett lindrigt slaganfall. 1894 inflammation i vänstra ögat; på Serafimerlasarettets poliklinik diagnostiserades retinitis albuminurica oculor amb., på hösten s. å. åter ett slaganfall, sommaren 95 svår andtäppa och hjärtklappning, på hösten samma år svaghet i högra benet och högra armen.

Status början af mars 1896. Svår andnöd vid minsta rörelse, högersidig hemipares med nedsättning af sensibiliteten.

Hjärtat: spetsstöten mot 6:te refbenet, 1 centim. utanför mamm.-linien, hjärtdämpningen förstorad åt höger och vänster, tonerna rena, andra aorta- och andra pulmonalistonen accentuerade.

Pulsen hård, spänd, frekvens 84—110 i min., regelbunden. Pulsationer i arteria subclav. sin.

Periferiska arterer slingriga och rigida.

Bukens organ utan anmärkning.

Högra ögat (vänstra enukleeradt) retinalblödningar, retinitis albuminurica.

Urinen håller albumin (1,5—3‰), sparsamma cylindrar.

Blodet: röda blodkroppar 4,6 million; hämoglobinhalt 55 % (Fleischl).

Behandling: KJ, Linct. pect., NaJ.

D. 23 mars 1896. Oregelbunden puls, smärta i hjärttrakten.

D. 22 maj 1896. Pat. afled.

Obduktion (Boheman). Pachymeningitis ossificans externa; pachy- et leptomeningitis chr. fibrosa. Hjärnans kärl arteriosclerotiska. En något mer än ärtstor uppmjukningshärd, liggande i vänstra öfre delen af pons. Pericarditis serofibrinosa acuta; dilatatio et hypertrophia cordis, myocarditis chronica fibrosa, arteriosclerosis arteriarum coronar., hydrothorax, stasis et oedema pulmonum, infarct. lienis, nephritis chronica interstitialis (ingen amyloid), stasis hepatis.

d) Utan något anmärkningsvärdt i anamnesen.

Fall 112. F—j, E., 64 år, änka, Stockholm. Inkom på Serafimerlasarettet d. 19 sept. 1894, död d. 31 dec. 1894.

Arteriosclerosis, cardiosclerosis, rammollitio cerebri, aphasia pleuritis exudativa dextra, peritonitis acuta.

I hereditärt hänseende intet anmärkningsvärdt, alkoholmissbruk förnekas. Pat. har varit frisk till d. 15 juli 1894, då hon insjuknade i halsfluss, frisk efter några dagar. Ungefär en vecka senare, efter en ansträngning, svår andnöd, som sedermera ofta återkommit. D. 17 sept. under natten stark värk i hjärttrakten och svår andtäppa, anfallet varade till fram på morgonen, sedermera hosta med riklig upphostning.

Status d. 24 sept. 1894. Betydlig andtäppa, cyanos, hostan lindrig.

Hjärtat: hjärttrakten frambuktad, spetsstöten i 5:te interstit., 2 à 3 centim. utanför mamm.-linien, dämpningen åt höger 4 centim. till höger om h. sternalranden, hjärttonerna svaga, inga blåsljud, hjärtverksamheten oregelbunden.

Pulsen liten, tämligen spänd, 100 slag i min., mycket oregelbunden.

Periferiska arterer visa ingen tydlig arterioskleros.

Lefvern förstorad, palpabel i epigastriet.

Lungorna: högersidigt pleuritiskt exudat, lösa rassel i båda lungorna.

Urinen sur, sp. v. 1,014, håller ej albumin eller socker.

Behandling: Ol. Ricini, mjölk, digitalin.

D. 27 sept. 1894. Apoplektisk insult med högersidig hemiplegi och motorisk afasi, oförmåga att skrifva.

D. 9 nov. 1894. De afasiska symptomen och motiliteten bättre; ödem i underbenen, albumin och cylindrar i urinen.

D. 14 dec. 1894. Svår andtäppa, svåra smärtor under sternum.

D. 26 dec. 1894. En ny apoplektisk insult, munnen drogs öfver åt höger, ingen förlamning, kunde efter en timma tala.

D. 31 dec. 1894. Ett nytt slaganfall, afled i dag.

Obduktion d. 2 jan. 1895 *(Qvensel)*. Arteriæ vertebrales visa i väggen spridda förtjockningar, art. carotis dextra är vid och gapande. I art. fossæ Sylvii dextr. synas spridda, hvitaktiga förtjockningar i väggen. Art. carotis sinistra har väggen ganska tydligt förtjockad. I förloppet af art. fossæ Sylvii sin. mindre spridda förtjockningar. En nära bönstor uppmjukningshärd finnes i högra hemisferen, nära den grå substansen i bakre delen af 3:dje frontalvindeln. I vänstra hjärnhalfvan en tydlig gulaktig missfärgning och någon uppmjukning af såväl bark- som märg-substansen i öfre och bakre delen af första temporalvindeln i en utsträckning af omkring en spansk nöts storlek. Peritonitis acuta fibrinosa. Pericarditis fibrinosa. Hjärtat förstoradt, vänstra kammarens papillarmuskler visa i snittet tämligen talrika, gråhvita fläckar. I väggen af arteriæ coronar. cordis gulhvita förtjockningar, på somliga ställen betydande; endast en obetydlig diffus förtjockning af aorta- och mitralisvalveln, föröfrigt inga förtjockningar beträffande valvler eller mynningar. Infarkter i njurarna; emboli i arteria mesenterica; hämorrhagisk infiltration i tunn- och groftarmen.

Fall 113. O—n, Anna, 65 år, tvätterska, Stockholm. Inkom på Serafimerlasarettet d. 13 okt. 1894, död d. 13 febr. 1895.

Arteriosclerosis, cardiosclerosis, hemiparesis sinistra.

Frisk till för 3—4 år sedan, då hon började lida af hufvudvärk och svimningskänsla. D. 11 aug. 94 lindrigt slaganfall, d. 28 aug. ett dylikt anfall och likaså d. 30 aug. samt d. 6 okt.; måste nu ligga till sängs.

Status d. 15 okt. 1894. Läpparna lindrigt cyanotiska, vänstersidig hemipares.

Hjärtat: lindrig frambuktning; spetsstöten i 6:te interstit., ett par centim. utanför mamm.-linien, hjärtdämpningen till högra sternalkanten, intet blåsljud, andra tonen förstärkt.

Pulsen oregelbunden, 74—76 i min.

Arteriæ radiales kännas som rigida strängar.

Lefvern ej palpabel.

Urinen, sp. v. 1,025, spår albumin, inga cylindrar.

Behandling: mjölkdiet, NaJ.

D. 28 okt. 1894. Ett mjukt systoliskt blåsljud öfver hjärtspetsen.

D. 9 nov. 1894. Hjärtdämpningen betydligt ökad åt höger, ett starkt, systoliskt blåsljud vid spetsen, andra aortatonen förstärkt. Digitalis.

D. 14 nov. 1894. Efter digitalis blåsljudet borta, hjärtverksamheten regelbunden.

D. 26 nov. 1894. Det systoliska blåsljudet höres ånyo.

D. 14 dec. 1894. Starkt systoliskt blåsljud; får ånyo digitalis. Patienten försämrades, flebiter i benen uppträdde, ett lindrigt apoplektiskt anfall (d. 10 febr. 1895) med vänstersidig hemipares.

D. 13 febr. 1895. Pat. afled i dag.

Ingen obduktion.

Fall 114. Ö—n, E. G., 65 år, f. d. lots, Djurhamn. Inkom på Serafimerlasarettet d. 8 april 1895, utskrefs d. 29 april 1895.

Arteriosclerosis, cardiosclerosis, hemiparesis dextra.

Pat. har ej missbrukat spirituosa, ej haft syfilis. Frisk under hela sitt lif, började han hösten 1894 känna trötthet och andfåddhet, i mars 1895 svaghet i högra benet och armen.

Status d. 18 april 1895. Lindrig värk här och hvar i kroppen.

Hjärtat förstoradt åt vänster, systoliskt fremissemang och blåsljud vid spetsen, andra aortatonen skarpt accentuerad.

Pulsen hård, jämn och kraftig, 84 i min.

Arteriæ radiales et temporales slingriga och rigida.

Urinen, sp. v. 1,014, mängd normal, håller albumin 0,75⁰/oo.

Lindrig högersidig hemipares.

Behandling: NaJ.

Motiliteten förbättrades snart, det systoliska fremissemanget och blåsljudet vid hjärtspetsen försvunno.

D. 29 april 1895. Pat. utskrifves betydligt förbättrad.

Fall 115. S—m, Ad., 66 år, f. d. lärare, Stockholm. Inkom på Serafimerlasarettet d. 15 sept. 1895, död d. 19 sept 1895.

Arteriosclerosis, cardiosclerosis, aortitis chron., dilatatio aortæ, nephritis chronica.

Pat. varit frisk under nästan hela sitt lif, under de senare åren har han klagat öfver andtäppa och svindelkänsla, på allra sista tiden har minnet aftagit och en viss slöhet inträdt, vårdades på Serafimerlasarettet d. 19 juni—10 juli 1895 under diagnosen: arteriosclerosis + cardiosclerosis + nephritis chronica interstitialis + hæmaturia. Vid inkomsten höll urinen blod och blodcylindrar. Småningom försvann blodet. Hyalina cylindrar. Hjärtat förstoradt åt höger och vänster, hjärtverksamheten oregelbunden, systoliskt blåsljud, starkast öfver aorta, aorta dilaterad, periferiska arterer rigida.

Status d. 18 sept. 1895. Pat. är slö, kan ej ge några upplysningar.

Hjärtat förstoradt åt höger och vänster, ett systoliskt blåsljud, starkast öfver aorta, andra aortatonen förstärkt, dämpning i 1:sta och 2:dra interstit. till höger om sternum.

Pulsen regelbunden, full, 80 i min.

Periferiska arterer rigida och slingriga.

Urinen håller ägghvita och cylindrar af olika slag.

Pat. afled d. 19 sept. 1895.

Obduktion d. 23 sept. 1895. *(Qvensel).* Pachymeningitis hæmoragica interna, arterioskleros i hjärnans kärl, trombos i arteria vertebralis sin., cysta apoplectica nuclei lentiformis sin. et lob. temporal. sin., hæmorrhagia pontis. Pericarditis chronica adhæsiva. Hjärtat förstoradt på såväl bredd som längd, särskildt vänstra hälften. Väggarne i båda kamrarne betydligt förtjockade, äfven papillarmusklerna hypertrofiska, i dessa senare finnas talrika, smärre, gråhvita, fibrösa fläckar; äfven i vänstra ventrikelns främre vägg talrika, gråhvita fläckar, strängar och stråk. I koronarkärlen betydande arterioskleros, de hafva betydligt förtjockade väggar samt äro starkt kalkinkrusterade. Aortavalvlerna äro diffust förtjockade; en betydande förtjockning påträffas i mitralisvalvelns flikar, som förete en ringformig sammanväxning (stenos) med kalkaflagringar i de förtjockade partieran. Aorta är mycket vid, hon visar öfverallt betydliga arteriosklerotiska förtjockningar, ofta med kalkaflagringar, vid vattenprofvet i aorta sjunker pelaren, om än långsamt. Båda njurarne minskade till storlek, förete tecken på kronisk interstitiell nefrit med amyloiddegeneration.

Den högra njuren 11 centim. lång, 4,5—5 centim. bred, ytan är ojämn, knottrig, af större och mindre upphöjningar, vid aflossandet af kapseln öppnade sig en cysta, kapseln lossade lätt; den vänstra njuren 9 centim. lång och 5 centim. bred, med samma utseende på ytan, äfven här en cysta. Snittranden skarp, barksubstansen betydligt smalare än normalt, utan teckning, gråaktig, något genomskinlig, utan grumlighet, smärre cystabildningar. De malpighiska kropparna synliga för blotta ögat. Stark amyloidreaktion.

Fall 116. H—g, P. A. A., 68 år, f. d. flaggunderofficer, Stockholm. Inkom på Serafimerlasarettet d. 4 mars 1895, utskrefs d. 15 maj 1895.

Arteriosclerosis, ramollitio cerebri, chorio-retinitis.

Hereditet utan intresse, alkoholmissbruk förnekas, vid cirka 28 år en chancre, som läktes fort, inga sekundära symptom. Vid några och 50 år hufvudvärk, yrsel; vid cirka 58 år svaghet i benen, snart öfvergående. För 3—4 år sedan svaghet i vänstra benet med darrning och året därpå samma symptom i högra benet, under sista tiden har minnet märkbart försämrats.

Status d. 11 mars 1895. Ödem eller ascites finnas ej.

Hjärtat obetydligt förstoradt åt vänster, andra aortatonen och andra pulmonalistonen något accentuerade; intet blåsljud.

Pulsen jämn, regelbunden, 76 slag i min.

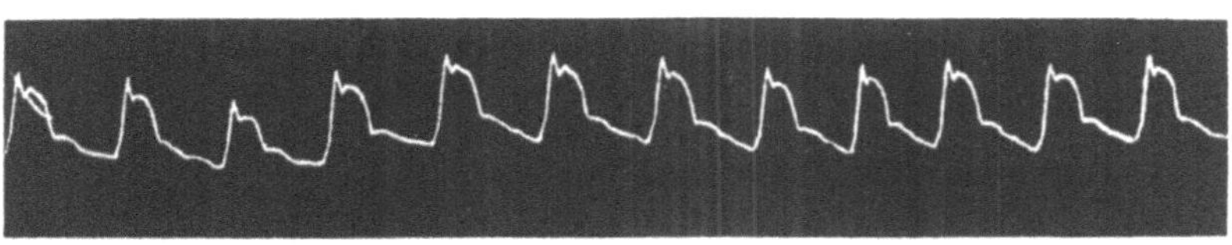

Art. rad. dextra.

Periferiska arterer rigida, särskildt högra a. brachialis.

Nervsystemet: motiliteten nedsatt i båda kroppshalfvorna, inga tydliga sensibilitetsrubbningar; reflexerna stegrade.

Urinen, sp. v. 1,025, håller ett spår albumin, hyalina och finkorniga cylindrar, mängden nedsatt.

Ögonen, glaskroppsgrumlingar, lindrig atrofi af papillen, chorio-retinitis, lika i båda ögonen, synfälten inskränkta.

Behandling: KJ.

D. 15 maj 1895. Pat. utskrifves i dag förbättrad.

Fall 117. V—n, J., 73 år, skomakare, Stockholms län. Inkom på Serafimerlasarettet d. 21 maj 1895, utskrefs d. 16 juni 1895.

Arteriosclerosis, hæmorrhagia cerebri, hemiparesis dextra.

Pat. har icke missbrukat alkohol eller tobak, ej haft syfilis. I allmänhet frisk till mars månad 1895, då han fick häftig värk i högra halfvan af öfverkäken, som gjorde, att han ej kunde ligga på nätterna. Så måste han natten d. 18—19 maj stiga upp och kläda sig, då märkte han, att högra handen ej gjorde tjänst, strax därpå äfven foten.

Status d. 26 maj 1895. Patienten klagar öfver hufvudvärk, lindrig pares i högra handens och fotens sträckmuskler. Senreflexerna förstärkta på högra sidan.

Hjärtat: spetsen i 5:te instertit., i mamm.-linien; tonerna rena.

Pulsen jämn, 74 slag i min.

Periferiska arterer sklerotiska.

Urinen, sp. v. 1,020, inga patologiska beståndsdelar.

Behandling: KJ.

Under sjukhusvistelsen gick paresen betydligt tillbaka, pat. utskrefs d. 16 juni 1895.

Fall 118. E—n, Karolina, 77 år, ogift, f. d. hushållerska. Inkom på Serafimerlasarettet d. 6 nov. 1894, utskrefs d. 7 jan. 1895.

Arteriosclerosis, hemiplegia dextra.

Patientens föräldrar afledo i hög ålder af obekant sjukdom, för 15 år sedan urineringsbesvär, för 2 år sedan ett slaganfall med förlamning i högra sidan, småningom förbättring, så att hon kunde gå uppe. För omkring 12 dagar sedan ett nytt slaganfall med förlamning af högra armen. Hon har ej missbrukat alkohol, ej haft syfilis.

Status medio af nov. 1894. Ärr efter varikösa bensår, pares i högra armen och nedre facialis; rörligheten i nedra extremiteterna lika å båda sidor.

Hjärtat och öfriga inre organ utan påvisbara förändringar.

Arteriæ radiales rigida.

Urinen grumlig, efter filtrering ej albumin.

Behandling: KJ, elektricitet.

Fall 119. E—d, Karin, 77 år, Stockholm. Inkom på Serafimerlasarettet d. 17 april 1895, död d. 4 maj 1895.

Arteriosclerosis, cardiosclerosis, ramollitio cerebri.

Alkoholmissbruk och lues förnekas. Frisk till okt. 1890, då hon fick vänstersidig lunginflammation. D. 18 nov. 1890 domning i vänstra handen och snart i hela vänstra kroppshalfvan, d. 21 nov. hemipares. Patienten vårdades på Serafimerlasarettet 1890 för myocarditis + hemiparesis sin.; utskrefs förbättrad. D. 11 april 1895 iakttogs, att högra armen plötsligt blifvit svagare; d. 14 april började hon sluddra, då hon talade.

Status d. 29 april 1895. Hull och muskulatur goda, sensoriet omtöcknadt, nästan fullständig motorisk afasi, högersidig hemiplegi.

Hjärtat förstoradt åt höger och vänster, tonerna rena.

Pulsen svag, oregelbunden och ojämn.

Periferiska arterer rigida.

D. 30 april 1895. Några kräkningar, hållande blod.

D. 4 maj 1895. Hastigt betydlig försämring, död.

Obduktion d. 6 maj 1895. Gulaktig uppmjukningshärd i centralvindlarna på vänstra hemisferen, hjärnans arterer starkt atheromatösa. Hjärtat förstoradt, visar brun atrofi och fettdegeneration; valvlernas fria ränder något förtjockade; aorta och koronarartererna starkt atheromatösa; infarkt i vänstra lungans nedre lob. Magslemhinnan atrofisk, gråblek. Njurarna något svällande.

Grupp VII.

Fall af arterioskleros med cancer.

a) Med ansträngande arbete i anamnesen.

Fall 120. O—n, G. A., 57 år, smed, Vermdön. Inkom på Serafimerlasarettet d. 4 sept. 1896, död d. 5 jan. 1897.

Arteriosclerosis, cancer ventriculi et hepatis et peritonei, pleuritis sin. cancerosa.

Patientens föräldrar döda vid hög ålder. Pat. har i allmänhet varit frisk, hade som barn kopporna, vid 18 år reumatisk värk, vid 22 år svår frossa, äfven senare anfall af denna sjukdom. Alkoholmissbruk och lues förnekas. För 2 år sedan dyspeptiska symptom, senare smärtor i magen. Som smed har han alltid haft ansträngande arbete och varit utsatt för förkylningar. För 3 månader sedan började buken svälla, andfåddhet vid rörelser.

Status medio af sept. 1896. Patienten något afmagrad.

Hjärtat ej påvisbart förstoradt, hjärtverksamheten regelbunden, ett svagt systoliskt blåsljud öfver hela hjärtat, midt på sternum ett systoliskt skafvande ljud, biljuden försvinna vid djup inspiration. Andra aortatonen accentuerad.

Pulsen regelbunden, 80 slag i min.

Periferiska arterer rigida och slingriga.

Blodet: hämoglobinhalt 55 % (Fleischl), röda blodkroppar 3 mil.

Lungorna: dämpning öfver de bakre, nedre delarna, försvagadt respirationsljud, mera på vänstra sidan.

Buken håller fri vätska, efter tappning palperades en tumör, som tycktes vara nedre delen af lefvern.

Magsaften saknade saltsyra, men höll mjölksyra.

Urinen, minskad till mängd, håller ej albumin eller socker.

D. 1 okt. 1896. Uttappades ur buken 8 liter vätska (albuminhalt 5,2 %).

D. 25 okt. 1896. Andra tappningen, 7 liter (albumin 3,5 %).

D. 18 nov. 1896. Tredje tappningen, 7 liter.

D. 5 jan. 1897. Patienten afled.

Obduktion d. 8 jan. 1897 *(Qvensel)*. Cancer ventriculi + cancer secund. hepatis + peritonitis et pleuritis sin. carcinomatosa. På pericardium viscerale, på främre ytan af högra kammaren några gråhvita förtjockningar, i öfrigt inga förändringar. Hjärtat af vanlig storlek, i muskulaturen en större och spridda mindre härdar, som visa en fast, gråhvit, svålig bindväf. Å aortavalvlernas slutningsränder gråaktiga, fasta excrescenser, bildande tuppkamliknande upphöjningar. På insidan af valvlerna, i sinus valsalvæ strödda, fasta, kalkinkrusterade förtjockningar; å mitralisvalveln på spridda ställen å slutningsränderna excrescenser, liknande de å aortavalvlerna. I koronarartererna på spridda ställen gulaktiga, delvis kalkinkrusterade förtjockningar i väggen. I aorta spridda, gulaktiga, i allmänhet ej kalkinkrusterade, små förtjockningar i väggen. Å ett ställe i isthmus aortæ på ett omkring 1 centim. bredt bälte betydande arteriosklerotiska förändringar med förtjockning, gulaktig missfärgning och kalkinkrustation. Njurarna något blodrika, visa i öfrigt inga förändringar.

Fall 121. B—d, Petronella, 60 år, hustru, Stockholm. Inkom på Serafimerlasarettet d. 11 maj 1895, död d. 4 juni 1895.

Arteriosclerosis, cancer hepatis, cholelithiasis, peritonitis purulenta.

Pat. har i sin ungdom arbetat mycket strängt och haft klent med både kläder och föda, alkoholmissbruk förnekas. Hon har genomgått frossa, mässling och smittkoppor. Under de senaste 30 åren har hon plågats mycket af muskel- och ledgångsreumatism. För 6 à 7 år sedan under ett par år upprepade svindelanfall och kräkningar. Under förra vintern inträdde aptitlöshet och afmagring, mars 1895 häftiga smärtor och ömhet i högra sidan af buken, särskildt i lefvertrakten.

Status d. 16 maj 1895. Hudfärgen blek, hullet dåligt, scleræ svagt gulfärgade, kräkningar.

Hjärtat: spetsstöten i 5:te interst., något utanför mamm.-linien, dämpningen 1,5 centim. utanför högra sternalkanten, tonerna rena, andra aortatonen accentuerad, klingande.

Pulsen liten, jämn, mjuk.

Periferiska arterer betydligt rigida.

Lefvern betydligt förstorad, hård och knölig.

Blodet: röda blodkroppar 4,3 million. H = 65 % (Fleischl).

Ventrikeln dilaterad, ingen tumör palpabel, magsaften fullkomligt funktionsoduglig, ingen mjölksyra.

Urinen, sp. v. 1,028, håller hvarken socker eller ägghvita eller gallfärgämnen.

Patientens tillstånd försämrades, och hon afled d. 4 juni 1895.

Obduktion. Härvid konstaterades cancer i gallblåsan och lefvern, jämte ett 20-tal facetterade gallstenar. Perforation af duodenum, ledande in i lefversvulsten, perforationsperitonit. Hjärtat af normal storlek, slappt; valvler och mynningar friska; muskulaturen tunn med små, rent gula fläckar; koronarkärlens intima förtjockad utan tydliga arteriosklerotiska fläckar.

b) Utan något anmärkningsvärdt i anamnesen.

Fall 122. A—t, C. E., 68 år, trädgårdsmästare, Boo församling. Inkom på Serafimerlasarettet d. 27 dec. 1895, död d. 12 jan. 1896.

Arteriosclerosis, cardiosclerosis, cancer prostatæ c. metastas.

Pat. har sedan flere år lidit af hosta och andfåddhet samt reumatiska smärtor, för 10 år sedan vårdats å sjukhus för cystitis och urinretention, sedan dess måst tappa sig. Dec. 1895 svårare hosta och svullnad i högra benet och scrotum.

Status d. 6 jan. 1896. Andningen ansträngd, ödem i högra benet och scrotum.

Hjärtat något förstoradt åt höger, tonerna rena.

Pulsen regelbunden, 80 slag i min.

Periferiska arterer rigida och knutiga.

Lungorna: utbreddda rassel och rhonchi, dämpning öfver högra lungans bakre, nedre del.

Urinen håller albumin, är alkalisk, illaluktande.

Prostata betydligt förstorad.

De sista dagarna uppträdde temperaturstegring, och pat. afled d. 12 jan. 1896.

Obduktion d. 13 jan. 1896. Cancer prostatæ med metastaser i lungorna, i bronchiala och retroperitoneala lymfkörtlar, i njurarna, i sädesblåsorna, i dura mater och i pleuran. Hjärtat förstoradt på bredden, muskulaturen af vanlig tjocklek, sklerotiska fläckar i hjärtköttet, arteriosklerotiska förändringar i kransartererna. På valvula mitralis cirkumskripta, gula förtjockningar, valvler och mynningar i öfrigt utan anmärkning.

Fall 123. P—n, G., 69 år, arbetare, Stockholm. Inkom på Serafimerlasarettet d. 26 juni 1895, död d 19 sept. 1895.

Arteriosclerosis, cancer pylori, dilatatio ventriculi.

Pat. har ej missbrukat alkohol, ej haft syfilis. Under de sista åren haft tungt bröst och hostat rätt mycket. Hans gång har länge varit vacklande på grund af yrsel, ej haft dyspeptiska symptom. I medio af juni 1895 fick han plötsligt svindel och diarré jämte kräkningar.

Status d. 29 juni 1895. Pat. känner sig matt, hudfärgen blek.

Hjärtat: ej påvisbar förstoring, tonerna rena, andra tonen vid basen accentuerad.

Pulsen jämn, kraftig, 72 slag i min.

Arteriæ radiales i hög grad sklerotiska (pärlbandslika).

Lungorna visa tecken på emfysem och bronchit.

Buken: resistens i epigastrium, ingen tydlig tumör.

Lymfkörtlarna i ljumskarna äro ansvällda.

Urinen, sp. v. 1,022, håller ej albumin.

Ventrikeln dilaterad, magsaften utan HCl och löpe.

Blodet: röda blodkr. 3,65 million.; H = 25 % (Fleischl).

Pat. blef under sjukhusvistelsen mer och mer kachektisk, resistensen i epigastriet tydligare, slutligen uppträdde mörka, grönaktiga kräkningar; han afled d. 19 sept. 1895.

Obduktion d. 23 sept. 1895. Hjärtat företedde brun atrofi och någon fettdegeneration, valvler och mynningar friska, aorta och artererna i allmänhet med arteriosklerotiska förändringar. Ringformig pyloruscancer med stenos. Ventrikeln dilaterad, mindre cancermetastaser i peritoneum och i mjältpulpan.

Fall 124. E—n, E., 69 år, f. d. hyrkusk, Stockholm. Inkom på Serafimerlasarettet d. 17 okt. 1895, död d. 17 dec. 1895.

Arteriosclerosis, aortitis chron. (insuff. valv. aortæ) cancer hepatis, cholelithiasis.

Pat. förnekar alkoholmissbruk och lues, har ej haft ledgångsreumatism. I sept. 1895 började buken svälla, andtäppa och smärtor i hjärttrakten.

Status d. 13 nov. 1895. Hud och slemhinnor icteriskt färgade, någon hjärtklappning.

Hjärtat förstoradt åt vänster; spetsen i 5:te interst., 3 centim. utanför mamm.-linien. Systoliskt och diastoliskt blåsljud, starkast öfver aorta.

Pulsen regelbunden, kraftig, hård, celer.

Periferiska arterer rigida och slingriga, systolisk ton.

Lefvern förstorad, palpabel.

Buken är betydligt utspänd af ascitesvätska.

Urinen håller ett spår albumin, inga cylindrar.

Behandling: diuretin, digitalis, Infus. Adonis.

D. 21 nov. 1895. Uttappades 3 liter blodig ascitesvätska, sp. v. 1,014.

Pat. afled d. 17 dec. 1895.

Obduktion. Sklerotiska förändringar i hjärnans kärl; hypertrofi af i synnerhet den vänstra hjärtkammaren; i muskulaturen större och mindre gråhvita fläckar; aortas valvler retraherade och kalkinfiltrerade, äfven mitralisvalvelns flikar förtjockade och förkalkade, aorta dilaterad, visar endarteritiska förändringar med kalkinkrusterade och nekrotiska partier; arteriæ coronariæ sklerotiserade, kalkvandlade, rigida, på vissa ställen förträngda, på andra utvidgade. Vidare påträffades cancer hepatis och trombosis cancerosa venæ portæ, cholelithiasis; njurarna voro små, fasta.

D. Anmärkningar till kasuistiken.

I. Etiologi.

Granska vi det anförda kasuistiska materialet med afseende på de anamnestiska uppgifterna för att erhålla en föreställning om de etiologiska moment, som företrädesvis varit verksamma vid de sklerotiska processernas utveckling, så möta oss rätt stora svårigheter för ett riktigt bedömande af den betydelse, som bör tillmätas de olika faktorer, hvilka möjligen kunna komma i fråga.

Först och främst är det klart, att uppgifterna måste vara ofullständiga: omständigheter, som kunna vara af vikt, hafva af patienterna ej blifvit beaktade, eller hafva de ej blifvit erkända, äfven om direkt fråga blifvit framställd. Detta senare gäller som bekant både om alkoholmissbruk och luetisk infektion, åtminstone beträffande den publik, som söker inträde på våra sjukhus. De privata patienterna däremot torde i allmänhet bättre kunna redogöra för sitt föregående lif och lämna läkaren mera pålitliga uppgifter. Vidare är det mycket vanligt, att man hos samma patient finner icke en utan flere af de faktorer, som kunna anses vara af vikt i etiologiskt hänseende, hvarigenom tvekan uppstår rörande grupperingen af det speciella fallet.

En särskild faktor, som utan tvifvel är af stor betydelse i arteriosklerosens etiologi, nämligen ärftligheten, är i allmänhet svår att utforska. Sjukhuspatienterna lämna vanligen mycket torftiga upplysningar om sina hereditära förhållanden. Äfven de privata patienterna hafva i detta hänseende ej mycket att meddela. Den säkraste insikten om familjeförhållandena vinner man naturligtvis genom mångårig personlig beröring med familjens olika medlemmar under flere generationer, men det inses lätt, att en dylik insikt förvärfvas först efter decennier och berör ett ganska inskränkt område.

De anamnestiska uppgifterna måste sålunda vara bristfälliga, hos en del fall hafva helt säkert vissa etiologiska moment funnits, men ej omnämnts. De positiva uppgifterna torde däremot vara fullt tillförlitliga.

Efter dessa förutskickade anmärkningar öfvergår jag till en detaljerad granskning af den meddelade kasuistiken i etiologiskt hänseende.

1. Kön och ålder.

Af mina 124 fall voro 98 män och 26 kvinnor. Sålunda männens antal 79 % och kvinnornas 21 %. Fördela vi patienterna på de olika åldersdecennierna, så finna vi:

i åldern mellan 21 och 30 år 1 man, mellan 31 och 40 år 8 män och 2 kvinnor, mellan 41 och 50 år 24 män och 4 kvinnor, mellan 51 och 60 år 31 män och 10 kvinnor, mellan 61 och 70 år 28 män och 6 kvinnor, mellan 71 och 80 år 6 män och 4 kvinnor eller i % inom de respektive åldersklasserna 0,8, 8,0, 22,5, 33,0, 27,4 och 8,0. Häraf framgår, att något mer än halfva antalet befinner sig i åldern mellan 41 och 60 år och något öfver en fjärdedel mellan 61 och 70 år; uti hvardera af de båda decennierna 31—40 år och 71—80 år befinna sig 8 %

af alla fallen. Med undantag af ett enda fall hade alla patienterna nått en ålder af öfver 30 år.

2. Syfilis.

På grund af de anamnestiska uppgifterna och i ett fall på grund af obduktionsfenomenen kunde syfilitisk infektion antagas i 25 fall: 22 män och 3 kvinnor. Emellertid är det icke osannolikt, att syfilis förekommit i ett eller annat af de öfriga fallen. Antalet är ganska afsevärdt, en femtedel af hela summan. Uti 12 fall förekom syfilis såsom den enda etiologiska faktorn af vikt. Syfilis jämte alkoholmissbruk förekom i 4 fall; syfilis, alkoholmissbruk och korpulens i 3 fall; syfilis alkoholmissbruk samt kronisk reumatism i 2 fall; syfilis, alkohol- och tobaksmissbruk i 1 fall; syfilis, gikt eller kron. reumatism och korpulens i 2 fall samt syfilis jämte hereditärt anlag för arterioskleros i 1 fall.

3. Alkoholmissbruk.

Missbruk af alkohol i en eller annan form utan syfilitisk infektion har förekommit i 31 fall, af hvilka 29 voro män och 2 kvinnor. Alkoholmissbruk utan något annat anmärkningsvärdt i anamnesen fanns i 11 fall; alkoholmissbruk och kronisk reumatism i 6 fall; alkoholmissbruk, kronisk reumatism och infektionssjukdomar i 1 fall; alkoholmissbruk och ansträngande arbete i 3 fall; alkoholmissbruk, ansträngande arbete och kronisk reumatism i 2 fall; alkoholmissbruk, ansträngande arbete och infektionssjukdomar i 1 fall; alkoholmissbruk, ansträngande arbete och korpulens i 1 fall. Alkoholmissbruk jämte tobaksmissbruk omnämnes i 3 fall; alkoholmissbruk samt infektionssjukdomar anföras i 2 fall och alkoholmissbruk jämte korpulens i 1 fall. Bland de syfilitiskt infekterade funnos dessutom 10 fall, hos hvilka alkoholmissbruk förekommit. Inalles är det sålunda 41 fall, hos hvilka alkokolmissbruk antecknats.

4. Ansträngande arbete

utan syfilitisk infektion eller alkoholmissbruk förekom i 16 fall. Af dessa var det strängt kroppsligt arbete i 15 fall och öfverdrifvet intellektuellt arbete i 1 fall. Anmärkas bör, att bland de 15 fallen med ansträngande kroppsligt arbete befunno sig icke mindre än 9 kvinnor. Uti 7 fall förekom ansträngande kroppsligt arbete utan något annat anmärkningsvärdt etiologiskt moment; uti 3 fall ansträngande arbete jämte kronisk reumatism; uti 3 fall ansträngande arbete jämte olika infektionssjukdomar; uti 2 fall ansträngande arbete och dåliga hygieniska förhållanden. Dessutom förekomma 7 fall med ansträngande arbete bland dem, som missbrukat alkohol. Ansträngande arbete förekom sålunda inalles i 23 fall.

5. Korpulens.

Mera betydande korpulens utan något af de förut omnämnda etiologiska momenten förekom i 9 fall, af hvilka 7 voro män och 2 kvinnor. Uti ett af fallen hade äfven förekommit upprepade anfall af njurstenskolik. Dessutom förekom korpulens tillsammans med syfilis och alkoholmissbruk i 3 fall, tillsammans med alkoholmissbruk i 1 fall och tillsammans med ansträngande arbete och alkoholmissbruk i 1 fall. Korpulens är sålunda omnämnd i tillsammans 14 fall.

6. Hereditet.

Uppgifterna om patienternas familjeförhållanden gåfvo anledning att antaga hereditära inflytanden i 5 fall, af hvilka 3 voro män och 2 kvinnor. Erkännas måste dock, att grunderna för ett dylikt antagande i ett par fall voro skäligen svaga. Å andra sidan är det sannolikt, att denna faktor varit verksam i flere andra fall, men af skäl, som jag redan framhållit, är det svårt att erhålla bestämda uppgifter i detta hänseende. Uti ett af våra såsom hereditära antagna fall förekom diabetes insipidus, uti ett annat fanns en lindrig form af diabetes mellitus och hade funnits betydande korpulens jämte reumatiska smärtor. Uti fall 27 förelåg syfilitisk infektion jämte rätt bestämda uppgifter, tydande på ärftliga inflytanden; själf ville patienten sätta insjuknandet i samband med svåra attacker af influensa.

7. Kronisk reumatism.

Utan något annat anmärkningsvärdt i anamnesen än reumatiska smärtor af kronisk natur finna vi 3 fall; till denna grupp har jag äfven hänfört ett fall med arthritis deformans. Alla voro män. Dessutom förekom kronisk reumatism tillsammans med syfilis och alkoholmissbruk i 2 fall; tillsammans med syfilis och korpulens i 1 fall; tillsammans med alkoholmissbruk i 7 fall; tillsammans med alkoholmissbruk och ansträngande arbete i 2 fall; tillsammans med ansträngande arbete i 3 fall och tillsammans med ärftliga anlag i 1 fall. Kronisk reumatism har sålunda antecknats i innalles 19 fall.

8. Gikt och gallsten

förekom i ett fall, en man.

9. Dåliga hygieniska förhållanden

omnämnas i 2 fall, båda voro män. I båda fallen hade också förekommit flere olika infektionssjukdomar. Dessutom omtalas dåliga hygieniska förhållanden tillsammans med ansträngande arbete i 2 fall.

10. Infektionssjukdomar

såsom influensa, scarlatina, frossa, smittkoppor, cholera, mässling, nervfeber (tyfoidfeber), lunginflammation, osteomyelit omtalas i 9 fall, af hvilka 1 var en kvinna. Uti ett af dessa fall omnämnes också njursten. Dessutom förekommo infektionssjukdomar jämte syfilis, alkoholmissbruk och kronisk reumatism i 1 fall; jämte alkoholmissbruk i 2 fall; jämte alkoholmissbruk och ansträngande arbete i 1 fall; jämte ansträngande arbete i 3 fall; jämte alkoholmissbruk i 1 fall; jämte alkoholmissbruk och kronisk reumatism i 1 fall; jämte ansträngande arbete och kronisk reumatism i 1 fall.

11. Intet anmärkningsvärdt i anamnesen

finna vi uti 23 fall. Af dessa voro 16 män och 7 kvinnor.

Dessa uppgifter äro sammanställda i tabell 1 å följande sida.

Af denna öfversikt framgår, att vissa faktorer, som med större eller mindre skäl kunna anses spela en viss roll uti arteriosklerosens etiologi, förekomma i de anamnestiska uppgifterna mer eller mindre ofta. En viss faktor, som mycket ofta återkommer, kan naturligtvis af detta skäl betraktas såsom betydelsefull för sjukdomens utveckling och genom en hopsummering af alla de fall, uti hvilka den gifna faktorn förekommer, erhålla vi en föreställning om denna faktors *extensitet* inom arteriosklerosens etiologi. Men det synes mig äfven vara möjligt att vinna en föreställning om en gifven faktors *intensitet* såsom etiologiskt moment. Då arteriosklerosen är en eminent kronisk och progressiv sjukdom, ligger den tanken nära till hands, att orsaksmomentet också är kroniskt, att det verkar under en lång tidsföljd och först så småningom framkallar det tillstånd, som kliniskt manifesterar sig ge-

Tabell I.

Etiol. moment:	Ålder:						
	21—30	31—40	41—50	51—60	61—70	71—80	Summa
Syfilis	1 m.	4 m. 2 k.	10 m.	6 m. 1 k.	1 m.		22 m. 3 k.
Alkoholmissbruk		2 m.	10 m.	10 m. 2 k.	7 m.		29 m. 2 k.
Ansträngande arbete			1 k.	4 m. 6 k.	3 m. 2 k.		7 m. 9 k.
Kronisk reumatism			1 m.	2 m.			3 m.
Korpulens		1 m.	1 m. 1 k.	2 m.	2 m. 1 k.	1 m.	7 m. 2 k.
Hereditet			2 k.	2 m.	1 m.		3 m. 2 k.
Gikt och gallsten				1 m.			1 m.
Dåliga hygien. förh.				1 m.	1 m.		2 m.
Infektionssjukdomar			1 m.	1 m. 1 k.	4 m.	2 m.	8 m. 1 k.
Intet anmärkningsvärdt		1 m.	1 m.	2 m.	9 m. 3 k.	3 m. 4 k.	16 m. 7 k.
	1 m.	8 m. 2 k.	24 m. 4 k.	31 m. 10 k.	28 m. 6 k.	6 m. 4 k.	98 m. 26 k.
	1	10	28	41	34	10	124

nom arteriosklerosens symptom. Ju snabbare verkan inträder, desto mera intensivt bör orsaksmomentet verka. Därför böra de orsaksmoment, som framkalla tidig arterioskleros, betraktas såsom mera intensivt verkande än de, som först vid hög ålder medföra arteriosklerotiska förändringar. För att ett dylikt betraktelsesätt skulle leda till exakta resultat, fordrades naturligtvis, att den tidpunkt, då ett gifvet orsaksmoment började sin verkan och likaledes, att den tidpunkt, då de första symptomen började visa sig, kunde noga bestämmas samt att endast ett moment vore i verksamhet i det speciella fallet. Dessa fordringar torde endast sällan kunna uppfyllas. Det material, som stått mig till buds, motsvarar ingalunda dylika anspråk. Icke desto mindre har det synts mig erbjuda ett visst intresse att för de ofvan anförda etiologiska grupperna bestämma medeläldern vid observationstiden. För tvänne, nämligen de, som jag tror, viktigaste grupperna, har jag äfven försökt bestämma medeläldern vid de första symptomens uppträdande. I en stor del sjukhistorier finnas tidsuppgifter, som medgifva en ungefärlig bestämning af åldern vid sjukdomens början; där dessa uppgifter saknas, har jag tagit åldern vid observationstiden. Härigenom riskerar man ej att förlägga de första symptomen alltför långt tillbaka i tiden.

Med detta sätt att gå till väga har jag erhållit följande resultat:

Medelåldern vid observationstiden var

1. för de patienter, som varit *syfilitiskt* infekterade, 46,0 år;
   vid de första symptomens framträdande ungefär 42,6 år.
2. för de patienter, som missbrukat *alkohol* och ej haft syfilis, 53 år;
   vid de första symptomens uppträdande omkring 51 år.
3. för de patienter, hos hvilka *hereditet* tycktes vara det viktigaste orsaksmoment, 55 år.
4. för dem, i hvilkas anamnes endast förekommit *kronisk reumatism,* 54,3 år.
5. för dem, hvilkas anamnes omnämner *korpulens* såsom det viktigaste orsaksmoment, 57,7 år.
6. för dem, hvilkas anamnes hufvudsakligen omnämner *ansträngande arbete,* 58 år.
7. för den patient, som haft *gikt och gallsten,* 58 år.
8. för dem, hos hvilka *dåliga hygieniska förhållanden* varit det viktigaste orsaksmomentet, 58,5 år.
9. för dem, som endast företett diverse *infektionssjukdomar,* 63 år.
10. för dem, hos hvilka *intet anmärkningsvärdt* förekommit i anamnesen, 66 år.

Bland infektionssjukdomarna har man särskildt framhållit malaria såsom ett viktigt etiologiskt moment för arterioskleros. Jag har därför bestämt medelåldern för de fall, i hvilkas anamnes denna sjukdom omnämnes, och erhållit värdet 62 år.

De primäruppgifter, som ligga till grund för beräkningen af

medelåldern vid observationstiden, äro tillräckligt exakta. Mindre tillförlitliga äro uppgifterna om tiden för de första symptomens uppträdande. Uppgifter om tidpunkten för det etiologiska momentets början de inverkan finnas visserligen för större delen af de syfilitiska patienterna, men för de öfriga endast undantagsvis.

Då det synts mig vara af intresse att i detalj granska de anamnestiska data rörande de 25 patienter, som varit syfilitiskt infekterade, har jag gjort följande tabellariska sammanställning.

Tabell II.

Fallets nr.	Ålder vid infektionen.	Ålder vid de första symptomen.	Ålder vid observationen.	Tiden mellan infektionen och observationen.	Behandling.
	År				
1	24	43	44	20	Behandlad af läkare.
2	omkr. 24	49	49	omkr. 25	Smörjkur omkr. 10 år efter infektionen.
5	25	?	53	28	Smörjkur upprepade gånger.
15	28	45	45	17	35 smörjningar. Pat. afled.
16	omkr. 30	43	53	omkr. 23	Behandl. af specialist.
23	20	29	29	9	Smörjkurer.
24	omkr. 28	34	34	6	Antagligen ej behandlad.
25	29	34	34	5	Smörjningar och injektioner.
26	28	34	35	7	Smörjkur.
27	?	32	38	?	Behandlad, ej kändt huru. Pat. afled.
28	28	32	38	10	Antagligen ej behandlad.
29	32	38	38	6	Två smörjkurer.
30	29	40	46	17	Behandlad af specialist. Pat. afled.
31	36	43	44	8	Grundlig behandling.
32	28	41	45	17	Smörjkur.
33	29	47	48	19	Behandlad af specialist. Pat. afled.
34	18	33	48	30	Behandlad af specialist.
35	23	48	48	25	Behandlad med smörjning.
36	40	omkr. 50	53	13	Behandlad af specialist. Pat. afled.
37	?	50	54	?	? Pat. afled.
38	?	40	55	?	Antagligen ej behandlad. Pat. afled.
39	?	45	56	?	? Pat. afled.
40	28	57	58	30	Obetydlig behandling.
41	?	61	61	?	?
104	26	44	44	18	?

I denna tabell finnas uppgifter om tiden för infektionen, åldern vid uppträdandet af de första symptomen, som möjligen kunna sättas i samband med en begynnande arterioskleros, åldern vid observationstiden, tiden, som förflutit från infektionen, till dess patienten kom under observation, och den behandling, som patienten undergått. Det är klart, att en stor del af dessa uppgifter ej kunna vara fullt exakta, men en ungefärlig föreställning kunna de dock gifva om den tid, som förflutit från orsaksmomentets begynnande inverkan till de arteriosklerotiska symptomens uppträdande och därigenom i viss mån om det syfilitiska giftets intensitet såsom etiologiskt moment för arterioskleros. Uppgifterna om den behandling, patienten undergått, visa, att kvicksilfver blifvit användt i de allra flesta fall. Det är likväl tvifvel underkastadt, om det skett med den ihärdighet, som man numera fordrar för en grundlig antisyfilitisk behandling, alldenstund en stor del af dessa patienter infekterades för lång tid sedan, då de moderna åsikterna om syfilisbehandlingen ännu ej gjort sig gällande. Likaledes förekomma i en del fall flere etiologiska moment samtidigt. Icke desto mindre synes det mig, som om de anförda medeltalen åtminstone för de etiologiska grupper, som omfatta ett större antal fall, skulle äga ett visst värde vid bedömandet af de olika orsaksmomentens intensitet. I detta hänseende tyckes syfilis vara det viktigaste. Den grupp, som omfattar de syfilitiska patienterna, är relativt stor, 25 fall af 124, d. v. s. 20 % af hela antalet. Medelåldern vid observationstiden är lägst i denna grupp, nämligen 46 år och medelåldern vid de första symptomens framträdande är ungefär 42,6 år. Därnäst kommer alkoholmissbruk med en medelålder af respektive 53 och 51 år. Gruppen omfattar 31 fall, d. v. s. 25 % af hela antalet. Äfven hereditet och kronisk reumatism tyckas vara viktiga orsaksmoment, men antalet fall inom dessa båda grupper är ringa, respektive 6 och 3 fall, hvadan någon säker slutsats härom ur den meddelade kasuistiken ej kan dragas. De följande etiologiska momenten: korpulens, ansträngande arbete, gikt och gallsten samt dåliga hygieniska förhållanden äro mycket tvifvelaktiga dels på grund af den relativt höga åldersiffran, dels beträffande de två senare momenten på grund af det ringa antalet fall. Vidare tyckes det af vår beräkning framgå, att de akuta infektionssjukdomarna spela ringa eller ingen roll såsom etiologiskt moment för arterioskleros. Af ganska stort intresse är den sista gruppen, som omfattar sådana fall, i hvilka intet anmärkningsvärdt förekommit i anamnesen. Gruppen omfattar 23 fall, d. v. s. något öfver 19 % af hela antalet. Medelåldern vid observationstiden är 66 år. Uti denna grupp samla sig sålunda företrädesvis de ålderstigna patienterna, de, hvilka förete, hvad man skulle kunna kalla, den fysiologiska sklerosen.

II. Symptomatologi.

1. Allmänna anmärkningar.

I symptomatologiskt hänseende har jag indelat mitt material i 7 grupper:

Gruppen I omfattar sådana fall, uti hvilka endast en stegring af det arteriella trycket kunnat påvisas.

Gruppen II omfattar sådana fall, som företett tydliga arteriosklerotiska förändringar i de för undersökning tillgängliga periferiska kärlen, men som saknat utpräglade symptom, tydande på sklerotiska förändringar i inre organ.

Gruppen III omfattar sådana fall af arterioskleros, som företett lindriga symptom från hjärtat.

Gruppen IV omfattar sådana fall af arterioskleros, som företett utpräglade symptom från hjärtat.

Gruppen V omfattar sådana fall af arterioskleros, uti hvilka symptom från njurarna varit synnerligen framträdande.

Gruppen VI omfattar sådana fall af arterioskleros, hvilka företett symptom från det centrala nervsystemet, särskildt från hjärnan.

Gruppen VII omfattar sådana fall af arterioskleros, hvilka varit komplicerade med cancer.

De särskilda fallen inom ofvan nämnda grupper fördela sig på de olika åldersklasserna på följande sätt:

Tabell III.

Grupp	År						Summa
	21—30	31—40	41—50	51—60	61—70	71—80	
I			3 m. 1 k.				3 m. 1 k. = 4
II				3 m.	4 m.	2 m. 1 k.	9 m. 1 k. = 10
III		1 m.	1 m.	4 m. 1 k.	1 m.		7 m. 1 k. = 8
IV	1 m.	6 m. 2 k.	14 m. 2 k.	16 m. 7 k.	12 m. 4 k.	3 m. 1 k.	52 m. 16 k. = 68
V		1 m.	4 m. 1 k.	5 m. 1 k.	1 m.		11 m. 2 k. = 13
VI			2 m.	2 m.	7 m. 2 k.	1 m. 2 k.	12 m. 4 k. = 16
VII				1 m. 1 k.	3 m.		4 m. 1 k. = 5
S:ma	1 m.	8 m. 2 k.	24 m. 4 k.	31 m. 10 k.	28 m. 6 k.	6 m. 4 k.	98 m. 26 k. = 124
	1	10	28	41	34	10	

Af denna tabell framgår, att de fall af arterioskleros, som sakna symptom från inre organ (grupp II), befinna sig i de högre åldersklasserna mellan 51 och 80 år; att fallen, som företrädesvis visat hjärtsymptom (grupperna III o. IV) till större delen befinna sig i åldern 41—60 år, men att äfven uti näst föregående och näst efterföljande åldersklass dessa fall äro ganska talrika; att fallen med starkt framträdande symptom från njurarna (grupp V) till allra största delen befinna sig i åldern mellan 41—60 år; att fallen med symptom från det centrala nervsystemet (grupp VI) äro talrikast i åldern mellan 61 och 70 år och att cancerfallen (grupp VII) allesammans tillhöra åldern 51—70 år.

De olika fallen inom de nämnda grupperna fördela sig på de särskilda orsaksmomenten på följande sätt:

Tabell IV.

Grupp	Etiologiska moment								
	Syfilis	Alkohol-missbruk	Hereditet	Kron. reuma-tism	Korpulens	Ansträngande arbete	Öfriga etiol. moment	Intet anmärk-ningsvärdt	Summa
I	2				2				4
II	1	1				1	4	3	10
III	2	4			1	1			8
IV	19	18	4	2	6	8	4	7	68
V		2	1	1		3	4	2	13
VI	1	6				1		8	16
VII						2		3	5
S:ma	25	31	5	3	9	16	12	23	124

Tabellen visar, att inom gruppen I äro syfilis och korpulens de enda orsaksmomenten, att inom gruppen II de starkare verkande orsaksmomenten endast förekomma i 2 af 10 fall, att inom grupperna III och IV alla orsaksmoment äro verksamma, men företrädesvis syfilis och alkoholmissbruk, att inom gruppen V intet moment är öfvervägande, att inom gruppen VI alkohol spelar en viktig roll och att inom gruppen VII de mera intensiva orsaksmomenten helt och hållet saknas. Af särskildt intresse äro grupperna III och IV. Inom dessa finna vi de patienter, som företrädesvis företett symptom från hjärtat. Här träffa vi äfven den allra största delen af de syfilitiska patienterna, icke mindre än 21 af 25. Frånräkna vi de 2 fallen i gruppen I och det enda fallet i gruppen II, emedan i dessa ej tydlig visceral lokalisation af sklerosen förefanns, så återstå 22 syfilitiska patienter och af dessa finna vi i 21 fall förändringar i hjärtat och i ett fall i hjärnan. Häraf framgår, som det synes, med all önskvärd tydlighet, att arteriosklerosen på syfilitisk grund med förkärlek angriper hjärtat och, kunna vi tillägga, de större kärlen nära hjärtat. Äfven de patienter, som missbrukat alkohol, återfinna vi till största delen uti grupperna III och IV, nämligen 22 fall af 31, men en icke ringa del, 6 fall, finnes i grupp VI. Med andra ord, största delen af alkoholisterna förete hjärtsymptom, en mindre, men ej så ringa del, visa symptom från det centrala nervsystemet. Äfven större delen af de fall, i hvilkas anamnes ansträngande arbete, korpulens och hereditet finnas omnämnda, hafva visat symptom från hjärtat.

Det ligger i sakens natur, att någon skarp skillnad mellan dessa grupper ej kan existera. Under sjukdomens utveckling tillkomma nya symptom, i följd hvaraf ett fall rätteligen borde öfverflyttas från en grupp till en annan. Symptom från hjärta och njurar förekomma som bekant mycket ofta samtidigt, så att tvekan kan uppstå, om ett fall skall hänföras till grupperna III och IV eller till gruppen V; inträffar sedermera under sjukdomsförloppet en hjärnblödning, är fallets plats rätteligen i grupp VI. Gruppen I, för såvidt de i denna grupp upptagna fallen öfver hufvud taget skola anses tillhöra arteriosklerosen, måste betraktas såsom en öfvergångsgrupp. Förr eller senare uppträda antagligen hos hithörande patienter sådana symptom, att de böra inrangeras i någon af de andra grupperna.

Emellertid synes mig den nämnda gruppindelningen underlätta öfversikten af den rikhaltiga symptomsamling, som arteriosklerosen erbjuder och på samma gång framhålla vissa typer, som rätt ofta förekomma mer eller mindre tydligt utpräglade under hela eller största delen af sjukdomsförloppet.

2. De särskild grupperna.

Vid en närmare granskning af den rikhaltiga symptomsamling, som den meddelade kasuistiken erbjuder, synes mig lämpligast att särskildt taga i betraktande hvar och en af de 7 grupper, i hvilka jag indelat mitt material.

Grupp I.

Denna grupp omfattar 4 fall, hvilka i symptomatiskt hänseende karaktäriseras af stegradt arteriellt tryck utan påvisbara förändringar i de periferiska kärlen och utan mera betydande symptom från inre organ.

Uti fall 1, som handlar om en 44-årig jordbrukare, finna vi sedan ett år tillbaka lindriga, men fullt tydliga anfall af angina pectoris med irradiation af smärtan i vänstra armen ända ned i fingerspetsarna.

Uti fall 2 fanns öfvergående albuminuri.

Båda dessa patienter hade för omkring 20 år sedan blifvit syfilitiskt infekterade.

Tre af patienterna hade varit betydligt korpulenta, två voro fortfarande feta, den tredje, fall 3, hade genom en afmagringskur i betydlig grad minskat sin fettma. Under den rätt hastiga afmagringen hade matthet, svindelanfall och svullnad i benen uppträdt. Hos denne patient hade för 2 år sedan »hjärtfel» diagnosticerats.

Uti fall 4, en 50-årig kvinna, hade andtäppa och »hugg» i vänstra sidan af bröstet sedan några år förekommit, på senare tiden hjärtklappning vid rörelser, stark törst och hufvudvärk. Alla 4 fallen företedde spänd radialispuls och tydligt accentuerad andra aortaton, tecken på stegring af det arteriella trycket.

Om än ingen af dessa patienter visade tecken på arterioskleros i de för undersökning direkt tillgängliga kärlen, var dock hos dem alla det arteriella trycket stegradt, och detta fenomen betraktas af flere forskare såsom ett förebud till framtida arteriosklerotiska förändringar.

För öfrigt är det mycket antagligt, att i ett par af dessa fall sklerotiska förändringar i inre organ redan inträdt; de anginösa symptomen och albuminurien tyda därpå. Fallen hafva därför synts mig äga intresse såsom belysande arteriosklerosens tidigaste skeden.

Patienternas ålder vid undersökningstillfället varierade mellan 44 och 50 år.

Grupp II.

Denna grupp omfattar 10 fall, hvilka visa sklerotiska förändringar i de periferiska kärlen, men inga eller obetydliga symptom från inre organ.

Fall 5 handlar om en 53-årig agent, som vid 25 års ålder blifvit infekterad med syfilis och dessutom missbrukat alkohol. Patienten sökte läkare för en attack af akut ledgångsreumatism.

Uti fall 6, en 58-årig snickare, hvars fader dött af njursten finna vi betydligt alkoholmissbruk, värk och smärtor i ryggen, lindrig andtäppa, tecken på stegradt arteriellt tryck, starkt sklerotiskt omvandlade radialarterer och lindrig albuminuri.

Fall 7, 66-årig jordbrukare, hade redan länge lidit af hosta, någon gång äfven blodhosta. Utom skleros i de periferiska arterema visade han tecken på emfysem och bronchit.

Fall 9, 62-årig sjöman, hade sedan 3 år visat symptom på hjärtinsufficiens. Vid undersökningen lindrigt ödem i benen, ascites, periodvis spår albumin i urinen. Periferiska arterer höggradigt sklerotiska.

Fall 11 handlar om en 76-årig militär, som under sista tiden lidit af svindel, andnöd och stenokardiska symptom. Vid undersökningen konstaterades utom höggradiga sklerotiska förändringar i de periferiska artererna en lindrig accentuering af andra aortatonen och bronchit.

Fall 12, 60-årig brädgårdsarbetare, kom till sjukhuset med anledning af akut diarré.

Fall 13, 63-årig landtbrukare, inkom på Serafimerlasarettet med anledning af en stöt i högra sidan och däraf följande torr pleurit.

Fall 8, 10 och 14, hvilkas ålder var respektive 65, 74 och 71 år, inkommo på sjukhuset med symptom, hvilka kunna sättas i samband med arteriosklerotiska förändringar: susningar för öronen, svindel, ymniga näsblödningar, andnöd, hjärtklappning, stickningar i hjärttrakten, oregelbunden puls, bradykardi (fall 8), hosta, lungemfysem, bronchit, cyanos och ödem. Fall 10 kom till obduktion och visade sklerotiska processer i hjärnans kärl och i aorta.

Åldern hos de till denna grupp hörande patienterna var vid observationstiden 53—76 år. De voro sålunda i allmänhet rätt gamla, och de företedde intensiva arteriosklerotiska förändringar i de palpabla kärlen. Visserligen funnos i en del fall symptom, som tydde på viscerala skleroser, men dessa voro dock mindre intensiva, än man att döma af de palpabla kärlens tillstånd kunnat vänta.

Grupp III.

Denna grupp omfattar 8 fall med lindriga symptom från hjärtat.

I fall 15, som handlar om en 45-årig agent, förekom för 17 år sedan luetisk infektion, vidare alkoholmissbruk, arthritis deformans och diabetes mellitus. Hjärtsymptomen voro vid undersökningen mycket obetydliga. Vid obduktionen påvisades lindrig hjärtförstoring och skleros i koronarartererna och i hjärtköttet, betydliga arteriosklerotiska förändringar i aorta, i art. lienalis och i aa. renales samt infarkt i högra njuren.

Äfven i fall 16, en 53-årig notarie, förekom syfilitisk infektion, som pat. ådragit sig för öfver 20 år sedan, dessutom korpulens och giktanfall. Redan vid 43 års ålder ansågs han lida af »hjärtfel», på senare åren tillkommo hjärtklappning, andnöd, oro och ängslan; pulsen var vid undersökningen spänd och något oregelbunden samt lefvern förstorad.

Fall 17, en 38-årig f. d. järnarbetare sedan skrifvare, som mycket missbrukat alkohol och haft tungt arbete, kom till sjukhuset för akut hjärtinsufficiens.

Fall 18, en 52-årig sjöman, som missbrukat alkohol, inkom på sjukhuset för högersidig ischias. Lindrig hjärtförstoring konstaterades.

Fall 19, en 53-årig järnarbetare, alkoholmissbruk, kronisk ledgångsreumatism och acne rosacea; vårdades vid 50 års ålder på Serafimerlasarettet för arterioskleros, myokardit, lungemfysem, gastrointestinalkatarr och ischias. Bland hjärtsymptom märktes nu lindriga stenokardiska anfall.

Fall 20, en 57-årig trädgårdsmästare, alkoholmissbruk sedan ungdomen, vid 55 års ålder första tecknen på hjärtinsufficiens. Under sjukhusvistelsen, 2 år senare, visade han starka symptom på hjärtinsufficiens samt högersidig exsudativ pleurit och albuminuri.

Fall 21, en 55-årig änka, kom till sjukhuset på grund af en högersidig pneumoni, i hvilken sjukdom hon afled. Kliniskt kunde inga symptom på arterioskleros konstateras, men vid obduktionen funnos i nedre delen af aorta lindriga arteriosklerotiska förändringar. Under sjukhusvistelsen konstaterades lindrig hjärtdilatation och relativ mitralisinsufficiens, post mortem visade hjärtmuskulaturen brun atrofi och fettdegeneration. Uti hennes anamnes omnämnes arbete i kyla och väta.

Fall 22 handlar om en 68-årig köpman, som på senare åren blifvit betydligt korpulent. Sedan ett år hade han känt andtäppa vid rörelser och stenokardiska anfall vid ansträngningar. Uti anamnesen omnämnes äfven njurstenskolik. Vid undersökningen var patienten betydligt korpulent, hjärtat ej påvisbart förstoradt; systoliskt blåsljud öfver aorta, tecken på stegradt arteriellt tryck och lindrig albuminuri förefunnos.

Bland symptomen hos de till denna grupp hörande patienterna vill jag påpeka: stenokardiska attacker, fall 19 och 22;

relativ mitralisinsufficiens, fall 21; hjärtinsufficiens, fall 17 och 20; samt högersidigt pleuritiskt exsudat, fall 20.

I fall 15 fanns diabetes mellitus.

Grupp IV.

Denna grupp omfattar 68 fall, hvilka företedde utpräglade symptom från hjärtat.

a) *Fall med syfilis i anamnesen.*

Fall 23, en 29-årig bokhållare, som infekterades för 9 år sedan och äfven missbrukat alkohol, visade hjärtförstoring, oregelbunden hjärtverksamhet, öfvergående blåsljud vid hjärtspetsen, öfvergående svullnad i benen, accentuering af andra aortatonen och rigiditet i aa. radiales.

Fall 24, 34-årig uppasserska, visade betydlig hjärtförstoring, förändringar i lefvern af syfilitisk natur, kronisk nefrit och rigiditet i periferiska arterer.

Fall 25, en 34-årig vinhandlare, infekterad för 5 år sedan, visade lindrig hjärthypertrofi och albuminuri.

Fall 26, en 35-årig agent, infekterad för 7 år sedan, hade sedan lång tid missbrukat alkohol, började för 1 år sedan lida af andtäppa; vid undersökningen påvisades hjärtförstoring, mitralisinsufficiens, lefverförstoring och albuminuri.

Fall 27, en 38-årig handlande, inom hvilkens släkt förekommit hjärnblödning, diabetes mellitus och arthritiska symptom, hade vid 30 års ålder influensa med lungkatarr och följande året lindriga symptom från hjärtat. Under senare åren hjärtklappning och andtäppa, vid 37 års ålder å nyo influensa med lungkatarr, snart därefter hjärtförstoring och svår bronchit. Vid undersökningen konstaterades hjärtförstoring, stegradt arteriellt tryck och antydan till galopprythm, periferiska arterer voro starkt kontraherade. Längre fram uppträdde andnöd, smärtor i benen, albuminuri, lindrigt ödem och lefverförstoring. Pat. afled. Vid obduktionen visade sig hjärtat förstoradt, i synnerhet den vänstra kammaren, valvler och mynningar friska. På aortas insida tvänne atheromatösa upphöjningar, omfattande båda kransartärernas mynningar. Dessa voro förträngda, i synnerhet den högra. I den vänstra koronararteren mindre atheromatösa förändringar. Vid hjärtats spets fanns en större sklerotisk härd i muskulaturen. Stas i alla organ.

Fall 28, 38-årig fru, för 10 år sedan infekterad, hade äfven missbrukat tobak; vid 32 års ålder andnöd och hjärtklappning, senare stenokardiska anfall, på sista tiden 6—10 gånger på dygnet. Vid undersökningen betydlig hjärthypertrofi, aortainsufficiens, aortit och dilatation af aorta.

Fall 29, 38-årig bokhållare, har i hög grad missbrukat alkohol, haft 3 attacker af reumatisk feber utan hjärtaffektion enligt läkares utsago, infekterades vid 32 års ålder, 5 år senare symptom från hjärtat; vid undersökningen konstaterades hjärtförstoring hjärtinsufficiens, öfvergående lefverförstoring och öfvergående albuminuri.

Fall 30, 46-årig ämbetsman, infekterad för 17 år sedan, började för 6 år sedan känna symptom från hjärtat. Vid undersökningen konstaterades betydlig hjärtförstoring, insufficiens och stenos i aorta, aortadilatation och albuminuri. Ett år senare hjärtinsufficiens, angina pectoris, öfvergående motorisk afasi, senare hallucinationer, *Cheyne-Stokes'* respiration, letal utgång. Vid obduktionen konstaterades kolossal hjärtförstoring, retraktion och kalkinkrustation af aortavalvlerna, skleros i kransartärerna och i hjärtköttet, atheromatösa förändringar i aorta och aortadilatation.

Fall 31, 44-årig vinhandlare, infekterad för 8 år sedan; för 1 år sedan andtäppa, hjärtklappning. Vid undersökningen betydlig hjärtförstoring och albuminuri.

Fall 32, 45-årig agent, infekterad för 17 år sedan, dessutom omnämnes i anamnesen vällefnad och alkoholmissbruk. Sedan flere år hade han haft andtäppa och svindelanfall. Vid undersökningen konstaterades hjärtförstoring, mitralisinsufficiens och albuminuri.

Fall 33, 48-årig vaktmästare, infekterad för 19 år sedan, erbjuder stort intresse. Patientens första symptom voro smärtor i benen, sedermera ventrombos, något senare brand i ett par tår på högra foten. På Serafimerlasarettet klagade han öfver smärtor och parästesier i benen och fötterna; den kliniska undersökningen ådagalade högt tryck i det arteriella systemet och stenos i mitralismynningen. Någon tid efter utskrifningen från lasarettet begick patienten självmord, och den anatomiska undersökningen af hjärtat ådagalade en betydande mitralisstenos jämte arteriosklerotiska förändringar i koronarkärlen och bindväfssvålar i hjärtköttet. De första sklerossymptomen visade sig vid 47 års ålder.

Fall 34, 48-årig f. d. poliskonstapel, infekterad redan vid 18 års ålder, från 22 års ålder missbruk af spirituosa. Vid ungefär 33 års ålder visade sig de första symptomen från hjärtat. På Serafimerlasarettet, dit patienten inkom, då han var 48 år, konstaterades tecken på hjärtinsufficiens, hjärtförstoring och obetydlig albuminuri jämte kronisk gastrit. Under sjukhusvistelsen uppträdde relativ mitralisinsufficiens och anfall af kardial astma; dessa symptom jämte stassymptomen voro vid utskrifningen borta.

Uti fall 35 förekom jämte syfilis, som patienten, en 48-årig man, ådrog sig för 25 år sedan, äfven missbruk af tobak. De första symptomen uppträdde vid 48 års ålder, tecken på aortainsufficiens och på dilatation af aorta förefunnos.

Vid omkring 50 års ålder började hjärtsymptom uppträda i fall 36, som handlar om en 53-årig kassör, infekterad vid 40 års ålder. Vid undersökningen iakttogos tecken på insufficiens och stenos i aorta. Senare uppträdde lindriga anginösa symptom och albuminuri. Pat afled. Vid obduktionen påvisades betydlig hjärthypertrofi och dilatation, hufvudsakligen af den vänstra kammaren, aortainsufficiens, aortadilatation och kronisk aortit. Kransartererna voro förträngda, i synnerhet den vänstra, i båda kransartererna atheromatösa förändringar, ingenstädes förkalkning.

Vid omkring 50 års ålder visade fall 37 tecken på hjärtsjukdom. Vid undersökningen, patienten var då 54 år, var hjärtat enormt förstoradt, och symptom af insufficiens och stenos i aorta förekommo. Obduktionen visade höggradig arterioskleros i hjärnans och hjärtats kärl, aortavalvlerna förkalkade samt svålbildningar i hjärtat. De under lifvet för exploration tillgängliga periferiska artererna voro slingriga, men ej hårda.

Uti fall 38, en 55-årig fru, visade sig vid 40 års ålder ägghvita i urinen, jämte svullnad i armar och ben, först senare uppträdde hjärtsymptom. Vid undersökningen, patienten var då 55 år, konstaterades hjärtförstoring åt vänster, betydlig albuminhalt jämte cylindrar i urinen samt en anmärkningsvärd anämi. Obduktionen ådagalade arteriosklerotiska förändringar i hjärnkärlen, i koronarkärlen och i aorta, hjärtförstoring, kronisk nefrit och amyloidmjälte samt syfilitisk hepatit jämte gummösa förändringar i lefvern, mesenterial- och halskörtlarna.

Vid 45 års ålder konstaterades hjärtfel i fall 39, en 56-årig snickare. Vid undersökningen på lasarettet visade sig tecken på hjärtinsufficiens, hjärtförstoring och aortainsufficiens. Vid obduktionen iakttogos sklerotiska förändringar i hjärnans kärl, i koronarartererna och framför allt i hela aorta, vidare höggradig hjärtförstoring med förtjockning och retraktion af aortavalvlerna.

Uti fall 40, en 58-årig vaktmästare, som för 30 år sedan infekterades, märktes vid några och 50 års ålder andtäppa vid rörelser, vid 57 års ålder albuminuri och anfall af asthma cardiale. Vid undersökningen konstaterades betydlig hjärtförstoring, aortainsufficiens och dilatation af aorta.

Fall 41 handlar om en 61-årig snickare, som visserligen förnekade syfilis, men vid inkomsten på Serafimerlasarettet hade syfilitiska bensår och chorio-retinitis. Hjärtat var betydligt förstoradt åt vänster, albuminuri fanns ej. Senare fick patienten ett slaganfall med högersidig hemiplegi och öfvergående afasi.

b) *Med alkoholmissbruk utan syfilitisk infektion i anamnesen.*

Fall 42 handlar om en 41-årig handlande, som vid omkring 39 år började känna hjärtsymptom, sedan han under många år missbrukat alkohol. Vid undersökningen konstaterades tecken på kronisk alkoholintoxikation och på hjärtinsufficiens. Hjärtat var förstoradt och hjärtverksamheten oregelbunden, en betydlig mängd albumin fanns i urinen. Under lämplig behandling blef hjärtverksamheten regelbunden, hjärtdilatationen minskades, men tecken på högt tryck i det arteriella systemet och albuminuri i lindrig grad kvarstodo.

Uti fall 43, en 44-årig f. d. handlande, förefunnos subjektiva hjärtsymptom, tecken på högt arteriellt tryck och hjärtförstoring åt vänster.

Vid 43 års ålder hjärtsymptom hos fall 44, en 45-årig ingeniör, som vid undersökningen visade betydlig hjärtförstoring, förhöjdt arteriellt tryck, betydlig albuminuri och antydan till *Cheyne-Stokes'* respirationsfenomen.

Uti fall 45, en 46-årig gipsarbetare, finna vi en patient, som tyckes rätt betydligt hafva missbrukat alkohol. Vid omkring 40 års ålder förklarades han af läkare hafva »hjärtfel». Vid inkomsten på Serafimerlasarettet hade han betydande andnöd, *Cheyne-Stokes'* respiration, högersidigt pleuritiskt exsudat, betydande hjärtförstoring, aortainsufficiens och tecken på kronisk nefrit. Vid obduktionen påvisades sklerotiska förändringar i aorta ascendens, arcus aortæ och i koronarkärlen samt sklerotiska härdar i hjärtmuskeln; aortavalveln var insufficient, dess flikar förtjockade och sammanväxta; kronisk nefrit med amyloiddegeneration.

Fall 46, en 46-årig jurist, som varit betydligt korpulent, började för ett halft år sedan lida af envis hosta, senare andtäppa och lindriga anginösa symptom. Vid undersökningen fanns ännu betydande fetma, hjärtförstoring, mitralisinsufficiens, oregelbunden hjärtverksamhet och albuminuri.

Fall 47, en 46-årig tullvaktmästare, som betydligt missbrukat alkohol och haft ansträngande arbete, började redan vid omkring 28 års ålder lida af andfåddhet och hosta, vid 39 års ålder fanns albumin i urinen; när patienten rådfrågade läkare, var andfåddheten vid rörelser betydlig, hjärtklappning och svår hufvudvärk plågade honom, hjärtat var förstoradt, tecken på aortadilatation, däribland pulsus differens, förefunnos. Äfven konstaterades kronisk nefrit och retinitis albuminurica.

Uti fall 48, som handlar om en 47-årig restauratör, uppträdde de första symptomen vid 47 års ålder i form af stenokardiska och astmatiska anfall, patienten var betydligt korpulent, hade hjärtförstoring och tecken på aortainsufficiens samt ett spår albumin, som sedan försvann. Sedan hans diet blifvit ordnad och han afhållit sig från spirituosa, minskades hans korpulens och de stenokardiska anfallen aftogo i intensitet och frekvens. Något öfver 3 år senare påkom ett häftigt stenokardiskt anfall med infarkt i vänstra lungan, hvarefter han tämligen snart blef återställd till sitt vanliga tillstånd.

Fall 49 handlar om en 50-årig körsnär, som under de senare åren lidit af andtäppa och hjärtklappning. På sjukhuset konstaterades hjärtinsufficiens, hjärtförstoring, högersidigt pleuritiskt exsudat och lindrig albuminuri. Vid obduktionen påvisades arteriosklerotiska förändringar i hjärnans och hjärtats arterer samt i aorta och arteriæ brachiales, högersidig serös pleurit samt serofibrinös perikardit, betydlig hjärthypertrofi, isynnerhet hypertrofi af den vänstra kammaren, gråhvita strängar och fläckar i hjärtmuskulaturen och stasnjurar.

Sedan 46 års ålder hade fall 50 ofta lidit af svindel, senare varit »tungandad». Vid inkomsten på sjukhuset, patienten var då 51 år gammal, konstaterades hjärtinsufficiens och hjärtförstoring, pulsen var oregelbunden. Längre fram påvisades vänstersidigt pleuritiskt exsudat. Alkohol- och tobaksmissbruk (snusning) förefanns.

Fall 51 handlar om en 52-årig f. d. åkare, som i hög grad missbrukat alkohol. För $1^1/_2$ år sedan stassymptom, som försvunno efter sjukhusvård, senare epileptiforma anfall. Hjärtat var förstoradt, tecken på aortainsufficiens förefunnos, artertrycket var högt, 240—250 mm Hg *(Potain)*. Dessutom konstaterades öfvergående albuminuri, lungemfysem och alkoholepilepsi.

Fall 52, 55-årig brefbärare. De första symptomen från hjärtat uppträdde vid 54 års ålder; ett år senare påvisades på Serafimerlasarettet hjärtförstoring, hjärtinsufficiens och stassymptom, obetydlig albuminuri samt tecken på lunginfarkt. Insufficienssymptomen försvunno under sjukhusvistelsen.

Fall 53 handlar om en 55-årig hushållerska, som vid 45 års ålder började lida af svindelanfall, senare uppträdde symptom på hjärtinsufficiens. På sjukhuset iakttogos hjärtförstoring, tecken på aortainsufficiens och på aorta-aneurism samt stassymptom.

Sedan några och 40 års ålder hade fall 54, en 60-årig timmerman, känt andtäppa och hjärtklappning vid ansträngningar. På sjukhuset konstaterades höggradig hjärtinsufficiens, utgjutning i vänstra pleurahålan och ascites samt lindrig albuminuri. Då stassymptomen gått tillbaka, uppträdde en egendomlig pulsintermittens, hvart 5:e pulsslag uteblef.

Vid omkring 60 års ålder uppträdde i fall 55, en 65-årig skräddare, svindel. Vid 65 års ålder, då han inkom på Serafimerlasarettet, funnos symptom på hjärtinsufficiens, hjärtförstoring, relativ mitralisinsufficiens, relativ trikuspidalisinsufficiens, högersidigt pleuritiskt exsudat, kronisk nefrit och chorio-retinitis. Utom långvarigt alkoholmissbruk bör i detta fall anmärkas reumatisk värk i benen och i fingerlederna.

Först vid 64 års ålder uppträdde i fall 56, som handlar om

en 66-årig skomakare, de första symtomen från hjärtat; på sjukhuset konstaterades 2 år senare hjärtinsufficiens, oregelbunden puls och obetydlig albuminuri.

Uti fall 57, en 66-årig skräddare, uppträdde vid omkring 62 års ålder svindel och andnöd, sedermera ödem och albuminuri. Vid undersökningen på Serafimerlasarettet påvisades betydlig ascites, betydlig hjärtförstoring, oregelbunden puls, lefverförstoring och tecken på kronisk nefrit. Under sjukhusvistelsen försvann utgjutningen i buken. Utom missbruk af alkohol i hög grad, allt sedan patienten var 25 år gammal, förekommo mellan patientens 40:de och 50:de år reumatiska smärtor i musklerna.

Huruvida fall 58 kan anses lida af arterioskleros är måhända tvifvelaktigt. Mannen, en 37-årig bryggeriarbetare, hade missbrukat alkoholhaltiga drycker, särskildt öl, och haft anfall af delirium tremens. På grund af akut pneumoni inkom han till Serafimerlasarettet, hvarest konstaterades lindrig hjärtförstoring och en starkt accentuerad, egendomligt klingande andra aortaton, som ansågs tyda på aortit. Den akuta pneumonien gick snart tillbaka, och patienten kände sig vid utskrifningen fullt frisk.

Fall 59, 67-årig skomakare. Utom lindrigt alkoholmissbruk förekom äfven tobaksmissbruk (rökning). Vid omkring 55 års ålder andfåddhet och hjärtklappning, senare ödem och hjärtinsufficiens, som försvunnit och återkommit flere gånger. Vid undersökningen på Serafimerlasarettet konstaterades hjärtförstoring, mitralisinsufficiens och akut pneumoni, för hvilken sjukdom han inkom på sjukhuset.

c) *Fall med ansträngande arbete i anamnesen.*

Under denna rubrik har jag sammanfört några fall af arterioskleros, i hvilka patienterna själfva lagt synnerlig vikt på långvarigt och ansträngande arbete. Alkoholmissbruk och syfilitisk infektion hafva förnekats, men sannolikt förefanns luetisk smitta i ett eller annat af dessa fall. Ett fall med ansträngande intellektuellt arbete har förts hit.

Fall 60, en 52-årig arbeterska, som under lång tid haft mycket ansträngande arbete, vid 25 års ålder reumatisk värk i armar och ben och vid 46 års ålder utslag på benen, vårdades 1893 på sjukhus för influensa med bronchopneumonia bilat., då hjärtverksamheten var oregelbunden och öfvergående albuminuri förekom. Sedan kände sig pat. frisk till 1895, då andfåddhet och hjärtklappning förspordes. Vid undersökningen 1895 konstaterades aortit med utvidgning af aorta samt stenos i aortamynningen. Pulsen var relativt långsam, 56 slag i min., och betydligt starkare i högra subclavia och radialis än i motsvarande kärl på vänstra sidan (pulsus differens) samt utpräglадt tardus. Båda synfälten voro tämligen betydligt förträngda, och neurasteniska symptom funnos.

Uti fall 61, 54-årig änka, började redan vid omkr. 44 års ålder andfåddhet, som sedermera tilltagit. På Serafimerlasarettet iakttogos anginösa och astmatiska anfall, betydlig hjärtförstoring, tecken på dilatation af aorta och aortainsufficiens samt chorio-retinitiska härdar. Vid obduktionen funnos kronisk deformerande aortit med utvidgning af aorta ascendens, förtjockning och retraktion af aortavalvlerna, skleros af koronarartererna jämte insprängda gula partier i hjärtmuskulaturen. Patienten hade sannolikt varit syfilitiskt infekterad.

Fall 62 handlar om en 55-årig månglerska, som vid 52 års ålder började blifva andfådd och sedermera fick hjärtklappning och svullnad i underbenen. På Serafimerlasarettet konstaterades betydlig hjärtförstoring, hjärtinsufficiens, oregelbunden puls och tecken på kronisk nefrit och lunginfarkt. Vid obduktionen voro båda hjärtkamrarne, isynnerhet den vänstra, hypertrofierade och dilaterade, i koronarartererna och i aorta funnos cirkumskripta atheromatösa förtjockningar och fläckar.

Uti fall 63, en 62-årig tvätterska, hade under de senaste 10 åren förekommit värk i armar, rygg och ben, vid 57 års ålder tecken på hjärtinsufficiens. På sjukhuset konstaterades stassymptom, hjärtförstoring och ett systoliskt blåsljud vid spetsen.

Fall 64 handlar om en 66-årig änkefru. Vid 52 års ålder konstaterades ägghvita i urinen, sedermera tecken på hjärtinsufficiens; vid inkomsten på Serafimerlasarettet påvisades hjärtförstoring, retinalblödningar och tecken på kronisk nefrit, sedermera hjärtinsufficiens. Vid obduktionen iakttogos säckformig utvidgning af aorta ascendens, atheromatösa förändringar i aorta, i koronarkärlen och i de periferiska artererna, i hjärtköttet här och hvar insprängda hvita till hvitgula fläckar, kronisk interstitiell nefrit. Aortavalvlerna voro normala.

Fall 65 handlar om en 67-årig arbetare, som ett år före inkomsten på sjukhuset börjat besväras af stickningar i bröstet, andfåddhet, hosta och svullnad i benet. Vid undersökningen anmärktes hjärtförstoring åt vänster, systoliskt blåsljud vid spetsen och oregelbunden hjärtverksamhet samt lindrig albuminuri. Stassymptomen aftogo och försvunno under sjukhusvistelsen.

Fall 66, en 58-årig hustru. Strängt arbete, fuktig bostad och reumatiska smärtor i lederna omnämnas, 2—3 år före inkomsten på Serafimerlasarettet andnöd och senare stassymptom. Vid undersökningen konstaterades hjärtförstoring, oregelbunden hjärtverksamhet, systoliskt blåsljud vid hjärtspetsen och lindrig albuminuri. Under sjukhusvistelsen uppträdde perforationsperitonit och patienten afled.

Vid obduktionen påvisades hjärtförstoring, mitralisinsufficiens, skleros i koronarkärlen och i aorta, perforation af processus vermiformis, hvarest fanns ett plommonkärnstort konkrement.

Fall 67. En 56-årig scenisk konstnär af israelitisk härkomst, som arbetat intensivt i sitt yrke, fick vid 53 års ålder ett slaganfall med hastigt öfvergående vänstersidig hemiplegi, betydande bradykardi (pulsfrekvens 28 i min.). Sedermera ett par lindriga slagattacker utan någon förlamning; andtäppa och hjärtklappning. Vid undersökningen visade han neurasteniska symptom, klagade öfver tryck och beklämning i hjärttrakten; hjärtat var något förstoradt, hjärtverksamheten lindrigt oregelbunden och rythmen långsam (omkr. 50 slag i min.), tecken på stegradt arteriellt tryck funnos; lefvern var något förstorad, och lindrig albuminuri fanns.

Under de följande tre åren förbättrades tillståndet, pulsfrekvensen blef normal och rythmen nästan fullständigt regelbunden, dock inträffade en gång lunginfarkt tillsammans med ventrombos i ena benet och en gång ett apoplektiskt anfall utan förlamning.

Efter en torrkur ökades de neurasteniska symptomen, höggradig sömnlöshet inträdde, och pat. afled.

d) *Fall med kronisk reumatism i anamnesen.*

Sedan många år förekom i fall 68, som handlar om en 58-årig f. d. vinkällarebetjänt, reumatiska smärtor i ledgångarne, vid 58 års ålder hjärtaffektion. På Serafimerlasarettet påvisades hjärtförstoring och oregelbunden hjärtverksamhet samt vänstersidigt pleuritiskt exudat; vid en andra sjukhusvistelse kort tid senare fanns dessutom ödem i benen. Patienten hade varit vinkällarebetjänt, hvadan möjligen alkoholmissbruk förefunnits, oaktadt det af honom förnekades.

Fall 69 företedde arthritis deformans. Patienten, en 58-årig snickare, hade 6 veckor före inkomsten på sjukhuset en dag efter strängt arbete känt svårt styng i hjärttrakten samt hjärtklappning andnöd och hosta; på sjukhuset konstaterades betydlig hjärtförsto ring, högt arteriellt tryck och begynnande arthritis deformans i vänstra handen. Under sjukhusvistelsen var urinmängden hela tiden öfver det normala, men hvarken ägghvita eller socker kunde påvisas i urinen.

e) *Fall med betydande korpulens utan något annat anmärkningsvärdt i anamnesen.*

Fall 70 handlar om en 37-årig ingeniör, som varit betydligt korpulent, men känt sig fullt frisk, tills han under de senaste 15 månaderna förloradt 20 kilo i vikt, då dyspeptiska symptom uppträdt. Vid undersökningen var hjärtat betydligt förstoradt åt vänster, ett systoliskt blåsljud hördes öfver hela hjärttrakten, urinmängden var ökad, och urinen höll tämligen mycket ägghvita, i högra ögonbottnen funnos retinalblödningar.

En 58-årig sjökapten, fall 71, var vid 50 års ålder mycket korpulent, sedermera magrade han under ett halft år 15 kilo, på sista tiden lindriga stenokardiska anfall. Vid undersökningen var hjärtat förstoradt åt vänster, hjärtverksamheten oregelbunden, lefvern förstorad, urinen höll ett spår albumin, som sedermera försvann, men längre fram återkom, då äfven någon svullnad i vänstra benet förefanns. Sedermera påkom en öfvergående förlamning i vänstra sidan. Patienten afled i sitt hem något mera än ett halft år efter första undersökningen.

Fall 72 handlar om en 59 årig affärsman, som varit frisk, tills han för ett år sedan började blifva andfådd. Vid undersökningen var han betydligt fet, hjärtat var förstoradt åt vänster, vid spetsen hördes ett systoliskt blåsljud, andra aortatonen ytterst starkt accentuerad, klingande; urinen höll ett spår albumin.

Fall 73. En 62-årig landtbrukare, som förut varit ganska korpulent, hade under senaste året magrat och fått dyspeptiska symptom. Vid undersökningen var kroppsvikten endast 66,7 kilo, hjärtat var förstoradt åt vänster, hjärtverksamheten oregelbunden, ett spår albumin fanns i urinen. Under behandlingen (mjölkdiet, Digitalis, KJ samt gymnastik) inträdde märkbar förbättring, kroppsvikten ökades något, och 3 år och 8 månader efter första undersökningen kände han sig fortfarande ganska bra, ehuru de objektiva tecknen kvarstodo i hufvudsak oförändrade.

Uti fall 74, som handlar om en 65-årig änkefru, omtalas sedan flere år tilltagande andtäppa, hon måste på sista tiden sitta i sängen. Vid undersökningen var patienten betydligt korpulent, hade kolossal andnöd, rikliga rassel i lungorna; hjärtat var förstoradt åt vänster, hjärtverksamheten något oregelbunden, urinen höll ett spår albumin, sedermera, när andnöden minskades, konstaterades ett systoliskt blåsljud öfver aorta och manubrium sterni. Patienten förbättrades, magrade 8 kilo, och vid senaste undersökningen, något öfver $2^1/_2$ år efter den första, kände hon sig ganska kry.

En 72-årig ämbetsman, fall 75, hade på de senare åren blifvit betydligt korpulent, och sedan några år tillbaka hade han försport andtäppa vid rörelser och på sista tiden någon svullnad i fötterna. Vid undersökningen konstaterades förstoring af hjärtat åt vänster, högt artiellt tryck, ett spår albumin i urinen, längre fram starkare ansvällning af benen, relativ mitralisinsufficiens och lindriga stenokardiska anfall, plötslig död på klosetten. Vid obduktionen, hvarvid endast hjärtat undersöktes, funnos hypertrofi och dilatation af båda hjärtkamrarne, sklerotiska förändringar i koronarartererna och sklerotiska härdar i hjärtköttet uti synnerligen riklig mängd. Hjärtats valvler och mynningar voro fullt friska.

f) *Fall med hereditet.*

Fall 76 handlar om en 45-årig hustru, som ända sedan barndomen plågats af törst och druckit mycket kaffe. Sedan 4 månader svår hufvudvärk, stundom hjärtklappning. På Serafimerlasarettet påvisades hjärtförstoring, lindrig albuminuri och diabetes insipidus, dessutom tecken på stegradt arteriellt tryck. Modern och en syster hafva möjligen haft hjärtlidande.

Fall 77, 48-årig hustru, hvilkens båda föräldrar hastigt aflidit, fick strax före inkomsten på Serafimerlasarettet ett anfall af akut ledgångsreumatism. På sjukhuset företedde hon tecken på arterioskleros och aortainsufficiens.

En 60-årig vaktmästare, fall 78, som under många år brukat hosta under vintrarne och lätt blifvit andfådd, började för 3—4 år sedan besväras af hjärtklapping och fick för 1 1/2 år sedan ett svårt anfall af angina pectoris, som sedermera rätt ofta upprepades. Vid undersökningen på Serafimerlasarettet företedde pat. svullnad i fötterna, blodig upphostning (infarkt), lindrig hjärtförstoring, tecken på stegradt arteriellt tryck, albuminuri samt utbredd bronchit. Han förbättrades under sjukhusvistelsen. Ungefär ett år senare inkom han för andra gången och företedde då ungefär samma symptom. Trycket i arteria radialis var då 210 mm Hg *(Potain).*

Fall 79 handlar om en 69-årig f. d. handlande, som vid 61 års ålder började känna andtäppa, hjärtklappning och svindel samt vid 67 år kväfningsanfall. På sjukhus konstaterades myokardit och albuminuri, följande år diabetes mellitus, kroppsvikten minskades på 2 år från 123 kilo till 77 kilo. Vid undersökningen på Serafimerlasarettet (hans 4:de vistelse därstädes) konstaterades hjärtförstoring, oregelbunden hjärtverksamhet, öfvergående glykosuri och lindrig albuminuri.

g) *Fall med gikt och gallsten i anamnesen.*

Fall 80 handlar om en 58-årig kontorist, som sedan 20 år haft giktanfall och flere gånger gallstenskolik, på senare åren andtäppa vid rörelser, på sista tiden anfall af andnöd under nätterna. Vid undersökningen påvisades betydlig hjärtförstoring åt vänster, tecken på stegradt arteriellt tryck, något oregelbunden hjärtverksamhet, bronchit och albuminuri. Under den följande tiden förbättrades patientens tillstånd, andtäppan vid rörelser aftog, de nattliga anfallen af andnöd upphörde, bronchiten och albuminurien försvunno, och hjärtverksamheten blef regelbunden.

h) *Fall med diverse infektionssjukdomar i anamnesen.*

Uti fall 81 var patienten, en 56-årig fru, frisk, tills hon vid 53 års ålder fick influensa, året därpå hjärtklappning och andfåddhet vid rörelser. Utom dessa symtom konstaterades vid undersökningen hjärtförstoring, systoliskt blåsljud öfver spetsen, oregelbunden hjärtverksamhet, svälld lefver och lindrig albuminuri.

Fall 82 handlar om en 65-årig pråmskeppare, som genomgått nervfeber och frossa, den senare sjukdomen hade han under 4 år; vid 57 års ålder utsatt för koloxidförgiftning, vid 58 års ålder vårdad på Serafimerlasarettet för myokardit, senare svullnad benen. Vid undersökningen konstaterades stassymptom, betydlig hjärtförstoring, oregelbunden hjärtverksamhet, lungemfysem och bronchit samt spår albumin i urinen. Under sjukhusvistelsen hördes understundom ett utdraget systoliskt blåsljud vid hjärtspetsen.

Fall 83 handlar om en 67-årig byggnadsförman. Pat. hade under sitt föregående lif genomgått en mängd infektionssjukdomar; på de sista 4 åren hade han lidit af värk mellan skulderbladen, strålande ut åt sidorna, mest åt vänster. På Serafimerlasarettet konstaterades ödem i fötterna, hjärtförstoring åt vänster, tecken på aortainsufficiens och stenos i aortamynningen samt albuminuri. Patienten förbättrades under sjukhusvistelsen.

i) *Fall utan något anmärkningsvärdt i anamnesen.*

En 60-årig järnvägstjänsteman, fall 84, hade under hela sitt lif varit frisk, tills han på de senare åren börjat känna andnöd samt lindriga stenokardiska anfall. Vid undersökningen företedde han hjärtförstoring och oregelbunden hjärtverksamhet.

Fall 85. En 65-årig kvinna, hade varit frisk, tills hon vid 63 års ålder började besväras af hjärtklappning, senare andfåddhet, hosta, längre fram svullnad i benen. På Serafimerlasarettet konstaterades hjärtförstoring, rythmus bigeminus, mitralisinsufficiens, dilatation af aorta, kronisk nefrit och stassymptom.

En 67-årig handlande, fall 86, som varit frisk, tills han för ett par månader sedan började lida af andnöd vid rörelser och envis hosta, företedde vid undersökningen hjärtförstoring, oregelbunden hjärtverksamhet, något förstorad lefver och albuminuri i mycket ringa grad. Längre fram blef hjärtverksamheten regelbunden och andtäppan lindrigare.

Fall 87 handlar om en 70-årig vedhandlare, som varit frisk,

tills han för omkring 4 månader sedan började lida af andtäppa. Vid undersökningen på Serafimerlasarettet konstaterades hjärtförstoring åt vänster, periodvis ett svagt systoliskt blåsljud vid hjärtspetsen samt oregelbunden hjärtverksamhet dessutom ett hasselnötstort aneurism på högra art. brachialis. Urinmängden, som vid inkomsten var ganska ringa, ökades under sjukhusvistelsen betydligt, och samtidigt lindrades andnöden och upphörde nästan fullständigt.

En 71-årig arbetare, som varit stark rökare, fall 88, började vid 66 års ålder känna andtäppa och hjärtklappning vid starkare rörelser. Dessa symptom förvärrades så småningom, och svullnad i benen tillkom. Pat. har härför flere gånger vårdats på sjukhus. Vid undersökningen på Serafimerlasarettet påvisades andnöd, stassymptom, hjärtförstoring åt vänster, systoliskt blåsljud vid spetsen, oregelbunden hjärtverksamhet, högt artertryck, 175 mm Hg *(Potain)*, lindrig öfvergående lefverförstoring och albuminuri. Stassymptomen försvunno.

Fall 89. En 73-årig änka hade i allmänhet varit frisk. Under de senaste åren har hon besvärats af reumatiska smärtor. För ett halft år sedan fick hon tecken på hjärtinsufficiens och svindel. På Serafimerlasarettet iakttogos stassymptom, hjärtförstoring, systoliskt blåsljud vid spetsen och lindrig albuminuri. Stassymptomen gingo tillbaka.

Fall 90 handlar om en 74-årig lärare, som varit frisk, tills han vid 66 års ålder fick ett anfall af angina pectoris. Anfallen upprepades flere gånger under följande halfår, voro sedermera borta under något öfver 5 år, hvarefter de återkommo dock i allmänhet lindriga. Vid undersökningen påvisades hjärtförstoring åt vänster, systoliskt blåsljud öfver hela hjärttrakten och i jugulum samt lindrig albuminuri. Under den följande tiden var patienten tämligen frisk och kunde sköta sina göromål, men afled ett år senare plötsligt i ett nytt anfall af angina pectoris.

Sammanställning af symptomen i IV:de gruppen.

Inom grupp IV finna vi en synnerligen rikhaltig samling af symptom, hvilka till största delen hänföra sig direkt till hjärtat och kärlsystemet, men äfven utgå från nervsystemet, respirationsorganen, lefvern och njurarne etc.

Af symptom från hjärtat och aorta har jag antecknat:

Hjärtförstoring förekommer i nästan alla fallen.

Mitralisinsufficiens i fall 32, 46, 66, 81, 85, 88, 89.

Relativ mitralisinsufficiens i fall 23, 34, 55, 75, 82, 88.

Relativ trikuspidalisinsufficiens i fall 55.

Stenosis ostii venos. sin. i fall 33.

Aortainsufficiens i fall 39, 45, 48, 51, 53, 77.

Aortainsufficiens + stenosis ost. aortæ i fall 37, 83.

Aortainsufficiens + aortitis i fall 28, 35, 39, 40, 45, 61.

Stenosis ost. aortæ + aortitis i fall 60.

Aortainsufficiens + stenosis ost. aortæ + aortitis i fall 30, 36.

Aortitis och aortadilatation i fall 27, 47, 58, 85, 90.

Aorta aneurism i fall 53 och 64.

Vidare torde böra räknas hit:

Angina pectoris i fall 28, 30, 36, 46, 48, 67, 71, 74, 75, 78, 84, 90.

Smärtsam dyspné i fall 61.

Asthma cardiale i fall 26, 34, 40, 61, 78, 80.

Bradykardi i fall 60, 67, 82.

Rythmus cordis bigeminus i fall 85.

Galopprythm i fall 27.

Pulsus differens i fall 47 och 60.

Pulsus irregularis i en mängd fall; uti fall 54 nedgick puls frekvensen periodvis till 40 slag i min., härvid hördes 4 hjärt slag följa normalt på hvarandra, därefter inträdde en paus, så att hvart femte hjärtslag uteblef.

Aneurism på arteria brachialis förekom i fall 87.

Från nervsystemet har antecknats:

Svindel i fall 25.

Hallucinationer i fall 30.

Parästesier i fall 33.

Hemiplegi och afasi i fall 41.

Epileptiforma anfall i fall 51.

Apoplektiforma anfall i fall 67.

Neurasteni i fall 60 och 67.

Från ögonen:

Chorio-retinitis i fall 41, 55, 61.

Retinitis i fall 47.

Retinalblödningar i fall 47, 64, 70.

Förträngning af synfälten i fall 60.

Från respirationsorganen:

Pleuritis exudativa dextra i fall 45, 49, 55, 65.

» » *sinistra* i fall 50 och 68.

Lunginfarkt i fall 48, 52, 61, 62, 67, 78.

Cheyne-Stokes' respiration i fall 30, 44, 45, 46.

Från lefvern:

Förstorad cirrhotisk lefver i fall 56 och 57.

Lefversyfilis i fall 24 och 38.

Från njurarne och urinen:

Albuminuri i ett stort antal fall.

Kronisk nefrit i några fall.

Ökad urinmängd utan albuminuri i fall 69.

Diabetes mellitus i fall 79.

Glykosuri i fall 57.

Diabetes insipidus i fall 76.

Dessutom bör anmärkas, att

Gangrän i tårna fanns i fall 33.

Af denna öfversikt framgår, att hjärt- och kärlsymptomen spela den allra viktigaste rollen och att betydande förändringar i hjärtmuskulaturen, i valvlerna och i mynningarna samt i aorta förekomma i ett mycket stort antal fall. Symptom från öfriga organ uppträda vanligen endast i spridda fall.

Grupp V

omfattar 13 fall, uti hvilka symptom från njurarne voro starkt framträdande; kronisk nefrit diagnostiserades i alla fallen.

a) *Fall med alkoholmissbruk i anamnesen.*

Fall 91 handlar om en 43-årig nattvakt, som intensivt missbrukat alkohol. Sedan lång tid tillbaka dyspeptiska symptom, tremor, blodkräkningar, delirier och epileptiforma anfall. Vid undersökningen på Serafimerlasarettet konstaterades utom ofvannämnda symptom lindrig hjärtförstoring, ascites och tecken på nefrit. Patienten afled. Obduktionen visade hjärtat af vanlig storlek, arterioskleros i kransartererna samt utbredd skleros i kroppsartererna, lungtuberkulos, tuberkulös peritonit, atrofisk lefvercirrhos och kronisk parenchymatös nefrit.

Fall 92 handlar om en 58-årig hushållerska, som förtärt rätt mycket öl, haft strängt arbete och varit ganska korpulent. Vårdades vid 49 års ålder på Serafimerlasarettet för kronisk nefrit och eczem. På senare tiden andfåddhet. Vid undersökningen andnöd och hjärtklappning, utbredt eczem på benen, hjärtat förstoradt, urinen höll albumin och cylindrar. Senare uppträdde ett systoliskt blåsljud öfver aorta och sternum, urinmängden var ökad.

b) *Fall med ansträngande arbete i anamnesen.*

Fall 93 handlar om en 44-årig hustru, som för ett år sedan började känna sig matt, fick hufvudvärk, andfåddhet och hjärtklappning, sedermera svullnad i benen. Vid undersökningen på Serafimerlasarettet iakttogos tecken på hjärtinsufficiens, hjärtförstoring, retinitis albuminurica och kronisk nefrit. Insufficienssymptomen förbättrades.

En 55-årig skeppare, fall 94, började kort före inkomsten på Serafimerlasarettet känna sig matt, fick hufvudvärk och senare utbredt ödem. Vid undersökningen på sjukhuset funnos tecken på hjärtinsufficiens, hjärtförstoring, stegradt arteriellt tryck, 200—210 mm Hg, *(Potain)*, lungemfysem; albumin, cylindrar samt röda och hvita blodkroppar i urinen. Urinmängden i början minskad, höjde sig snart öfver det normala. Artertrycket steg till 220 mm Hg *(Potain)*. Vid utskrifningen ödem och ascites borta, spår albumin fanns fortfarande i urinen.

Fall 95, en 57-årig skogvaktare. Vid 22 års ålder fick patienten efter en häftig ansträngning ett anfall af våldsam hjärtklappning med ångest och andnöd, sedan dess dylika anfall utan ansträngning. Vid 51 års ålder akut nefrit, vid 56 års ålder bronchit och andnöd, senare ödem i benen. Vid undersökningen på Serafimerlasarettet konstaterades kronisk nefrit, emfysem och bronchit samt flere anfall af tachykardi (pulsen öfver 140 i min.), ångestkänsla, dyspné, cyanos, hosta, rikliga rassel öfver lungorna (asthma cardiale).

c) *Fall med kronisk reumatism i anamnesen.*

En 47-årig bruksförvaltare, fall 96, hade vid 40 års ålder muskelreumatism, vid 43 år spår albumin i urinen, sedan 46 års ålder konstant 0,5 ‰ albumin jämte hyalina cylindrar och ökad urinmängd, senare andfåddhet och anfall af beklämning öfver hjärtat med hastig och oregelbunden puls jämte svår andnöd; vid undersökningen betydlig hjärtförstoring, ökad urinmängd och ett spår albumin.

d) *Fall med hereditet.*

Fall 97 handlar om en 53-årig grosshandlare, som fört ett mycket regelbundet lefnadssätt, men arbetat strängt i sitt yrke. Tvänne bröder hade före patienten aflidit af hjärtsjukdom, en tredje broder död af cancer recti. De första symptomen, andnöd och hjärtklappning vid rörelser, uppträdde för 5 månader sedan, senare minskad synförmåga, som förde honom till ögonläkare. Vid undersökningen observerades betydlig förstoring af hjärtat åt vänster, tecken på stegradt arteriellt tryck, retinalblödningar och retinit i båda ögonen. Arteriæ temporales voro starkt slingrade och aa. radiales mjuka. Urinen höll albumin i rätt betydlig mängd och var till kvantiteten ökad. Längre fram uppträdde hjärtinsufficiens med ödem och ascites, relativ mitralisinsufficiens samt *Cheyne-Stokes'* respiration. Patienten afled 2 år efter de första symptomens uppträdande. Vid obduktionen påträffades utbredda arteriosklerotiska förändringar i aorta och därifrån afgående större kärl, i hjärtats koronarkärl och framförallt i hjärnans kärl. Hjärtat var betydligt dilateradt och hypertrofieradt, valvler och mynningar friska. Njurarne af ungefär vanlig storlek, något sklerotiska. I magsäcken funnos 2 smärre, typiska, runda magsår i närheten af cardia och curvatura minor.

e) *Fall med dåliga hygieniska förhållanden och infektionssjukdomar i anamnesen.*

Fall 98 handlar om en 52-årig renhållningskarl, som lefvat under dåliga hygieniska förhållanden samt genomgått mässling, smittkoppor, nervfeber samt 2 ggr lunginflammation. Vid 47-års ålder vårdad på Serafimerlasarettet för kronisk nefrit; kände sig sedermera frisk, till dess för 3 veckor sedan hufvudvärk och svullnad uppträdde. Vid undersökningen på Serafimerlasarettet konstaterades lindrigt ödem, utvidgning af aorta, albumin och cylindrar i urinen men ingen hjärtförstoring. Under sjukhusvistelsen påkom ett anfall af asthma uræmicum. Pat. utskrefs förbättrad.

f) *Fall med diverse infektionssjukdomar i anamnesen.*

Fall 99, 67-årig handlande vårdades på Serafimerlasarettet för kron. nefrit och cystit. Artererna voro slingriga, men ej sklerotiska. Pat. afled. Obduktionen visade atheromatösa förändringar i aorta och kronisk nefrit samt en hasselnötstor från dura mater utgående hjärntumör.

Fall 100 handlar om en 46-årig snickare, som ofta varit utsatt för förkylningar, lefvat i fuktig och dragig bostad och genomgått frossa samt tyfoidfeber. Vid 40 års ålder vårdades han på sjukhus för nefrit. Sedan dess frisk, tills han 8 månader före inkomsten på Serafimerlasarettet fick hufvudvärk och längre fram kräkningar. Vid undersökningen konstaterades hufvudvärk, andnöd, hjärtförstoring, blödningar och retinit i båda ögonen. Urinen höll albumin och cylindrar. Under sjukhusvistelsen förekommo lindriga urämiska symptom. Pat. utskrefs förbättrad.

Fall 101, en 54-årig snickare, som genomgått scarlatina och lunginflammation, fick ett år före inkomsten på Serafimerlasarettet diarré, kräkningar och hufvudvärk. Dessa symptom försvunno efter ett par veckor, men återkommo ett år senare; längre fram svullnad i fötter och ben. Vid undersökningen funnos tecken på stegradt arteriellt tryck och betydligt ökad urinmängd (ända till 4 liter pr dygn) och albuminuri. Senare tillkommo urämiska symptom och lunginflammation, hvaraf patienten dog. Vid obduktionen iakttogos lindrig hypertrofi af hjärtat, kronisk deformerande endarterit i hjärtats kransarterer och kronisk parenchymatös nefrit med amyloid och sekundär granularatrofi.

g) *Fall utan något anmärkningsvärdt i anamnesen.*

Fall 102 handlar om en 37-årig jordbruksarbetare, som vid 34 års ålder märkte svullnad kring fotknölarne, två år senare diagnosticerades på Serafimerlasarettet kronisk nefrit med hjärthypertrofi. Efter utskrifningen kände han sig frisk några månader, tills han följande året började besväras af andnöd och hjärtklappning, i synnerhet på nätterna. Vid undersökningen på sjukhuset påvisades hjärtförstoring, i synnerhet åt vänster, högersidig torr pleurit, intensiva sklerotiska förändringar i alla periferiska kärl och urinens mängd ökad, dess specifika vikt låg, 3 ‰ alb. samt hyalina cylindrar. Under sjukhusvistelsen förbättrades patienten subjektivt, tecknen på pleurit försvunno, patienten utskrefs, men återkom 3 veckor senare och afled följande dag. Vid obduktionen funnos arteriosklerotiska förändringar i hjärnans, i hjärtats kärl och i aorta samt i arteriæ radiales, som voro förvandlade till rigida rör; hjärtat var betydligt förstoradt, valvler och mynningar friska, njurarne visade tecken på kronisk interstitiell nefrit. De voro ej anmärkningsvärdt förminskade till storlek. Det är möjligt, att patienten missbrukat alkohol, emedan vid inkomsten på sjukhuset andra gången tremor i händer och tunga observerades.

Uti fall 103 uppträdde vid 44 års ålder anfall af hufvudvärk, kväljningar och kräkningar, på sjukhuset påvisades hjärtförstoring, dilatation af aorta, retinalblödningar och retinitis albuminurica, albuminuri och ökad urinmängd samt tecken på urämisk intoxikation.

Sammanställning af symptomen i V:te gruppen.

Alla till denna grupp hörande fall företedde sådana symptom, att *kronisk nefrit* kunde diagnosticeras, dessutom finna vi

Retinitis albuminurica i fall 93, 97, 100, 103.

Retinalblödningar i fall 97, 100, 103.

Urämi i fall 100, 101, 103.

Af symptom från hjärtat hafva antecknats:

Hjärtförstoring i fall 92, 93, 94, 95, 96, 97, 100, 102, 103.

Aortitis chronica i fall 92, 98, 103.

Asthma cardiale i fall 95, 96.

Asthma uræmicum i fall 98.

Relativ mitralisinsufficiens i fall 97.

Bradykardi i fall 94, 101.

Af symptom från respirationsorganen märkas:

Pleuritis sicca dextra i fall 102.

Emphysema pulmonum i fall 94, 95.

Cheyne-Stokes' respiration i fall 97.

Dessutom förekommo:

Epileptiforma anfall af alkoholisk natur i fall 91

Lungtuberkulos i fall 91.

Atrofisk lefvercirrhos i fall 91.
Eczema chronicum i fall 92.
Cystitis i fall 99.
Tumor cerebri i fall 99.

Grupp VI

omfattar 16 fall med symptom från det centrala nervsystemet.

a) *Fall med syfilis i anamnesen.*

Fall 104 handlar om en 44-årig cementarbetare, som vid 26 års ålder hade chancre med bubon, förnekade alla sekundära symptom. 8 månader före inkomsten på Serafimerlasarettet kände han snart öfvergående domning i högra armen och lindrig afasi, ett dylikt anfall 6 månader senare och en månad därefter ett starkare anfall med högersidig hemiplegi och lindrig afasi. Vid undersökningen funnos utom hemiplegien endast tecken på förhöjdt tryck i det arteriella systemet och rigiditet i de periferiska artererna; utskrefs förbättrad med afseende på motiliteten, talrubbningen borta; genomgick Hg-inunktionskur.

b) *Fall med alkoholmissbruk i anamnesen.*

Uti fall 105, 43-årig verkmästare, finna vi en patient, som vid 42 års ålder började känna hjärtsymptom, ett halft år senare symptom på hjärtinsufficiens, då han inkom på Serafimerlasarettet; här konstaterades betydlig hjärtförstoring, relativ trikuspidalisinsufficiens, oregelbunden hjärtverksamhet och albuminuri; under sjukhusvistelsen påkommo apoplektiska insulter med högersidig hemiplegi, *Cheyne-Stokes'* respiration, och pat. afled. Vid obduktionen påvisades hypertrofi och dilatation af hjärtat, i synnerhet af den vänstra kammaren, sklerotisk förtjockning och sammanväxning af mitralisvalvelns flikar, så att en betydlig stenos uppkommit. Talrika större och mindre senfläckar, många sammanhängande med förtjockade artergrenar, påträffades i hjärtköttet samt obetydliga sklerotiska förändringar i aorta, i närheten af delningen. I vänstra art. fossæ Sylvii funnos embolier samt utbredd encephalomalaci i vänstra hjärnhalfvan, dessutom infarkter i mjälte och njurar.

Fall 106 handlar om en 54-årig arbetare, som för ett år år sedan fick svaghet i vänstra armen och nu ett slaganfall med vänstersidig hemiplegi. På sjukhuset iakttogos dessutom lindrig hjärtförstoring, stegradt arteriellt tryck, 250 mm, *(Potain)* ökad urinmängd utan albuminuri. En tid funnos tydlig pulsus bigeminus — se kurvan!

Hos en 60-årig försäljare, fall 107, utvecklade sig så småningom svaghet i vänstra handen, v. benet och v. ansiktshalfvan; på sjukhuset förefanns lindrig vänstersidig hemipares. Dessutom rigiditet i periferiska arterer och stegring af det arteriella trycket. Patienten afled och vid obduktionen funnos en tumör i högra hjärnhalfvan och arteriosklerotiska förändringar i kärlen på hjärnans bas och i aorta.

En 61-årig murare, fall 108, som under de senare åren försport andtäppa vid rörelser, fick en vecka före inkomsten på sjukhuset stickningar och krypningar i högra handen, under de närmaste dagarne därefter svaghet i högra armen. Vid undersökningen funnos högersidig hemipares, ringa hjärtförstoring, tecken på kronisk nefrit.

Vid 58 års ålder träffades fall 109 af en lindrig pares i vänstra armen och benet, sedermera tillkommo blåssymptom och minskad synförmåga. Vid undersökningen på lasarettet, patienten var då 63 år, påvisades betydlig hjärtförstoring, i synnerhet åt vänster, jämte tecken på stegradt arteriellt tryck samt vänstersidig hemianopsi.

En 64-årig fabriksarbetare, fall 110, fick yrsel, flimmer för ögonen och två månader senare afasiska symptom; på Serafimerlasarettet konstaterades början de gangrän i högra foten, lindrig motorisk afasi, högersidig hemipares, tecken på stegradt arteriellt tryck och sklerotiska förändringar i de periferiska kärlen; patienten afled. Vid obduktionen påvisades arterioskleros af hjärnans kärl, apoplektiska cystor i högra temporalvindlarne, i vänstra linskärnan och i vänstra thalamus opticus, sklerotiska förändringar i koronarkärlen och bindväfssvålar i vänstra hjärtkammarens vägg, betydliga atheromatösa förändringar i aorta.

c) *Fall med ansträngande arbete i anamnesen.*

En 63-årig plåtslagare, fall 111, fick för omkring 6 år sedan svindel och hjärtklappning vid ansträngningar, för 4 år sedan nefrit och ett lindrigt slaganfall, för 2 år sedan retinit och senare ett andra slaganfall och för 1 år sedan svaghet i högra sidan. Vid undersökningen på Serafimerlasarettet konstaterades högersidig hemipares och svår andnöd vid minsta rörelse, hjärtförstoring, tecken på stegradt arteriellt tryck, retinalblödningar och retinitis albuminurica, tecken på kronisk nefrit. Vid obduktionen påvisades en uppmjukningshärd i pons, akut perikardit, hypertrofi och dilatation af hjärtat, kronisk fibrös myokardit, arterioskleros i hjärnans och hjärtats kärl, kronisk interstitiell nefrit.

d) *Fall utan något anmärkningsvärdt i anamnesen.*

Fall 112 handlar om en 64-årig änka, som varit frisk, tills hon 2 månader före inkomsten på Serafimerlasarettet fick andnöd, senare ett anfall af kardial astma, som förde henne till sjukhuset. Vid undersökningen konstaterades stark andtäppa, cyanos, hjärtförstoring, oregelbunden hjärtverksamhet, förstorad lefver och högersidigt pleuritiskt exsudat. De periferiska artererna visade ingen tydlig arterioskleros; ingen albuminuri. Under sjukhusvistelsen uppträdde flere apoplektiska insulter med högersidig hemiplegi och afasi. Patienten afled. Vid obduktionen funnos arterioskleros i hjärnans kärl, i koronarkärlen och i aorta, uppmjukningshärdar i hjärnan. Vidare påvisades akut peritonit och perikardit, hjärtförstoring, gråhvita fläckar i vänstra kammarens papillarmuskler samt infarkter i njurarna och emboli i arteria mesenterica.

En 65-årig tvätterska, fall 113, började för 3—4 år sedan få hufvudvärk och svindel samt under senaste året 4 slaganfall. På Serafimerlasarettet konstaterades vänstersidig hemipares, hjärtförstoring, albuminuri. Under sjukhusvistelsen uppträdde ett systoliskt blåsljud öfver hjärtspetsen (relativ mitralisinsufficiens), som försvann efter bruk af digitalis; senare uppträdde det ånyo, ett nytt apoplektiskt anfall tillkom, och patienten afled. Ingen obduktion.

Fall 114 handlar om en 65-årig f. d. lots, som varit frisk under hela sitt lif, tills han för ett år sedan började känna sig trött och andfådd och en månad före inkomsten på Serafimerlasarettet blef svag i högra benet och armen. Vid undersökningen konstaterades högersidig pares, hjärtförstoring åt vänster, systoliskt fremissemang och blåsljud vid spetsen (relativ mitralisinsufficiens), albuminuri och tecken på stegradt arteriellt tryck. Under sjukhusvistelsen försvunno det systoliska fremissemanget och blåsljudet vid hjärtspetsen, och motiliteten förbättrades.

Uti fall 115, en 66-årig f. d. lärare, som varit frisk hela sitt lif, uppträdde under de senare åren andtäppa och svindel samt på sista tiden minnesslöhet. På Serafimerlasarettet konstaterades hjärtförstoring, oregelbunden hjärtverksamhet, dilatation af aorta, systoliskt blåsljud, starkast öfver aorta samt tecken på nefrit. Vid en andra sjukhusvistelse ett par månader senare samma symptom. Patienten afled. Vid obduktionen funnos betydliga arteriosklerotiska förändringar i hjärnans kärl, i koronarkärlen och i aorta, hvilket senare kärl var dilateradt; vidare apoplektisk cysta i vänstra linskärnan, och i vänstra temporalloben samt blödning i pons; betydlig hjärthypertrofi och dilatation, talrika större och mindre sklerotiska härdar i vänstra kammarens främre vägg och i papillarmusklerna, kronisk interstitiell nefrit med amyloiddegeneration.

Vid några och 50 år uppträdde i fall 116, som handlar om en 68-årig flaggunderofficer, hufvudvärk och yrsel och vid några och

60 år svaghet i vänstra benet med darrning och ett år senare svaghet äfven i högra benet. På Serafimerlasarettet påvisades obetydlig hjärtförstoring åt vänster, tecken på stegradt arteriellt tryck och på kronisk nefrit, chorio-retinitis, lindrig atrofi af papillerna och inskränkning af synfälten i båda ögonen.

Fall 117 handlar om en 73-årig skomakare, som varit frisk, tills han strax före inkomsten på sjukhuset märkte svaghet i högra handen och strax därpå äfven i högra foten. Vid undersökningen funnos lindrig högersidig pares och sklerotiska förförändringar i periferiska kärl. Han förbättrades under sjukhusvistelsen.

Fall 118, en 77-årig f. d. hushållerska, hade vid 75 år ett första slaganfall och 2 år senare ett andra, som förde henne till sjukhuset, där skleros af de periferiska kärlen och högersidig hemipares påvisades.

Fall 119, en 77-årig kvinna, fick vid 72 års ålder först domning och 3 dagar senare pares i vänstra kroppshalfvan, strax före inkomsten på sjukhuset pares i högra armen och lindrig afasi. Vid undersökningen påvisades högersidig hemiplegi, motorisk afasi, hjärtförstoring och oregelbunden puls. Pat. afled. Vid obduktionen voro hjärnans arterer starkt atheromatösa, likaså hjärtats arterer och aorta. I centralvindlarna på vänstra hjärnhemisfären fanns en uppmjukningshärd; hjärtat var förstoradt, infarkt fanns i vänstra lungans nedre lob.

Sammanfattning af symptomen i VI:te gruppen.

Till grupp VI har jag hänfört 16 fall af arterioskleros, i hvilka symptom från det centrala nervsystemet, särskildt från hjärnan, förekommit; därjämte finna vi uti ett stort antal fall symptom äfven från andra organ.

Hemiplegia dextra förekom i fall 104, 105, 108, 110, 111, 112, 114, 117, 118.

Hemiplegia sinistra i fall 106, 107, 113.

Hemiplegia bilateralis i fall 116, 119.

Aphasia i fall 110, 112, 119.

Hemianopsia i fall 109.

Allmän nedsättning af själsförmögenheterna i fall 115.

Tumor cerebri i fall 107.

Chorio-retinitis i fall 116.

Retinalblödningar och *retinitis albuminurica* i fall 111.

Inskränkning af synfälten i fall 116.

Atrofi af papillerna i fall 116.

Hjärtförstoring förekom i fall 105, 106, 108, 109, 111, 112, 113, 114, 115, 116, 119.

Stenosis ostii venosi sin. i fall 105, 115.

Relativ mitralisinsufficiens i fall 113, 114.

Relativ trikuspidalisinsufficiens i fall 105.

Pulsus bigeminus i fall 105, 106.

Asthma cardiale i fall 112.

Aortitis chronica, dilatatio aortæ i fall 115.

Pleuritis dextra förekom i fall 112.

Cheyne-Stokes' respiration i fall 105.

Nephritis chronica förekom i fall 108, 111, 115, 116.

Gangrän i högra foten förekom i fall 110.

Ett exempel på arterioskleros med symptom från hjärnan utan symptom från andra inre organ är fall 104. Efter det domningskänsla i högra armen och lindriga talrubbningar förefunnits, inträdde förlamning af högra armen och benet. Ingen hjärtförstoring och ingen albuminuri kunde konstateras. Patienten hade haft chancre, och ett insänkt ärr fanns på penis, sekundära symptom förnekades, men syfilis förelåg otvifvelaktigt, hvadan han behandlades med kvicksilfveringnidningar och förbättrades härunder betydligt.

Grupp VII

omfattar 5 fall af arterioskleros med cancer.

a) *Fall med ansträngande arbete i anamnesen.*

Fall 120 handlar om en 57-årig smed, som genomgått koppor, reumatisk värk och frossa samt alltid haft ansträngande arbete och varit utsatt för förkylningar. Tre månader före inkomsten på Serafimerlasarettet började buken svälla, och patienten blef andfådd vid rörelser. På sjukhuset konstaterades fri vätska i buken och efter uttappning en tumör, som tycktes sammanhänga med lefvern. Patienten afled, och vid obduktionen påvisades cancer ventriculi och cancer hepatis jämte peritonitis et pleuritis carcinomatosa. Dessutom funnos sklerotiska härdar i hjärtköttet, sklerotiska förändringar i aorta- och mitralisvalvlerna samt i koronarkärlen och i aorta.

Fall 121 handlar om en 60-årig hustru, som haft strängt arbete, lefvat under dåliga hygieniska förhållanden och under de senaste 30 åren plågats af muskel- och ledgångsreumatism. Vid 53 à 54 års ålder upprepade svindelanfall och kräkningar, strax före inkomsten på sjukhuset häftiga smärtor i lefvertrakten. På Serafimerlasarettet påvisades lindrig icterus, obetydlig hjärtförstoring, stark rigiditet i periferiska arterer, tecken på nybildning i lefvern. Vid obduktionen observerades cancer i gallblåsan och lefvern, en mängd gallstenar; perforationsperitonit. Hjärtat var af normal storlek och koronarartererernas intima förtjockad utan tydliga sklerotiska fläckar.

b) *Fall utan något anmärkningsvärdt i anamnesen.*

Fall 122 handlar om en 68-årig trädgårdsmästare, som sedan flere år lidit af hosta; på senare tiden hade han äfven haft svullnad i benen. På Serafimerlasarettet konstaterades lindrig hjärtförstoring, betydlig förstoring af prostata (cancer), andtäppa, ödem i högra benet och scrotum. Vid obduktionen påvisades cancer prostatæ med metastas i många organ. Hjärtat var förstoradt på bredden och visade sklerotiska fläckar i köttet samt arteriosklerotiska förändringar i koronarkärlen.

En 69-årig arbetare, fall 123, som på sista tiden haft hosta och tungt bröst samt yrsel, företedde vid inkomsten på Serafimerlasarettet, utom sklerotiska förändringar i de periferiska kärlen, tecken på magkräfta, som vid obduktionen bekräftades, dessutom visade aorta och artererna i allmänhet arteriosklerotiska förändringar.

Fall 124 handlar om en 69-årig hyrkusk, som först på senaste tiden känt andtäppa och smärtor i hjärttrakten. Vid undersökningen på Serafimerlasarettet påvisades hjärtförstoring, aortainsufficiens, ascites, lindrig albuminuri. Vid obduktionen påvisades sklerotiska förändringar i hjärnans och hjärtats kärl och i aorta; hjärtat visade hypertrofi, i synnerhet af den vänstra kammaren, i muskulaturen större och mindre sklerotiska fläckar; aortavalvlerna retraherade och kalkinfiltrerade; aorta dilaterad. Cancer hepatis och cholelithiasis.

Uti sjunde gruppen har jag sammanfört 5 fall, i hvilka cancer förekommit jämte arterioskleros. Denna kombination är nog hos äldre personer ganska vanlig, och äfven hos yngre cancerpatienter träffar man emellanåt arteriosklerotiska förändringar.

Den primära cancerhärden var i 1 fall lokaliserad i prostata, hvarifrån metastaser utvecklat sig i flere organ.

I 2 fall fanns ventrikelcancer med metastaser, i det ena fallet i lefvern och i peritoneum; i det andra i peritoneum och i mjälten.

I 2 fall påträffades cancer i lefvern och cholelithiasis. I det ena fallet cancer i gallblåsan.

Uti ett fall förekommo mera utpräglade symptom från hjärtat, nämligen hjärtförstoring, aortainsufficiens och dilatation af aorta.

III. Obduktionsresultat.

1. De särskilda fallen, som kommo till obduktion.

Det meddelade kasuistiska materialet omfattar 124 fall; af dessa kommo 34 till obduktion.

Dessa obduktionsfall fördela sig på de symptomatiska grupperna I—VII på följande sätt:

I grupp II 1 obduktion: fall 10.

I grupp III 2 obduktioner: fall 15, 21.

I grupp IV 14 obduktioner: fall 27, 30, 33, 36, 37, 38, 39, 45, 49, 61, 62, 64, 66, 75.

I grupp V 5 obduktioner: fall 91, 97, 99, 101, 102.

I grupp VI 7 obduktioner: fall 105, 107, 110, 111, 112, 115, 119.

I grupp VII 5 obduktioner: fall 120—124 (alla fallen).

Grupp II (inga eller obetydliga symptom från inre organ).

Uti fall 10, som handlar om en 74-årig man, voro arteriæ radiales och temporales slingriga och rigida, intet anmärkningsvärdt fanns från hjärtat eller urinen. Däremot företedde patienten varflytning ur båda öronen, och under sjukhusvistelsen påkommo häftiga näsblödningar, af hvilka hans krafter i hög grad nedsattes, och han afled.

Obduktionen visade atheromatösa processer i hjärnans kärl och i aorta, akut fibrinös perikardit och dubbelsidig purulent otitis media.

Grupp III (lindriga symptom från hjärtat).

Fall 15, en 45-årig agent, som för 17 år sedan blifvit syfilitiskt infekterad och äfven missbrukat alkohol, företedde lindriga symptom från hjärtat, arthritis deformans och diabetes mellitus.

Vid obduktionen påvisades lindrig hjärtförstoring, skleros i koronarartererna och i hjärtköttet, betydliga arteriosklerotiska förändringar med kalkinkrustationer i aorta, i a. lienalis och i aa. renales samt infarkt i högra njuren.

Fall 21, en 55-årig änka, inkom på sjukhuset med anledning af en akut högersidig pneumoni, i hvilken sjukdom hon afled. Kliniskt kunde inga symptom på arterioskleros påvisas. Vid obduktionen funnos i nedre delen af aorta lindriga arteriosklerotiska förändringar.

Grupp IV (utpräglade symptom från hjärtat).

a) *Fall med syfilis i anamnesen.*

Fall 27, 38-årig handlande, med hereditära, arthritiska anlag, hade vid 30 års ålder influensa med lungkatarr, och året därpå konstaterades af läkare ett kort, svagt systoliskt biljud vid hjärtspetsen. Under de senare åren hade han känt andtäppa och hjärtklappning vid mera ansträngande rörelser. Vid 37 års ålder å nyo influensa med lungkatarr. Kort tid därefter konstaterades af läkare hjärtförstoring. Då jag första gången undersökte pat., konstaterades hjärtförstoring åt vänster, antydan till galopprythm, stegradt arteriellt tryck och stark kontraktion af de periferiska artererna, som ej voro tydligt rigida. Två månader senare var andnöden betydlig, albumin fanns i urinen, lefvern var palpabel, och lindrigt prætibialt ödem hade uppträdt. Patienten afled. Vid obduktionen visade sig hjärtat något förstoradt, i synnerhet den vänstra kammaren, valvler och mynningar voro friska. På aortas insida, strax ofvan aortavalvlerna, tvänne atheromatösa upphöjningar, omfattande båda kransarterernas mynningar, hvilka voro förträngda, i synnerhet den högra, så att blott en fin knappsond kunde införas. På den vänstra koronararterens intima funnos några mindre atheromatösa förändringar. I närheten af hjärtspetsen en större sklerotisk härd i hjärtköttet. Stas i alla inre organ.

Fall 30, 46-årig ämbetsman, infekterad med syfilis ungefär 19 år före döden, visade betydlig hjärtförstoring, insufficiens och stenos i aorta samt aortadilatation. Vid obduktionen konstaterades kolossal hjärtförstoring, retraktion och kalkinkrustation af aortavalvlerna, skleros i kransartererna och i hjärtköttet, atheromatösa förändringar i aorta och aortadilatation, i njurarna hufvudsakligen stassymptom.

Fall 33, 48-årig vaktmästare, infekterad med syfilis omkring 20 år före döden, företedde en del nervösa symptom, ventrombos och senare brand i ett par tår på högra foten samt från hjärtat tecken på mitralisstenos. Han begick självmord, och den anatomiska undersökningen af hjärtat ådagalade en betydande mitralisstenos jämte arteriosklerotiska förändringar i koronarkärlen och bindväfssvålar i hjärtköttet.

Fall 36, 53-årig kassör, luetiskt infekterad 13 år före döden, började vid omkring 50 års ålder känna andtäppa och tryckningar öfver bröstet vid starkare rörelser. Vid undersökningen konstaterades betydlig hjärtförstoring åt vänster, tecken på aortainsufficiens och stenos i aortamynningen samt på aortitis chronica. Senare påkommo stenokardiska anfall vid rörelser. Pat. afled. Obduktionen visade betydlig hypertrofi och dilatation, hufvudsakligen af den vänstra hjärtventrikeln; retraktion och förtjockning af aortavalvlerna, lindrig förträngning af aortamynningen, betydlig dilatation af aorta ascendens och arcus aortæ, aortas insida här knöligt ojämn, väggen betydligt förtjockad, i synnerhet intima. Kransarterernas mynningar förträngda, i synnerhet den vänstra arterens mynning, som med svårighet genomsläpper en fin knappsond. Atheromatösa fläckar på kransarterernas intima, inga makroskopiska hjärtsvålar, ingenstädes förkalkning. Stas i öfriga organ.

Fall 37, 54-årig man, luetiskt infekterad i barndomen, visade enorm hjärtförstoring samt tecken på insufficiens och stenos i aorta. Vid obduktionen konstaterades höggradig arterioskleros i hjärnans och hjärtats kärl, förkalkning af aortavalvlerna, förträngning af aortamynningen samt svålbildningar i hjärtat.

Fall 38, en 55-årig fru, företedde hjärtförstoring och nefrit. Vid obduktionen funnos arteriosklerotiska förändringar i hjärnkärlen, i koronarkärlen och i aorta. Vidare observerades hjärtförstoring, kronisk nefrit och amyloid mjälte samt syfilitisk hepatit jämte gummösa förändringar i lefvern, mesenterial- och halskörtlarne.

Fall 39, en 56-årig snickare, visade tecken på hjärtinsufficiens, hjärtförstoring och aortainsufficiens. Vid obduktionen iakttogos sklerotiska förändringar i hjärnans kärl, i koronarartererna och i hela aorta, i hvilket senare kärl betydande kalkinkrusterade förtjockningar och ulcerationer iakttogos. Dessutom fanns höggradig hjärtförstoring med förtjockning och retraktion af aortavalvlerna.

b) *Fall med alkoholmissbruk i anamnesen.*

Fall 45, en 46-årig gipsarbetare, som missbrukat alkohol, företedde betydande andnöd, *Cheyne-Stokes'* respiration, högersidigt pleuritiskt exsudat, betydande hjärtförstoring, aortainsufficiens och tecken på kronisk nefrit. Vid obduktionen påvisades sklerotiska förändringar i aorta ascendens och arcus aortæ samt i koronarkärlen jämte sklerotiska härdar i hjärtmuskeln, aortainsufficiens och kronisk nefrit med amyloid degeneration.

Fall 49, en 50-årig körsnär, företedde hjärtinsufficiens, hjärtförstoring, högersidigt pleuritiskt exsudat och lindrig albuminuri. Vid obduktionen påvisades arteriosklerotiska förändringar i hjärnans och hjärtats arterer samt i aorta och arteriæ brachiales; högersidig serös pleurit samt serofibrinös perikardit, betydlig hjärthypertrofi och sklerotiska härdar i hjärtköttet samt stasnjurar.

c) *Fall med ansträngande arbete i anamnesen.*

Fall 61, 54-årig änka, företedde anginösa och astmatiska anfall, betydlig hjärtförstoring, tecken på dilatation af aorta och aortainsufficiens. Vid obduktionen funnos kronisk deformerande aortit med utvidgning af aorta ascendens, förtjockning och retraktion af aortavalvlerna och skleros af koronarartererna. I detta fall fanns sannolikt syfilis.

Fall 62, en 55-årig månglerska, visade tecken på betydlig hjärtförstoring, hjärtinsufficiens, kronisk nefrit och lunginfarkt. Vid obduktionen voro båda hjärtkamrarne, isynnerhet den vänstra, hypertrofierade och dilaterade; i koronarartererna och aorta funnos cirkumskripta atheromatösa förtjockningar och fläckar.

Fall 64, en 66-årig änkefru, visade hjärtförstoring, retinalblödningar, kronisk nefrit och hjärtinsufficiens. Vid obduktionen funnos aneurism på aorta ascendens, atheromatösa förändringar i aorta, i koronarkärlen och i de periferiska artererna samt kronisk interstitiell nefrit (njurarna små, fasta, ytan starkt granulerad).

Fall 66, en 58-årig hustru, visade hjärtförstoring, oregelbunden hjärtverksamhet, systoliskt blåsljud vid spetsen och lindrig albuminuri. Patienten afled af perforationsperitonit. Vid obduktionen påvisades hjärtförstoring, mitralisinsufficiens, skleros i koronarkärlen och i aorta samt perforation af processus vermiformis.

e) *Fall med korpulens.*

Fall 75, en 72-årig hög ämbetsman, visade hjärtförstoring, lindrig albuminuri, hjärtinsufficiens, relativ mitralisinsufficiens och lindriga stenokardiska anfall; plötslig död på klosetten. Vid den anatomiska undersökningen af hjärtat påvisades hypertrofi och dilatation af båda kamrarne, sklerotiska förändringar i koronartererna och talrika sklerotiska härdar i hjärtköttet. Inga förändringar funnos i hjärtats valvler eller mynningar.

Grupp V (med starkt framträdande njursymptom).

a) *Med alkoholmissbruk i anamnesen.*

Fall 91, 43-årig nattvakt, som intensivt missbrukat alkohol, visade utom tecken på alkoholism lindrig hjärtförstoring, ascites och nefrit. Vid obduktionen var hjärtat af vanlig storlek, skleros fanns i kransartererna och i en stor del af kroppsartererna. Vidare påvisades lungtuberkulos, tuberkulös peritonit, atrofisk lefvercirrhos och kronisk parenchymatös nefrit.

d) *Med hereditet.*

Fall 97, en 53-årig grosshandlare, visade betydlig hjärtförstoring, retinalblödningar och retinit, ökad urinmängd och albuminuri, senare hjärtinsufficiens och *Cheyne-Stokes'* respiration. Vid obduktionen påträffades utbredda arteriosklerotiska förändringar i aorta och därifrån afgående större kärl, i koronarkärlen och i hjärnans kärl, hjärthypertrofi och dilatation, lindriga sklerotiska förändringar i njurarna och två smärre magsår.

f) *Med diverse infektionssjukdomar i anamnesen.*

Fall 99, en 67-årig handlande, som vårdats på Serafimerlasarettet 2 gånger för kronisk cystit och nefrit, inkom för 3:dje gången, men dog efter ett par dagars vistelse på sjukhuset. Vid obduktionen påvisades i aorta spridda, delvis kalkvandlade atheromatösa härdar, från hjärtat och hjärtats kärl var intet att anmärka. Njurarne voro af något minskad storlek och företedde tecken på kronisk interstitiell nefrit. Vidare funnos kronisk cystit och stas i mjälte och lefver. Dessutom påträffades pachymeningitis hæmorrhagica interna och en mindre från dura mater utgående tumör, som gjort en inpression i vänstra frontalloben strax till vänster om vänstra nervus opticus.

Fall 101, 54-årig snickare, visade ökad urinmängd, albuminuri, urämiska symptom och lunginflammation. Vid obduktionen iakttogos lindrig hypertrofi af hjärtat, skleros i kransartererna och kronisk parenchymatös nefrit med amyloid degeneration och sekundär granularatrofi.

g) *Fall utan något anmärkningsvärdt i anamnesen.*

Fall 102, en 37-årig jordbruksarbetare, visade hjärtförstoring, högersidig torr pleurit, intensiva sklerotiska förändringar i alla periferiska kärl, ökad urinmängd, albuminuri och cylindrar i urinen. Vid obduktionen funnos sklerotiska förändringar i hjärnans, i hjärtats kärl och i aorta samt i arteriæ radiales, som voro förvandlade till rigida rör; hjärtat var betydligt förstoradt och njurarne, som voro af ungefär normal storlek, visade tecken på kronisk interstitiell nefrit.

Grupp VI (med symptom från det centrala nervsystemet).

b) *Fall med alkoholmissbruk i anamnesen.*

Fall 105, 43-årig verkmästare, visade betydlig hjärtförstoring, relativ trikuspidalisinsufficiens, oregelbunden hjärtverksamhet och albuminuri, senare inträffade apoplektiska insulter med högersidig hemiplegi. Vid obduktionen påvisades hjärthypertrofi och dilatation, mitralisstenos, sklerotiska härdar i hjärtköttet, obetydliga sklerotiska förändringar i aorta, emboli i vänstra art. fossæ Sylvii och utbredd encephalomalaci i vänstra hemisfären och infarkter i mjälte och njurar.

Fall 107, en 60-årig försäljare, visade vänstersidig hemipares, rigiditet i periferiska arterer och stegring af det arteriella trycket. Vid obduktionen fanns en tumör i högra hjärnhalfvan samt arteriosklerotiska förändringar i kärlen på hjärnans bas och i aorta.

Fall 110, en 64-årig fabriksarbetare, företedde börjande gangrän i högra foten, lindrig motorisk afasi och högersidig hemipares. Vid obduktionen påvisades sklerotiska förändringar i hjärnans kärl, i koronarkärlen och i hjärtköttet, betydliga atheromatösa förändringar i aorta och apoplektiska cystor i hjärnan.

c) *Fall med ansträngande arbete i anamnesen.*

Fall 111, 63-årig plåtslagare, företedde högersidig hemipares, svår andnöd vid minsta rörelse, hjärtförstoring, retinalblödningar och retinit samt kronisk nefrit. Vid obduktionen påvisades hypertrofi och dilatation af hjärtat, skleros i hjärnans och hjärtats kärl, kronisk fibrös myokardit och akut perikardit; en uppmjukningshärd i pons och kronisk interstitiell nefrit.

d) *Fall utan något anmärkningsvärdt i anamnesen.*

Fall 112, 46-årig änka, visade andnöd, cyanos, hjärtförstoring, oregelbunden hjärtverksamhet, lefverförstoring och högersidigt pleuritiskt exsudat, senare tillkommo apoplektiska insulter med högersidig hemiplegi och afasi. Vid obduktionen funnos arterioskleros i hjärnans kärl, i koronarkärlen och i aorta, uppmjukningshärdar i hjärnan, akut perikardit och peritonit, hjärtförstoring, gråhvita fläckar i vänstra kammarens papillarmuskler samt infarkter i njurarne och emboli i arteria mesenterica.

Fall 115, en 66-årig f. d. lärare, företedde minnesslöhet, hjärtförstoring, oregelbunden hjärtverksamhet, dilatation af aorta och tecken på nefrit. Vid obduktionen funnos betydliga sklerotiska förändringar i hjärnans kärl, i koronarkärlen och i aorta, aorta var dilaterad; vidare funnos apoplektisk cysta i vänstra linskärnan och i vänstra temporalloben samt blödning i pons; betydlig hjärthypertrofi och dilatation, talrika sklerotiska härdar i hjärtköttet samt kronisk interstitiell nefrit med amyloiddegeneration.

Fall 119, en 77-årig kvinna, visade högersidig hemiplegi och motorisk afasi, hjärtförstoring och oregelbunden puls. Vid obduktionen påvisades betydliga sklerotiska förändringar i hjärnans och hjärtats arterer samt i aorta; hjärtat var förstoradt, och infarkt fanns i vänstra lungans nedre lob; dessutom påträffades en uppmjukningshärd i vänstra hemisfärens centralvindlar.

Grupp VII (med cancer).

Fall 120, en 57-årig smed, företedde ascites och efter dess uttappande en tumör i buken. Vid obduktionen påvisades cancer ventriculi med metastas i lefvern samt carcinomatös peritonit och pleurit; sklerotiska härdar i hjärtköttet, sklerotiska förändringar i aorta, i koronarkärlen och i aortavalvlerna.

Fall 121, 60-årig hustru, visade lindrig icterus, obetydlig hjärtförstoring och tumör i lefvern. Vid obduktionen påvisades cancer i gallblåsan och i lefvern, en mängd gallstenar samt perforationsperitonit; hjärtat var af vanlig storlek och koronarkärlens intima förtjockad utan tydliga sklerotiska fläckar.

Fall 122, en 68-årig trädgårdsmästare, visade lindrig hjärtförstoring och cancer prostatæ. Vid obduktionen fanns cancer prostatæ med metastaser i många organ. Hjärtat var förstoradt på bredden och visade sklerotiska fläckar i köttet samt sklerotiska förändringar i koronarartererna.

Fall 123, en 69-årig arbetare, visade jämte sklerotiska förändringar i de periferiska kärlen äfven tecken på magkräfta. Vid obduktionen funnos sklerotiska förändringar i aorta och i artererna i allmänhet samt ringformig pyloruscancer med stenos och dilatation af ventrikeln.

Fall 124, en 69-årig hyrkusk, företedde hjärtförstoring, aortainsufficiens, ascites och lindrig albuminuri. Vid obduktionen påvisades sklerotiska förändringar i hjärnans, i hjärtats kärl och i aorta, hjärthypertrofi, sklerotiska härdar i hjärtköttet; retraktion och kalkinkrustation af aortavalvlerna, dilatation af aorta, lefvercancer och cholelithiasis.

2. Sammanfattning af obduktionsresultaten.

Jag tillåter mig särskildt påpeka följande obduktionsresultat, sammanställda med fenomenen under lifvet.

Förträngning af kransartererernas mynningar förekom i fall 27 och 36.

I fall 27 var den högra kransarterens mynning höggradigt förträngd, och vid hjärtspetsen fanns en större sklerotisk härd i hjärtköttet.

Under lifvet var andnöden i hög grad framträdande, inga tydliga anginösa smärtor förspordes.

I fall 36 var den vänstra koronararterens mynning starkast förträngd, inga makroskopiska hjärtsvålar funnos.

Under lifvet uppträdde tydliga stenokardiska anfall med smärtor tvärt igenom bröstet och utstrålande i armarne.

Palpabla arteriosklerotiska förändringar i de periferiska kärlen saknades i fall 21, 27, 97, 99, 112.

Vid obduktionen funnos:

i fall 21 lindriga arteriosklerotiska förändringar i nedre delen af aorta;

i fall 27 tydliga sklerotiska förändringar i kransartererna och i aorta;

i fall 97 utbredd arterioskleros i aorta och de stora kärlen, i kransartererna och särskildt i hjärnans kärl;

i fall 99 spridda, delvis kalkvandlade atheromatösa härdar i aorta;

i fall 112 arterioskleros i hjärnans kärl, i koronarkärlen och i aorta.

Kalkinkrustationer i aortavalvlerna, i aortaväggen och i de atheromatösa förändringarna äfven på andra ställen förekommo i flere fall; särskildt vill jag framhålla deras förekomst i fallen 15, 30, 37 och 39, hvilka patienter allesammans varit syfilitiskt infekterade.

Små, fasta njurar funnos i fall 64. I allmänhet voro njurarne föga minskade till storlek, äfven om under lifvet sådana symptom förekommit, som pläga karaktärisera den så kallade skrumpnjuren. Till belysning af detta förhållande hänvisar jag till fall 97, som företedde ökad urinmängd, låg sp. v., albuminuri, retinitis albuminurica och retinalblödningar jämte hjärtförstoring åt vänster etc. Obduktionen visade njurarne af ungefär normal storlek, fasta, med kapslarna adherenta och ytan finkornigt ojämn. Hos samme patient funnos två mindre *runda magsår,* hvilka ej gifvit några symptom under lifvet.

E. Arterioskerosens etiologi.

1. Hög ålder.

Det är sedan länge kändt, att hos gamla personer de arteriosklerotiska förändringarna äro mycket vanliga. »Atheromet» säger *Demange*[1] »angriper de gamla kärlen såsom mossan betäcker barken på gamla träd. Ett tydligt samband mellan atherom och senilitet existerar helt säkert. Det är en nästan banal sanning, som *Cazalis* på ett elegant sätt har uttryckt genom den celebra aforismen: on a l'âge de ses artères».

Många författare hafva betraktat arteriosklerosen såsom ett nödvändigt attribut för ålderdomen, såsom ett delfenomen och må hända orsak till den naturliga involution, som alla organ i mer eller mindre grad undergå vid framskriden ålder. *Demange*[2] uppger, att han på öfver 500 obduktioner på lik efter gamla personer ej funnit ett enda fall, i hvilket atheromet fullständigt saknats; åtminstone har han påvisat gula eller fettvandlade fläckar på någon punkt i de stora kärlen. Framförallt, om man undersöker de

---

[1] *E. Demange.* Étude clinique et anatomo-pathologique sur la vieillesse. Paris 1886.

[2] l. c. s. 12.

finare artererna, skall man finna, att dessa konstant äro förändrade hos gamla.

Härmed är det dock ingalunda bevisadt, att ålderdomen ensam är den faktor, som framkallar arterioskleros. De otaliga inflytanden af olika slag, som under en lång lefnad inverka på organismen, hinna hos den gamle frambringa förändringar, som ännu icke visat sig hos den unge. Bland de civiliserade folken torde det vara svårt att påträffa en individ, som icke i någon mån varit utsatt för sådana inflytanden, hvilka kunna tänkas skadligt inverka på kärlsystemet. Man har dock vid obduktion af lik efter mycket ålderstigna personer en och annan gång funnit kärlsystemet fullkomligt intakt. Sålunda berättar *Harvey,*[1] att hos *Thomas Parr,* som dog vid 152 års ålder, voro artererna på intet sätt förändrade.

Det synes, som om hos gamla personer, hos hvilka inga särskilda etiologiska moment förefinnas, arteriosklerosen skulle med förkärlek lokalisera sig i de gröfre och medelstora artererna, lämnande de finare artererna och själfva organen jämförelsevis oberörda. Åtminstone är det rätt vanligt att finna radialartererna rigida, hårda, pärlbandsliknande, till och med fullständigt förkalkade, utan att den ålderstigne patienten företer mera framträdande symptom från inre organ. Är patienten yngre, kunna vi i de flesta fall påvisa något speciellt etiologiskt moment, och vanligen förefinnas sådana symptom, som tyda på en visceral skleros, under det att de för omedelbar undersökning tillgängliga artererna allt emellanåt äro föga eller intet förändrade.

Den senila arteriosklerosen uppträder antingen såsom en följd af ålderdomen i och för sig eller, något som synes mig mera tilltalande, såsom orsakad af skadligheter, hvilkas intensitet är mycket ringa, så att de först efter en lång tid medföra förändringar

[1] Citat efter *Oettinger.* Traité de Médecine (Charcot, Bouchard, Brissaud). Paris 1893. Tome V. s. 407.

i kärlen. Etiologiska faktorer med större intensitet visa sina verkningar tidigare i patientens lif. Jag har sökt vinna ett mått på intensiteten hos ett bestämdt orsaksmoment genom att beräkna medelåldern vid observationstiden eller vid tidpunkten för de första sklerossymptomens uppträdande hos de patienter, på hvilka detta moment verkat.

Resultatet af dessa beräkningar har blifvit, att medelåldern hos arteriosklerotiska patienter är lägst för dem, hvilka varit syfilitiskt infekterade; därnäst komma de, som missbrukat alkohol; därefter de, som lidit af kronisk reumatism; så de, hos hvilka hereditet möjligen förekommit; vidare de korpulenta; de, som haft mycket ansträngande arbete etc. En del af dessa etiologiska grupper omfatta allt för ringa antal fall för att säkra slutsatser skulle kunna dragas; så mycket synes mig dock framgå, att syfilitisk infektion och missbruk af alkohol äro intensivt verkande etiologiska faktorer vid arterioskleros.

2. Syfilis.

Det är nogsamt kändt, att det syfilitiska giftet med stor förkärlek angriper kärlsystemet, speciellt det arteriella systemet. Genom *Heubner's* [1] undersökningar, hvilka i hans monografi offentliggjordes 1874, blef den syfilitiska endarteriten och särskildt dess lokalisation i hjärnans arterer beaktad och under den följande tiden ifrigt studerad såväl från klinisk som anatomisk synpunkt.

De förändringar i aorta, som leda till cirkumskripta eller diffusa utvidgningar af detta kärl, hafva sedan länge blifvit satta i samband med förutgången syfilitisk infektion.

Welch [2] sammanställde 34 dödligt förlöpande fall af aneu-

---

[1] *Heubner.* Die luetischen Erkrankungen der Hirnarterien. Leipzig 1874.

[2] *Francis H. Welch.* On aortic aneurism in the army and the conditions associated with it. Medico-chirurg. Transactions. Vol. LIX, 1876, s. 59.

rism i den engelska arméen. Medelåldern vid dödens inträde var 32 år, varierande från 26 till 42 år. Tjänstetiden var i medeltal 12 år, växlande från 4 till 21¼ år. Statistiken visade, att aorta-aneurismerna förekommo i ungefär samma proportion bland trupperna i England, i Medelhafsstationerna och i Indien. Bland de olika vapenslagen var frekvensen också densamma. Af de 34 fallen voro 17 (= 50 %) säkert syfilitiska utan något annat etiologiskt moment; antagligen syfilitiska voro 5 (=14,7 %); alkoholister voro 2 (5,8 %), syfilitiska med reumatism och alkoholism 1 (= 2,94 %), med akut reumatisk diathes 2 (= 5,8 %), utan känd anamnes 6 (= 17,64 %) och utan något anmärkningsvärdt i anamnesen 1 (= 2,94 %). Häraf framgår, att minst 50 % af aneurism-fallen förekommo hos personer med syfilitisk infektion utan någon annan antaglig orsak.

Bland 117 fall med andra förändringar i aorta funnos 46,1 % otvifvelaktigt och 6,8 % antagligen syfilitiska patienter.

Malmsten[1] fann syfilis såsom etiologiskt moment i omkring 80 % af sina fall af aorta-aneurism.

Puppe[2], *Hampeln*[3] och *Frænkel*[4] framhålla likaledes syfilis såsom etiologiskt moment vid uppkomsten af aorta-aneurismer. *Hampeln*[5] går till och med så långt, att enligt hans åsikt ett säkert konstateradt aneurism tillåter den nästan aldrig oriktiga slutsatsen, att 8—20 år förut syfilis förefunnits, framförallt om den sjuke befinner sig i 4:de till 6:te lefnadsdecenniet. Äfven den motsatta slutledningen är enligt samme författare berättigad. Kan

[1] *K. Malmsten.* Aorta-aneurysmens etiologi. Stockholm 1888.

[2] *Georg Puppe.* Untersuchungen über das Aneurysma der Brustaorta. Deutsch. Med. Wochenschrift. 1894. s. 854 o. s. 874.

[3] *P. Hampeln.* Ueber Syphilis und das Aortenaneurysma. Berlin. Klin. Wochenschrift. 1894, s. 1,000, s. 1,021, s. 1,067.

[4] *A. Frænkel.* Beiträge zur Pathologie und Therapie der Aortenaneurysmen. Deutsch. Med. Wochenschrift. 1897. s. 85 o. s. 103.

[5] l. c.

nämligen syfilis med säkerhet uteslutas eller tiden för infektionen förläggas längre tillbaka — 30—40 år — så kan ett egentligt aneurism uteslutas trots misstänkta, därpå tydande tecken, såsom neuralgier, förlamningar, pulserande tumör etc.

Frænkel anser följande fakta tala för sammanhanget mellan syfilis och aorta-aneurism:

Genom tallösa iakttagelser på området för centralnervsystemets sjukdomar är det ådagalagdt, att syfilis kan åstadkomma svåra förändringar i kärlen; vidare förekomma äfven i de större kärlstammarna, i synnerhet i aorta, affektioner, hvilkas sammanhang med syfilis är tydlig, dels på grund af deras beskaffenhet, dels på grund af närvaron af andra otvifvelaktigt luetiska förändringar, och författaren påpekar fall af tidig arterioskleros i förening med gummösa nybildningar i cirkulationsapparaten. Slutligen är den till aneurismbildning ledande aortiten hos syfilitiska patienter kännetecknad af särskilda anatomiska egendomligheter. Sålunda saknas förkalkningar och ulcerationer fullständigt, förtjockningarna i kärlväggen äro tvärtom mjuka och erinra om gummösa infiltrationer, med upphöjningarna omväxla grunda fördjupningar, hvarigenom kärlets insida får ett egendomligt, vattradt utseende.

Frænkel fann syfilis i ungefär 36 % af aneurismfallen.

Med afseende på *Frænkels* påstående, att förkalkningar saknas i förändringarna vid den kroniska aortiten hos syfilitiska patienter, vill jag påpeka fallen 15, 30, 37 och 39 i min kasuistik. Hos alla dessa fall, i hvilka syfilis förekommit, funnos kalkinkrustationer i aortavalvlerna eller i aortaväggen.

Äfven *Döhle*[1] framhåller aorta-aneurismernas sammanhang med förutgången syfilitisk infektion. Därjämte beskrifver han

[1] *Döhle.* Ueber Aortenerkrankung bei Syphilitischen und deren Beziehung zur Aneurysmenbildung. Deutsch. Archiv für Klin. Med. Bd. 55, 1895, s. 190

den syfilitiska inflammationen i aorta. Denna process är makroskopiskt karaktäriserad af stråligt ärriga indragningar och gropformiga fördjupningar på kärlets insida. Därjämte kan finnas en förtjockning af intima (kronisk endarteritis). Indragningarna betingas af diffusa och gummösa inflammationer i media och adventitia, som här leda till bildning af ärrig bindväf.

Såsom orsak till den kroniska aortiten med diffus dilatation af aorta framhålles syfilis äfven af *Huchard.*[1] Han säger, att syfilis bör särskildt omnämnas i detta afseende, och för sin del är han öfvertygad, att ett stort antal kroniska aortiter med dilatation af aorta hafva utvecklat sig under inflytande af denna sjukdom; dock anför han icke bestämda fall.

Om än några af de ofvan nämnda forskarne ansett sig kunna tillerkänna vissa former af atheromatösa förändringar ett specifikt anatomiskt utseende, hvarigenom deras syfilitiska natur kunde ådagaläggas, så måste å andra sidan erkännas, att de atheromatösa processerna i allmänhet ej förete specifika karaktärer.

Ställer man sig på den ståndpunkt, som förfäktas af *H. Martin, Huchard* och andra franska författare, nämligen, att atheromet är en följd af en oblitererande endarterit i de stora kärlens vasa vasorum, tyckes antagandet, att en dylik endarterit kan orsakas af syfilitisk infektion blifva mera sannolikt, mera öfverensstämmande med förut kända förhållanden. Särskildt framträder analogien med den syfilitiska endarteriten i hjärnans kärl på ett i ögonen fallande sätt.

Syfilitisk endarterit har blifvit påvisad i hjärtats kärl. *Ehrlich*[2] beskref 1880 ett fall med talrika härdar af fibrös myokardit och infarktbildningar i hjärtköttet, beroende på utbredd endarteritis syphilitica obliterans.

---

[1] *Huchard.* Maladies du coeur et des vaisseaux. Paris 1893, s. 502.

[2] *P. Ehrlich.* Ueber syphilitische Herzinfarcte. Zeitschrift f. Klin. Med. Bd. I. 1880, s. 378.

Arteriosklerotiska förändringar på syfilitisk grund hafva sålunda blifvit påvisade uti flere organ; från anatomisk synpunkt synes mig därför intet hinder förefinnas att upptaga syfilis såsom orsak till arterioskleros.

Kliniskt har jag visat, att syfilis förekommit i ett stort antal fall med arteriosklerosens typiska bild. Jag har vidare visat, att de arteriosklerotiska patienter, hvilka varit syfilitiskt infekterade, hafva lägre medelålder vid sklerossymptomens framträdande än hvarje annan etiologisk grupp i mitt kasuistiska material.

Häraf synes mig den slutsatsen kunna dragas, att förutgående syfilitisk infektion är ett viktigt etiologiskt moment för arterioskleros.

Slutsatsen saknar ej sin praktiska betydelse. De arteriosklerotiska förändringarna böra uti en del fall betraktas såsom sena manifestationer af det syfilitiska giftet, analoga med förändringarna vid tabes och paralysie générale. Forskare finnas också, som härleda ryggmärgsskleros en vid tabes direkt ur kärlförändringar i de till ryggmärgens bakre segment gående artererna. Särskildt vill jag omnämna *Hippolyte Martin*[1] och *M. Letulle*[2]. Den förre har direkt observerat obliterande endarterit i den till det sklerotiska partiet af ryggmärgstvärsnittet ledande nutrierande arteren.

Den kroniska aortiten, kardiosklerosen, den renala sklerosen etc. äro helt säkert postsyfilitiska manifestationer lika väl som tabes och paralysie générale, och en riktig behandling af den syfilitiska infektionen spelar sannolikt en viss roll framför allt såsom profylaktisk behandlingsmetod beträffande de nämnda viktiga lokalisationerna af de sklerotiska processerna.

[1] *H. Martin.* Recherches sur la nature et la pathogénie des lésions viscerales consécutives à l'endartérite oblitérante et progressive. Revue de médecine. 1881 s. 369.

[2] *Maurice Letulle.* Note sur l'existence de lésions cardiaques dans l'ataxie locomotrice. Gazette méd. de Paris. 1880 s. 504 o. s. 518.

3. Alkoholism.

Vid granskningen af vårt kasuistiska material funno vi, att alkoholmissbruk utan syfilitisk infektion förekommit i 31 fall d. v. s. i 25 % af hela antalet fall. Dessutom förekom bland de syfilitiska patienterna 10 fall med alkoholmissbruk, hvadan hela antalet alkoholister var 41 fall.

Medelåldern vid observationstiden för de 31 fallen med alkoholism utan syfilis var 53 år.

Medelåldern vid de första symptomens framträdande var hos dessa ungefär 51 år.

Flere af de författare, som yttrat sig öfver arteriosklerosens etiologi, gifva alkoholmissbruket en viktig roll för sjukdomens uppkomst.

Gueneau de Mussy[1] fann på 160 fall med arterinduration 25 alkoholister. Af dessa företedde 15 den högsta graden af kärlinduration, sålunda $^3/_5$ af fallen. Af hela antalet fall var det endast $^1/_3$, som visade denna grad af induration. Af de 25 alkoholistfallen voro 18 under 45 år; på hela antalet funnos endast 79, som voro under 45 år. Häraf drager han den slutsatsen, att kärllesionerna, som uppstå genom missbruk af alkohol, framträda mycket tidigare och äro i allmänhet mera utpräglade än de, som framkallas af andra orsaker.

Traube[2] framhåller arteriosklerosens stora frekvens hos supare. Hos dessa utbildar sig i följd af omåttligt bruk af spritdrycker ett stegradt tryck i aortasystemet. Men öfver allt, där ett stegradt tryck består en längre tid, utvecklar sig arterioskleros.

Boy[3] säger: »l'artérite généralisée est la lésion anatomique

[1] *Gueneau de Mussy.* Étude clinique sur les indurations des artères. Archives générales de médecine. 1872, Vol. II, s. 129 och s. 292.

[2] *Traube.* Gesammelte Beiträge zur Pathologie und Physiologie. Bd. III, s. 61 och 164.

[3] *Boy.* Du poumon cardiaque (sclérose pulmonaire) Thèse de Lyon 1883.

de l'alcoolisme — — alcool et rhumatisme ont un résultat constant, l'artérite.»

A. Frænkel och *Huchard* uppföra alkoholmissbruk såsom orsaksmoment till arterioskleros utan att meddela någon kasuistik såsom bevis för sin åsikt.

Å andra sidan säger *Lancereaux:*[1] »alkoholen betraktas allmänt såsom orsak till det arteriella atheromet och härigenom till endarteriten. Mina undersökningar tyckas emellertid ej hafva bekräftat denna åsikt. I själfva verket har jag uti mer än 300 obduktioner af alkoholister knappast iakttagit annat än fettdegenerationer af artererna, frånsedt ett antal fall med inflammation, lokaliserad i arteria pulmonalis och i aorta. Dessa degenerationer, som äro en vanlig effekt af alkoholismen, visa sig under formen af gula, jämna, föga framspringande och föga utbredda fläckar, belägna i aorta, i arteria pulmonalis, i mitralisvalveln och äfven i mindre arterer.

Samma åsikt förfäktas af *Duclos,*[2] som undersökt kärlsystemet på ett större antal lik efter alkoholister. Hans slutsatser äro följande:

1. Alkoholen frambringar ej med nödvändighet lesioner i det arteriella systemet; ty i hälften af fallen observerar man ej någon förändring i kärlen.

2. De arteriella lesioner, som observeras vid den kroniska alkoholismen, bestå i små gulaktiga fläckar af spetsig eller afrundad form, föga framspringande från kärlets insida. Dessa fläckar, som bildas af fettdroppar, intaga tunica interna och särskildt den närmast lumen belägna delen af denna hinna. De böra hänföras till en primär fettdegeneration eller steatos, ej till atheromet.

3. Dessa lesioner förblifva lokaliserade vanligen till arcus

---

[1] *Lancereaux.* Dictionnaire encyclopédique des sciences médicales. Tome VI, Paris 1867 s. 295. Art. »artères».

[2] *G. Duclos.* Du système artériel chez les alcooliques. Thèse de Paris 1888.

aortæ; i några fall utsträcka de sig emellertid till hela aorta och till de cerebrala artererna.

4. Det följer af dessa lesioners natur och af deras ringa utbredning i flertalet fall, att de patologiska rubbningarna äro obetydliga; helt annorlunda är förhållandet med atheromet, vid hvilket man observerar betydliga lesioner och funktionella rubbningar af stor betydelse. Prognosen är i förra fallet god, i senare allvarsam.

Den skillnad, som *Lanceraux* och hans lärjunge *Duclos* trott sig finna mellan de förändringar, som af dem blifvit benämnda steatos, och den egentliga arteriosklerosen, torde nog icke kunna upprätthållas, alldenstund båda dessa lesioner ofta förefinnas hos samma person.

Skillnaden är väl hufvudsakligen graduell, och de moderna anatomerna hänföra nog dessa författares gula, jämna, svagt upphöjda fläckar i arterens intima i de allra flesta fall under den gemensamma benämningen arterioskleros. Deras slutsats, att alkoholism ej framkallar arterioskleros, torde under sådana förhållanden ej gärna kunna accepteras.

Af mina kliniska undersökningar synes mig tydligen framgå, att missbruk af alkohol är ett både extensivt och intensivt verkande etiologiskt moment för arterioskleros, stående i intensitet närmast efter syfilis.

4. Arthritisk diathes.

Franska författare såsom *Bazin, Trousseau, Gueneau de Mussy, Lancereaux* och framför andra *Bouchard* hafva antagit vissa diatheser eller egendomliga tillstånd hos organismen, hvilka skulle predisponera för vissa sjukdomsformer och på dem trycka en egendomlig prägel. Den speciella beskaffenheten hos organismen, som karaktäriserar en viss diathes, är i eminent grad ärftlig, hvarför också vissa sjukliga manifestationer ofta förekomma hos olika medlemmar af samma familj. Härvid kunna olika manifestationer förekomma hos de olika medlemmarna af familjen, den samman bindande länken är just den ifrågavarande diathesen.

De sjukdomar, som enligt den moderna pariserskolan tillhöra den arthritiska diathesen äro gallsten, njursten, korpulens, diabetes, gikt, reumatiska åkommor, framförallt den kroniska reumatismen, migrän, asthma, en del neuralgier och vissa dermatoser.

Nu har erfarenheten visat, att hos personer, som förete någon af de ofvan nämnda sjukdomsformerna, är arteriosklerosen mycket vanlig, att uti arthritiska familjer många medlemmar visa utpräglade kärlförändringar vid ganska unga år. Därför har den arthritiska diathesen ansetts predisponera för eller rent af framkalla arterioskleros.

Vi skola i det följande granska några af de till den arthritiska diathesen hörande faktorer med hänsyn till deras betydelse såsom etiologiska moment för arterioskleros.

a) *Kronisk reumatism.*

Uti kasuistiken upptagas 3 fall med kronisk reumatism utan något annat anmärkningsvärdt i anamnesen. Ett af dessa visade tecken på arthritis deformans. Dessutom förekom kronisk reumatism tillsammans med andra etiologiska moment, såsom syfilis, alkoholism, ansträngande arbete, ärftliga anlag etc. i 16 fall, så att inalles finna vi i 19 fall kronisk reumatism omnämnd.

Gueneau de Mussy [1] har på 140 fall med kärlinduration funnit reumatiska manifestationer i 68 fall. Till de reumatiska sjukdomarna såsom etiologiskt moment för arterioskleros räknar han såväl den akuta och subakuta som den kroniska reumatismen. För denne författare är reumatismen en mycket viktig manifestation af den arthritiska diathesen. Dess betydelse för arterioskle-

[1] *Gueneau de Mussy* l. c. s. 293.

rosen blir ännu större, då man tager hänsyn till andra manifestationer, såsom migrän, asthma och arthritiska neuralgier.

Emellertid synes det mig, som om man med stor försiktighet måste upptaga patienternas uppgifter om reumatiska smärtor. Mången gång torde dessa smärtor snarare vara ett symptom på redan inträdd arterioskleros än tecken på en sjukdom, som bör anses såsom orsak till kärlförändringarna.

Enligt min egen kasuistik förekomma reumatiska manifestationer allena uti ett alltför ringa antal fall, för att någon slutsats om deras betydelse i etiologiskt hänseende skulle kunna dragas; de förekomma i ett mera afsevärdt antal fall tillsammans med andra etiologiska moment, af hvilka syfilis och alkoholism enligt min erfarenhet äro starkare verkande faktorer än den kroniska reumatismen.

Anmärkningsvärdt är dock, att medelåldern för observationstiden för de 3 patienterna med endast kronisk reumatism i anamnesen var blott 54 år.

b) *Korpulens.*

Uti mitt kasuistiska material omtalas mera betydande korpulens utan syfilis eller alkoholmissbruk i 9 fall. Ett af dessa fall hade företett upprepade anfall af njurstenskolik. Dessutom förekom korpulens tillsammans med andra etiologiska moment, såsom syfilis, alkoholmissbruk och ansträngande arbete, i 5 fall. Inalles finna vi sålunda korpulens i 14 fall.

Betraktar man korpulensen såsom ett uttryck för den arthritiska diathesen, kan man utan vidare diskussion uppföra densamma såsom etiologisk faktor för arterioskleros. Detta betraktelsesätt är dock ej allmänt antaget.

Sålunda framhåller *A. Frænkel*[1] korpulensens rent mekaniska betydelse för uppkomsten af arterioskleros. Genom hopningen

[1] *A. Frænkel.* Die klinischen Erscheinungen der Arteriosclerose und ihre Behandlung. Zeitschrift f. Klin. Med. 1882. Bd. 4, s. 1.

af fett i bukbetäckningarna, i omentet och i bindväfven kring bukens organ i allmänhet uppstår ett tryck på kärlen, som verkar såsom ett förhöjdt motstånd för cirkulationen. Så småningom utvecklar sig hos dessa personer jämte stegring af aortatrycket en mer eller mindre utpräglad öfverfyllning af vensystemet, en abdominal plethora. Men stegradt arteriellt tryck och förlångsammad cirkulation äro enligt *Traubes* uppfattning, som hyllas af *A. Frænkel,* gynnsamma moment för uppkomsten af arterioskleros.

Emellertid torde de orsaker, som framkalla korpulens, äfven vara af betydelse för utvecklingen af arterioskleros. Öfverflöd i mat och dryck, särskildt i alkoholhaltiga drycker jämte bristande kroppsrörelser, äro viktiga etiologiska faktorer för korpulens; men samma faktorer äro äfven verksamma vid arteriosklerosens utveckling. Det är sålunda möjligt, att korpulens och arterioskleros icke stå i förhållande af orsak och verkan till hvarandra, utan äro koordinerade under gemensamma orsaker.

Denna åsikt har uttalats af *v. Basch* [1] på den grund, att han ej kunnat konstatera stegradt arteriellt tryck hos en stor del feta personer. Tvärtom har han i ett afsevärdt antal fall med betydande korpulens konstant funnit tryckvärden, som understigit det normala, och detta hos personer, som ingalunda företedde tecken på hjärtsvaghet, hvarigenom ett lågt arteriellt tryck skulle kunna förklaras.

Det sannolika torde vara, att korpulensen i och för sig ej bör betraktas såsom etiologiskt moment för arterioskleros.

I en del fall är nog korpulensen ett uttryck för den arthritiska diathesen, som i och för sig predisponerar för arterioskleros; i andra fall är korpulensen en effekt af vissa orsaker, som äfven framkalla arterioskleros.

---

[1] *v. Basch.* Ueber latente Arteriosclerose etc. Wiener Med. Presse 1893. N:r 20—30.

c) *Gikt och gallsten.*

Såsom antagligt etiologiskt moment för arterioskleros förekom i ett fall uti min kasuistik giktanfall och gallstenskolik. Det är en gammal erfarenhet, att hos giktpatienter utvecklar sig sklerotiska förändringar i artererna. Ofta finner man hjärt- och njuraffektioner på arteriosklerotisk bas. I hvad mån de för gikten karaktäristiska förändringarna härvid äro direkt verksamma, är svårt att afgöra. Möjligt är, att gikten och arteriosklerosen äro koordinerade, att båda äro uttryck för den af franska författare antagna arthritiska diatesen.

d) *Diabetes mellitus.*

Uti två af mina fall fanns diabetes mellitus. I det ena, som kom till sektion, hvarvid sklerotiska förändringar påvisades i kärlen och i hjärtat, fanns syfilitisk infektion jemte arthritis deformans; i det andra, som jag uppfört under rubriken hereditet på den grund, att fadern haft hjärtsymptom och en syster dött af hjärtlidande, förefunnos sedan lång tid tillbaka reumatiska smärtor.

Det torde vara en vanlig och sedan länge gjord erfarenhet, att diabetespatienter ofta förete tecken på arteriosklerotiska förändringar. Särskildt är detta händelsen hos korpulenta, medelålders och äldre diabetici. Härvid kan naturligtvis sättas i fråga, om ett orsaksförhållande mellan arterioskleros och diabetes öfver hufvud taget existerar, och om så skulle vara händelsen, hvad är orsak och hvad är verkan?

En del forskare hafva bestämdt uttalat sig för den uppfattningen, att diabetes är den primära affektionen, arteriosklerosen den sekundära. Det i kärlsystemet cirkulerande sockerhaltiga blodet kan tänkas utöfva en irriterande verkan på arterernas intima och på detta sätt ge anledning till arterioskleros. *Frerichs* [1] har ofta iakttagit skleros i kärlen hos diabetici, så att ett sam-

[1] *Fr. Th. Frerichs.* Ueber den Diabetes. Berlin 1884.

manhang mellan dessa affektioner är för honom mycket sannolikt. Det var långvariga former af diabetes, vid hvilka under hans ögon förändringar i hjärtat och kärlen så småningom utvecklade sig, särskildt var det sådana fall, i hvilka gikt samtidigt förefanns.

Diabetes uppträder som bekant icke så sällan hos barn och yngre personer. Visar det sig, att äfven hos dessa arteriosklerotiska förändringar äro vanliga, så skulle härigenom ett godt stöd kunna vinnas för den åsikten, att diabetes framkallar arterioskleros. I sitt ofvan citerade arbete meddelar *Frerichs* i tabellform obduktionsresultaten från 55 fall af diabetes, hvarvid kärlens tillstånd blifvit beaktade. Bland dessa befinna sig 19 fall i åldern till och med 30 år. Af dessa 19 unga patienter visade 2 vid sektionen arteriosklerotiska förändringar. Den ena var en 30-årig, den andra en 19-årig kvinna, hos båda funnos gallsten. Det måste otvifvelaktigt anses beaktansvärdt, att hos en 19-årig person finna arterioskleros, men närvaron af gallsten i båda fallen tyder äfven på andra inflytanden, och antalet, 2 fall på 19, är ej så stort, att man kan anse arterioskleros såsom någon vanlig följd af diabetes.

En annan uppfattning af förhållandet i vissa fall mellan diabetes och arterioskleros uttalas af *Fleiner*[1]. På grund af höggradig arterioskleros i pankreas med konsekutiv kronisk interstitiell pankreatit eller pankreascirrhos, som han påvisat i ett fall, kan man enligt *Fleiner* tala om en arteriosklerotisk form af diabetes. I vissa fall, sannolikt i sådana, i hvilka en större del af pankreas försvunnit, kan sålunda arterioskleros leda till diabetes. Äfven för ett större antal medelsvåra och lätta diabetesfall, hvilka man vanligen afskillt såsom konstitutionella, klimakteriska, senila eller intermitterande former etc., torde benämningen arteriosklerotisk diabetes synas passande och berättigad.

[1] *Wilhelm Fleiner.* Zur Pathologie der calculösen und arteriosclerotischen Pankreascirrhose und der entsprechenden Diabetesformen. Berlin. Klin. Wochenschrift 1894. s. 5, s. 38.

Med afseende på etiologien för diabetes mellitus har Grube [1] analyserat 177 fall. Bland dessa fann han arterioskleros i 66 fall, af hvilka 1 befann sig i åldern 31—40 år, 7 i åldern 41—50 år, 32 i åldern 51—60 år, 20 i åldern 61—70 år och 6 i åldern 71—80 år. Sålunda tillhörde alla hans arteriosklerotiska diabetespatienter de åldersklasser, i hvilka arteriosklerosen är vanlig. Grube antager, att arteriosklerosen är betydelsefull för uppträdandet af diabetes ej blott genom inverkan på pankreas utan äfven genom dess verkan på det centrala nervsystemet.

Såsom synes, tyckas meningarna i allmänhet öfverensstämma deruti, att ett samband existerar mellan diabetes och arterioskleros, men senare forskare tyckas afgjordt luta åt den åsikten, att arteriosklerosen i vissa fall snarare bör uppfattas såsom orsak till diabetes än tvärtom. Måhända är den uppfattningen riktig, att båda äro i många fall koordinerade och olika uttryck för den arthritiska diathesen.

5. Ärftlighet.

Då jag uppställt ärftlighet såsom en etiologisk faktor för arterioskleros, menar jag, att sjukdomen arterioskleros uppträder ofta hos olika medlemmar inom samma familj, vare sig de tillhöra samma eller olika led. Ärftlighet i denna mening är sålunda mera inskränkt än den ärftlighet, som karaktäriserar den arthritiska diathesen i allmänhet. Denna senare ärftlighet fattas i så vidsträckt bemärkelse, att en manifestation kan visa sig i den ena generationen, en annan manifestation i den andra generationen och olika manifestationer hos olika medlemmar af samma generation.

Uti kasuistiken har jag upptagit 5 fall under den etiologiska

[1] *Karl Grube.* Zur Aetiologie des sogenannten Diabetes mellitus. Zeitschrift für klin. Medicin 1895. Bd. 27, s. 465.

rubriken hereditet. Grunderna för antagandet af hereditet äro dock i några fall skäligen svaga.

Jag har redan framhållit svårigheten, att i ett större antal fall påvisa hereditära inflytanden. Att dock sådana mycket ofta förekomma, torde vara otvifvelaktigt. I min enskilda praktik har jag en och annan gång funnit fall, i hvilka ärftlighet af arterioskleros varit tydlig. Sålunda har jag under flere år observerat två bröder och en syster, hvilka alla afledo vid 67 års ålder af sklerotiska förändringar i hjärtat. Den ene brodern och systern dogo hastigt efter upprepade attacker af angina pectoris just i en dylik attack; den andre brodern afled under symptom af hjärtinsufficiens; äfven hos honom hade anfall af angina pectoris förekommit. Dessutom afledo 2 andra till samma syskonkrets hörande bröder vid några och 60 års ålder helt plötsligt af slag, med all sannolikhet beroende på skleros i kärlsystemet. Uti en annan familj har jag under många år observerat 3 bröder, af hvilka 2 afledo af hjärtinsufficiens, beroende på kardioskleros, och den tredje brodern dog af cancer recti, men företedde utpräglade sklerotiska förändringar i kärlsystemet. Dessa 3 bröder afledo alla vid omkring 55 års ålder. En 4:de broder, som jag ej observerat, lär hafva dött af hjärtsjukdom vid omkring 60 års ålder.

Dylika iakttagelser hafva helt säkert blifvit gjorda af hvarje läkare, som haft tillfälle att under en längre tid följa olika medlemmar af samma familj. För den enskilde läkaren torde det dock endast undantagsvis och först efter decennier vara möjligt att samla ett kasuistiskt material af sådant omfång, att verkliga bevis för arteriosklerosens ärftlighet kunna framläggas.

6. Ansträngande kroppsligt arbete.

Uti min kasuistik förekomma 16 fall under den etiologiska rubriken: ansträngande arbete. Af dessa äro 15 fall, i hvilka strängt kroppsligt arbete förekommit. Uti 7 fall förekom ansträngande arbete utan något annat anmärkningsvärdt i anamnesen, uti 3 fall tillsammans med kronisk reumatism, i 3 fall jämte olika infektionssjukdomar och i 2 fall jämte dåliga hygieniska förhållanden. Af dessa 15 fall med ansträngande kroppsligt arbete voro icke mindre än 9 kvinnor, under det förhållandet mellan kvinnor och män i kasuistiken i sin helhet är ungefär som 1: 4.

Dessutom förekommo bland dem, som missbrukat alkohol 7 fall med ansträngande kroppsligt arbete, hvadan denna uppgift i anamnesen återfinnes i tillsammans 22 fall.

Att ansträngande kroppsligt arbete mäktigt inverkar på hjärtat och kärlsystemet torde vara satt utom allt tvifvel. Flere författare hafva, som bekant, uti starka kroppsansträngningar sett orsaken till hjärtdilatation och hjärthypertrofi. Jag vill endast påpeka de kända arbetena af *Da Costa,*[1] *Clifford Albutt,*[2] *W. Thurn,*[3] *Joh. Seitz,*[4] *O. Fræntzel,*[5] *W. Münzinger,*[6] *Leyden,*[7] *Th. Schott*[8] etc. En acut hjärtdilataton kan uppstå på grund af ett kortvarigt,

---

[1] *J. M. Da Costa.* On irritable heart; a clinical study of a form of functional cardiac disorder and its consequences. American Journal of med. sc. 1871. Vol. 61, s. 17.

[2] *Th. Clifford Albutt.* St. Georges Hosp. Reports 1872.

[3] *W. Thurn.* Die Entstehung von Krankheiten als direkte Folge anstrengender Märsche. Berlin 1872.

[4] *Johannes Seitz.* Zur lehre von der Ueberanstrengung des Herzens. Deutsch. Archiv für Klin. Medicin. 1873 o. 1874. Bd 11 o. 12.

[5] *O. Fræntzel.* Einige Bemerkungen über idiopathische Herzvergrösserungen. Charité-Annalen, V. 1878, s. 304.

——— Die idiopathischen Herzvergrösserungen. Berlin 1889.

[6] *Wilh. Münzinger.* Das Tübinger Herz. Deutsch. Archiv für Klin. Med. 1877, Bd 19, s. 449.

[7] *E. Leyden.* Ueber die Herzkrankheiten in Folge von Ueberanstrengung. Zeitschrift für Klin. Medicin. 1886. Bd 11, s. 105.

[8] *Th. Schott.* Zur acuten Ueberanstrengung des Herzens. Wiesbaden 1894.

men intensivt arbete hos en fullt frisk person. Dylika fall äro anförda af *Frœntzel*[1] och *Schott.*[2]

En intressant undersökning, rörande träning för kappåkning på velociped, har utförts af *A. Albu*[3]. Han fann efter hvarje åkning, äfven hos den mest tränade, exkvisit kardial dyspné, hjärtdilatation och albuminuri. Visserligen gick dilatationen i allmänhet tillbaka, men hos tvänne af hans försökspersoner fann han en konstant hjärthypertrofi, hos den ena var pulsfrekvensen äfven under hvila 96.

Men ännu lättare uppstår hos det på ett eller annat sätt redan sjuka hjärtat vid kroppsliga ansträngningar en tänjning eller dilatation, som för patienten kan hafva ödesdigra följder. På ett uttömmande och klart sätt har detta blifvit utveckladt af *Licht heim*[4] samt äfven framhållet af *Frœntzel*[5] och *Schott*[6]. Helt nyligen hade jag tillfälle att iakttaga en 46-årig man, som springande sökt upphinna ett järnvägståg. Han hade visserligen lyckats att komma med på tåget, men genom den våldsamma ansträngningen ådragit sig en enorm hjärtdilatation. Då jag någon tid därefter undersökte honom gick hjärtdämpningen 4 centim. utanför vänstra mammillarlinien och 3 centim. utanför högra sternalkanten. Ingen tydlig spetsstöt kunde kännas och hjärttonerna voro dofva, knappast hörbara. Pulsen var liten och oregelbunden; hvarje rörelse framkallade våldsam dyspné och smärtor tvärtöfver nedre delen af bröstkorgen. Denne man hade 25 år förut ådragit sig syfilis, hvarför min öfvertygelse är, att hans hjärta redan före den häf-

[1] *O. Frœntzel.* Die idiopathischen Herzvergrösserungen. Berlin 1889, s. 112.

[2] *Th. Schott.* Zur acuten Ueberanstrengung des Herzens und deren Behandlung. Verhandlungen des Congresses für innere Medicin. 1890, s. 448.

[3] *Albert Albu.* Die Wirkungen körperlicher Ueberanstrengungen beim Radfahren. Berlin. Klin. Wochenschrift. 1897, s. 202.

[4] *L. Lichtheim.* Die chronischen Herzmuskelerkrankungen und ihre Behandlung. Verhandlungen des Congresses für innere Medicin. 1888, s. 36.

[5] *O. Frœntzel.* l. c.

[6] *Th. Schott.* l. c.

tiga ansträngningen var sjukt. Hans radialarterer voro tydligen förtjockade.

Huru skola vi tänka oss kroppsliga ansträngningar kunna framkalla hjärtförstoring? Otvifvelaktigt genom förmedling af stegradt blodtryck. Vare sig kroppsansträngningen verkar plötsligt under en kortare tid eller ihållande under åratal, vare sig följden blir akut dilatation eller dilatation och hypertrofi; alltid blir hjärtats arbete ökadt. Genom direkta försök hafva *Maximowitsch* och *Rieder* [1] visat, att ansträngande arbete ökar trycket i det arteriella systemet. De läto unga, friska personer arbeta i ergostat. Härvid funno de, att blodtrycket, mätt med v. *Basch's* sfygmomanometer, stegrades rätt betydligt, men sjönk efter arbetets slut ganska fort; upptogos vätskor, vare sig vatten eller alkoholhaltiga drycker, under arbetet, inträdde en mera betydande höjning af blodtrycket (30—60 mm Hg) jämte påskyndad hjärtverksamhet.

Blodtrycksstegringen, i följd af ansträngande kroppsligt arbete, kan tänkas ske rent mekaniskt genom kompression af de finare artererna och kapillärerna, hvarigenom hinder för blodets aflöde ur aorta uppstår och genom kompression af venerna, hvarigenom blodet hastigt drifves till hjärtat och blodöfverfyllnad i högra hjärthalfvan uppstår. Andra sätt, hvarpå tryckstegringen kommer till stånd, framhållas af *Zerner*. [2] Enligt *Stricker* retas samtidigt med de tvärstrimniga musklerna äfven det vasomotoriska centrum, hvarifrån impulser utgå till kärlmuskulaturen. Vidare bör beaktas, att vid muskelarbete produceras kolsyra, därför blir vid ansträngande arbete blodets kolsyrehalt större. Blodets ökade kolsyrehalt kan lätt sätta kärlnervscentra i retning och sålunda åstadkomma den blodtrycksstegring, som uppträder efter ansträngande

[1] *v. Maximowitsch und Rieder.* Untersuchungen über die durch Muskelarbeit und Flüssigkeitsaufnahme bedingten Blutdrucksschwankungen. Deutsch. Archiv für Klin. Med. 1890, Bd 46, s. 329.

[2] *Th. J. Zerner.* Klinisch-experimentelle Untersuchungen über die cardiale Dyspnœ. Zeitschrift für Klin. Med. 1895, Bd. 27, s. 529.

kroppsligt arbete. Slutligen är det möjligt, att vissa ämnesomsättningsprodukter, som enligt *Geppert* och *Zuntz* utveckla sig i följd af muskelarbete, framkalla en retning af det vasomotoriska centrum och därigenom en stegring af det arteriella blodtrycket.

Det stegrade arteriella trycket är enligt flere forskares åsikt af stor betydelse för uppkomsten af arterioskleros. Såsom bevis härför kan anföras, att arteriosklerotiska förändringar uppträda i lungarteren, där de under vanliga förhållanden äro mycket sällsynta, om på ett eller annat sätt ett stegradt tryck under längre tid härskar i detta kärl. Ett dylikt fall, i hvilket ductus arteriosus Botalli var öppenstående, har blifvit publiceradt af *Arnold Josefson* [1]. Under lifvet hade i lungarteren förefunnits stegradt tryck, efter döden konstaterades betydlig dilatation och utpräglade arteriosklerotiska förändringar i detta kärl.

Det är sålunda genom förmedling af stegradt arteriellt tryck, som långvarigt, ansträngande kroppsligt arbete blir en orsak till arterioskleros.

Det torde dock vara ganska svårt att afgöra, om denna faktor spelar någon större betydelse i arteriosklerosens etiologi.

De 15 fall, som finnas i vår kasuistik, hade vid observationstiden en medelålder af 58 år, något som ej talar för någon mera betydande intensitet hos detta orsaksmoment.

Jordbruksarbetarne på landsbygden torde i allmänhet under större delen af sitt lif hafva ett mycket ansträngande arbete, men att arteriosklerosen är mera vanlig bland dem än bland fabriksarbetare och andra, hvilkas arbete ej är så tungt, är ingalunda bevisadt. Möjligt är, att det tunga arbetets skadlighet i viss mån uppväges af ett sundare lefnadssätt hos landsbygdens befolkning. Det relativt stora antalet kvinnor, som uppgifvit ansträngande arbete såsom sjukdomsorsak, torde dock vara att beakta.

---

[1] *Arnold Josefson.* Offenstehender Ductus Botalli nebst Atherom in den Aesten der Arteria Pulmonalis. Nord. Med. Arkiv. 1897, Bd. XXIX, n:r 10.

7. Intellektuell öfveransträngning, sinnesrörelser.

Många läkare hafva gjort den erfarenheten, att arterioskleros ofta förekommer hos personer med öfvervägande intellektuellt arbete och hos sådana, som äro utsatta för intensiva och ofta upprepade sinnesrörelser. Särskildt framhålla franska författare, att vetenskapsmän, statsmän, politiska personligheter, finansmän, skådespelare etc. afgifva en betydlig kontingent till ifrågavarande sjukdom. *Huchard*[1] fäster uppmärksamheten på de lifliga vasomatoriska impulser, som själsspänning och sinnesrörelser af alla slag framkalla, hvarigenom tryckstegringar i det arteriella systemet komma till stånd. Att så sker en eller annan gång är naturligtvis af ringa betydelse, men om det sker dagligen och under åratal, är det ej otänkbart, att härigenom skadliga följder för kärlsystemet kunna uppstå. Ofta tillkomma nog andra deletära inflytanden, såsom öfverflöd i mat och dryck, otillräcklig sömn och stillasittande lefnadssätt. Denna senare faktor torde för vetenskapsmän och ämbetsmän spela en icke oviktig roll.

Frænkel[2] framhåller, att vid stillasittande lefnadssätt stagnerar blodet i bukkavitetens organ, särskildt i den venösa delen af deras kärlsystem. Detta har samma effekt på den öfriga cirkulationen som en förökning af motståndet i bukorganens kärl, och hvilket betydande inflytande en motståndsstegring i den del af kärlsystemet, som behärskas af nervus splancnicus, utöfvar på det arteriella blodtrycket är från fysiologien nogsamt kändt.

Att sinnesrörelser enbart äro i stånd att framkalla arterioskleros, söker *Huchard*[3] bevisa medelst ett drastiskt exempel. En

[1] *H. Huchard.* Maladies du coeur. Paris 1893, s. 130 och följ.

[2] *A. Frænkel.* Eulenburg's Real-Encyclopädie. »Arteriosclerose». Dritte Auflage. Wien und Leipzig 1894, Bd. II, s. 271.

[3] *H. Huchard.* Quelques principes d'hygiène cardiaque. Journal des praticiens 1896, s. 724.

52-årig rik bankir i en större stad kastade sig in i de politiska striderna med ovanlig kraft. Han misslyckades, och finansiella olyckor tillkommo. Hans läkare konstaterade, att en hjärtaffektion af arteriellt ursprung dag för dag utvecklade sig. Hos denne man funnos inga af de vanliga orsakerna till arteriella kardiopatier, såsom syfilis, alkoholism, gikt, reumatism eller missbruk af tobak.

Emellertid har det synts mig, som om de af mina arteriosklerotiska patienter, hos hvilka intellektuell öfveransträngning eller starka sinnesrörelser skulle kunna anses hafva varit af betydelse såsom etiologiska moment, äfven haft ärftliga anlag. De hafva själfva varit, hvad man kallar nervösa personer, i deras familjer hafva nervösa manifestationer varit vanliga, och andra familjemedlemmar hafva äfven företett sklerotiska symptom. Utan tvifvel äro förhållandena i det praktiska lifvet mycket komplicerade; det fordras helt säkert ännu omsorgsfulla och mödosamma undersökningar, innan frågan om dessa faktorers betydelse i arteriosklerosens etiologi kan anses löst. För närvarande kan deras betydelse ej bestämdt bevisas, men ej heller absolut förnekas; problemet kan endast uppställas, dess lösning måste öfverlämnas åt framtiden.

8. Felaktigheter i födans sammansättning.

a) *Alltför riklig köttdiet.*

Huchard betraktar en alltför starkt kötthaltig föda såsom orsak till arterioskleros. Han visar, att i Frankrike konsumtionen af kött stigit i betydlig grad från 1820—1870, och vill häruti se anledningen till de arteriella kardiopatiernas och den allmänna arteriosklerosens allmännare förekomst under de senare decennierna. Att köttkonsumtionen ökas med stigande kultur, torde vara en allmän företeelse i alla civiliserade länder; att de arteriella kardiopatierna tilltaga i frekvens torde också vara antagligt, ehuru ingalunda bevisadt; men om dessa båda företeelser skola sättas i förhållandet af orsak och verkan till hvarandra, är mycket osäkert. De mera välmående samhällsklasserna, hos hvilka köttmissbruket oftast förekommer, förete måhända ett relativt större antal yngre arteriosklerotiska individer än de obemedlade, hvilka ej kunna bestå sig så starkt kötthaltig föda. Men de, som hafva tillfälle att förtära mycket kött, begå ofta excesser i andra afseenden, så att någon säker slutsats ej är möjlig.

Emellertid kan jag af egen erfarenhet intyga, att många symptom af arterioskleros i betydlig grad lindras, om kötthalten i födan minskas samt vegetabiliska födoämnen och mjölk tillsättas i rikligare mängd.

En annan erfarenhet, som likaledes tyckes tala för skadligheten af alltför starkt kötthaltig föda, har jag under de senare åren ofta kunnat göra. Jag har nämligen haft tillfälle att iakttaga icke så få korpulenta, arteriosklerotiska patienter, hvilka för att få sin fetma minskad blifvit tillrådda att förtära hufvudsakligen animalisk föda och att afhålla sig från dryck till måltiderna. Visserligen hafva de minskat i vikt, men i stället börjat klaga öfver hjärtklappning, allmän svaghet och en mängd neurasteniska symptom. En ändring af dieten i den riktning, att mera blandad kost föreskrifvits och att lämlig dryck till måltiderna tillåtits, har i allmänhet inverkat gynnsamt på patientens befinnande.

Min erfarenhet är sålunda den, att vid redan inträdd arterioskleros man helst bör undvika alltför starkt kötthaltig föda och ingalunda utesluta dryck till maten.

b) *Vegetarianskt lefnadssätt.*

Äfven den motsatta ytterligheten eller vegetariansk diet har blifvit anklagad för att gynna utvecklingen af arterioskleros. Landtbefolkningen i åtskilliga delar af vårt land torde faktiskt ännu i i dag hufvudsakligen lefva af födoämnen från växtriket och af mjölk. Men att bland denna befolkning arteriosklerosen skulle vara mera vanlig, känner man ej. Däremot om vegetarianskt lefnadssätt förenas med öfverdrifna kroppsrörelser, framför allt excesser i sport, så inträda, enligt *O. Rosenbach's* [1] iakttagelser, rubbningar i hjärtats och kärlens funktioner hastigare och intensivare än vid blandad kost.

Sannolikt är, att öfverdrift åt ena eller andra hållet är skadlig; blandad kost är för människan den fördelaktigaste.

9. Dåliga hygieniska förhållanden.

Med dåliga hygieniska förhållanden förstå vi i allmänhet trånga, fuktiga och kalla bostäder; otillräcklig och olämplig föda och beklädnad etc. I hvad mån dessa faktorer hvar för sig eller tillsammans gynna utvecklingen af arterioskleros, är svårt att säga. Bostadsförhållandena kunna möjligen spela en viss roll för uppkomsten af den kroniska reumatismen, hvilken sjukdom enligt många forskares åsikt är ett viktigt etiologiskt moment för arterioskleros.

Min kasuistik innehåller 2 fall, uti hvilka dåliga hygieniska förhållanden jämte flere olika infektionssjukdomar förekommit. Uti 2 andra fall förekommo dåliga hygieniska förhållanden jämte ansträngande arbete.

Medelåldern för de 2 fall, i hvilka dåliga hygieniska förhållanden kunna anses såsom det viktigaste orsaksmomentet, var 58,5 år, något som ej tyder på någon synnerligen stor intensitet hos denna etiologiska faktor.

10. Intoxikationer.

Utom den kroniska alkoholintoxikationen, hvars etiologiska betydelse för arterioskleros redan blifvit afhandlad, vill jag med

[1] *O. Rosenbach.* Die Krankheiten des Herzens. Wien und Leipzig 1894, s. 589.

några ord omnämna den kroniska blyförgiftningen och den kroniska nikotinförgiftningen.

a) *Kronisk blyförgiftning.*

Den kroniska blyförgiftningen, särskildt dess svårare former, blykacheksien, tyckes hos oss vara ganska sällsynt. Jag kan ej meddela någon egen erfarenhet angående denna sjukdom såsom etiologiskt moment för arterioskleros. I andra länder, speciellt i Frankrike, är den mera vanlig, och franska författare anse den vara af betydelse för uppkomsten af arterioskleros. *Lancereaux* [1] omnämner, att han 4 gånger haft tillfälle att undersöka kärlen hos personer, som aflidit af blykacheksi, och alla gångerna var aorta förändrad uti största delen af sin utsträckning. Alltid fanns det i dessa fall en förtjockning af njurarterernas väggar samtidigt med ett atrofiskt och granuleradt tillstånd hos njurarna. Han synes dock mera böjd att sätta dessa förändringar i samband med gikt än med blyintoxikation.

Huchard [2] citerar en statistik af *Leudet* På 24 fall, som aflidit i blyförgiftning, voro dödsorsakerna följande: 17 gånger organiska lesioner i hjärtat, 2 gånger nefrit, 2 gånger lunggangrän, 2 gånger lungtuberkulos och 1 gång lefvercirrhos. Dessutom funnos dilatation af aorta och atheromatösa förändringar i detta kärl, degenerationer af hjärtat, njurarna och lefvern samt hypertrofi af vänstra hjärtventrikeln.

Själf har *Huchard* konstaterat vid obduktion af fall med kronisk blyförgiftning en mer eller mindre utbredd endarterit, som visat karaktärer, liknande dem, som tillhöra arteriosklerosen och atheromet vid gikt.

b) *Kronisk nikotinförgiftning.*

Det är en allmän erfarenhet, att missbruk af tobak framför

[1] *Lancereaux.* Dictionnaire encyclopédique des sc. méd. Art. »artères». Paris 1867, Tome VI, s. 293.

[2] *H. Huchard.* Maladies du coeur, II éd. Paris 1893, s. 125.

allt i form af rökning understundom framkallar hjärtsymptom. Hjärtverksamheten blir oregelbunden, pulsfrekvensen ökas, patienterna klaga öfver oro och en dof smärta i hjärttrakten. Enligt *Huchard*[1] kunna verkliga stenokardiska anfall utveckla sig på grund af tobaksmissbruk. Nikotinet framkallar en kärlkonstriktion, som orsakar blekhet i ansiktet, kyla i extremiteterna, svindel, retrosternala smärtor och våldsam hjärtklappning. Genom långvarig och ofta upprepad kramp i kärlmusklerna kunna enligt samme författare arteriosklerotiska förändringar i kärlen utveckla sig, och träffa dessa förändringar hjärtats arterer, så äro förutsättningarna för uppkomsten af äkta, organisk angina pectoris gifna. I de flesta fall är det dock endast en s. k. pseudoangina, beroende på spasm i kärlen. När orsaksmomentet aflägsnas, så upphöra de stenokardiska anfallen och andra manifestationer af tobaksförgiftningen.

Det existerar emellertid ej i litteraturen enligt *Huchard's* eget medgifvande bestämda bevis för den åsikten, att kronisk tobaksförgiftning kan framkalla arterioskleros.

Uti min kasuistik förekommer i fall 88 uppgift, att patienten varit stark rökare, ej haft syfilis och ej missbrukat alkohol, men här är fråga om en 71-årig arbetare, hvadan hans ålder torde väga mera än tobaksmissbruket. I ett annat fall omnämnes cigarrrökning, men här förefanns äfven luetisk infektion och i ett tredje fall omtalas tuggning af tobak, men patienten hade missbrukat alkohol. Intet af dessa fall talar för den åsikten, att tobaksmissbruk skulle kunna framkalla arterioskleros.

11. Infektionssjukdomar.

Det är numera bevisadt, att vid flere infektionssjukdomar uppstå förändringar i kärlen, speciellt endarteriter, hvilka återigen framkalla förändringar i motsvarande organ.

[1] *H. Huchard* l. c. s. 706.

H. Martin [1] har vid difteri och tyfoidfeber funnit en obliterande endarterit. Vid den förra sjukdomen konstaterades nämnda förändring i hjärtats, i bronchernas och i njurarnas arterer, vid den senare i hjärtats.

Landouzy et Siredey [2] meddelar ett intressant fall af tyfoidfeber, i hvilket vid sektionen endarteriter i koronarkärlen med konsekutiv kardioskleros påvisades. Patienten hade 2 år förut genomgått samma sjukdom. Dessutom omnämna de, att på 13 fall af tyfoidfeber, som de vårdat under de senare åren, hafva de 3 gånger iakttagit komplikationer från hjärtat.

Vid influensa [3] hafva spontana artertromboser, antagligen beroende på endarteritiska förändringar, blifvit observerade.

I de kroniska formerna af malaria skola kärlförändringar vara mycket vanliga. På 20 fall af »artérite en plaques» har *Lancereaux* [4] annoterat malariainfektion i anamnesen 11 gånger.

Den syfilitiska infektionens betydelse för arterioskleros hafva vi redan utförligt behandlat.

Att de akuta infektionssjukdomarna kunna framkalla endarteriter, är sålunda otvifvelaktigt; en annan fråga är, om de skola tillmätas någon större betydelse för uppkomsten af den kroniska, generaliserade, progessiva arteriosklerosen. Det synes mig, som om de akuta infektionssjukdomarna härvid ej gärna kunde spela någon viktigare roll, infektionsämnet och dess produkter böra tämligen snart hafva aflägsnats ur organismen, hvadan någon prolongerad inverkan väl svårligen kommer till stånd. Mera antagligt synes det vara, att de kroniska infektionssjukdomarna så

---

[1] *Hippolyte Martin.* Des lésions viscérales consécutives à l'endatérite oblitérante et progressive. Revue de médecine 1881 s. 369.

[2] *L. Landouzy et A. Siredey.* De l'artérite typhoïdique. Revue de médicine 1885 s. 843.

[3] *E. Leyden och S. Guttmann.* Die Influenza-Epidemie 1889—90. Wiesbaden 1892 s. 86.

[4] Enligt *Huchard* l. c. s. 141.

småningom medföra kroniska arterförändringar. Syfilis är i detta hänseende ett anmärkningsvärdt exempel.

Uti min kasuistik förekommer en etiologisk grupp, omfattande 9 fall, i hvilkas anamnes omnämnas diverse infektionssjukdomar såsom influensa, scarlatina, frossa, smittkoppor, cholera, mässling, tyfoidfeber, lunginflammation och osteomyelit utan något annat anmärkningsvärdt etiologiskt moment. Medeläldern för dessa fall vid observationstiden var 63 år. Detta talar ej för någon större betydelse hos de akuta infektionssjukdomarna såsom etiologisk faktor för arterioskleros.

12. Sammanfattning af diskussionen, rörande arteriosklerosens etiologi.

Jag har underkastat läran om arteriosklerosens etiologi en ganska utförlig granskning, jag har sammanställt det i litteraturen befintliga material så fullständigt, som det varit mig möjligt, och meddelat de resultat, som framgått ur mina egna undersökningar på detta område. Det har härvid visat sig, att en hel mängd olika faktorer hafva blifvit ansedda såsom verksamma för uppkomsten af arterioskleros.

Om en del af dessa faktorer, hvilka af olika forskare blifvit framhållna som etiologiska moment, gäller dock den anmärkningen, att deras betydelse ej blifvit visad genom någon detaljerad kasuistik, utan endast antagen på grund af teoretiska resonnemang eller på grund af ett och annat fall, som kommit till observation. Erkännas måste, att stora svårigheter möta, då man söker skaffa sig i detta hänseende lämpligt material. Det är svårt att i hvarje fall få tillförlitliga och fullständiga upplysningar och att få ett så stort antal så noga registrerade fall, att någorlunda säkra slutsatser kunna dragas. Härtill fordras nog ytterligare mycket omfattande undersökningar, hvilka knappast torde af en enda person kunna utföras. Det synes mig dock, som om det redan befintliga materialet skulle medgifva antagandet af några faktorer i arteriosklerosens etiologi såsom tämligen säkra.

Första rummet bland dessa intager enligt min åsikt *syfilitisk infektion.* Härmed vill jag ingalunda påstå, att detta är den vanligaste orsaken till arterioskleros, men den är den intensivast verkande faktorn i den mening, att föregången syfilitisk infektion betingar tidig arterioskleros, enligt mina undersökningar tidigare än hvarje annan etiologisk faktor. Den är äfven af stor betydelse, därför att arteriosklerosen på syfilitisk grund synes med förkärlek lokalisera sig i hjärtat och i aorta, hvarigenom för patientens lif ytterst betänkliga rubbningar utveckla sig.

Närmast i ordningen synes mig *alkoholmissbruk* komma. Denna faktor är måhända till och med vanligare än syfilitisk infektion, men de arteriosklerotiska symptomen tyckas dock uppträda något senare hos alkoholisterna än hos de syfilitiska patienterna.

Nu är det visserligen så, att syfilitisk infektion och alkoholmissbruk ofta förekomma hos samma patient, hvadan deras verkan måhända adderar sig tillsammans. Men i alla händelser synas mig dessa båda faktorer vara oomtvistliga såsom etiologiska moment för arterioskleros.

I tredje rummet skulle jag vilja sätta *ärftlighet,* vare sig så, att den fattas i mera vidsträckt bemärkelse såsom arthritisk diathes, eller i mera inskränkt mening, då man endast afser de arteriosklerotiska manifestationerna. Visserligen tillåter icke min kasuistik att styrka detta påstående med så höga siffror, att det härigenom kan anses bevisadt, men den allmänna praktiskt medicinska erfarenheten talar bestämdt härför.

En del andra faktorer, som ansetts vara af etiologisk betydelse för arterioskleros, såsom *ansträngande kroppsligt* och *andligt arbete, sinnesrörelser, felaktighet i födans sammansättning, dåliga hygieniska förhållanden, kroniska intoxikationer,* såsom blyförgiftning och tobaksmissbruk, böra måhända tillerkännas en viss roll i detta hänseende, dock anser jag deras etiologiska betydelse ingalunda säkert bevisad och deras intensitet i alla händelser afgjordt underlägsen intensiteten hos de tre först nämnda faktorerna.

Hvad slutligen beträffar förut genomgångna *akuta infektionssjukdomar,* så synes mig deras etiologiska betydelse vara mycket ringa. De utgöra måhända en del af orsakerna till den senila arteriosklerosen, som antagligen framkallas af en hel mängd svagt verkande etiologiska faktorer, alldenstund *hög ålder* i och för sig knappast kan betraktas såsom orsak till arterioskleros.

F. Arteriosklerosens patogenes.

Det tidigaste tecknet på arterioskleros är ihållande stegradt arteriellt tryck. Detta symptom förekommer också under sjukdomens hela förlopp, ända till dess hjärtats kraft börjar minskas och cirkulationen ej längre kan på ett normalt sätt upprätthållas. Hvarje teori, som söker förklara arteriosklerosens uppkomst, måste därför nödvändigt taga hänsyn till det stegrade arteriella trycket, och arteriosklerosens patogenes sammanhänger väsentligen med den arteriella tryckstegringens patogenes.

Det är möjligt, att tryckstegringen alltid är det primära fenomenet, att de anatomiska förändringarna först senare utveckla sig. Denna uppfattning stödes af det kända sakförhållande, att kärlområden, i hvilka arterioskleros under vanliga förhållanden knappast förekommer, visa utbredda sklerotiska förändringar, om på ett eller annat sätt trycket inom dessa kärlområden under en längre tid är abnormt högt. Men äfven det motsatta förhållandet är tänkbart. Redan inträdda kärlförändringar kunna framkalla ett stegradt arteriellt tryck. Hafva kärlförändringar inträdt inom ett större kärlområde, förklaras tryckstegringen genom förträngningen af de finare arterernas lumen. Men denna förklaring af tryckstegringens uppkomst är knappast sannolik, då det gäller sjukdomens tidigaste skeden. Mera antagligt är, att redan förändringar i kärlsystemet af så ringa utbredning, att deras mekaniska verkan med afseende på tryckstegringen ej kunna komma i betraktande, likväl på reflektorisk väg genom det vasomotoriska nervsystemet framkalla sammandragning af de finare och medelstora artererna i vidsträckta kärlområden och härigenom bringa till stånd det ökade trycket. Mitt fall 27 kan möjligen anföras till stöd för en dylik uppfattning. Under en längre tid visade patienten tecken på kramp i artererna; radialartererna voro trådfina, och hela kroppsytan var ovanligt blek, nästan cyanotisk. Vid obduktionen påträffades endast två atheromatösa fläckar på aortas insida. Härmed må nu vara huru som helst, helt säkert spelar det vasomotoriska nervsystemet, hvars betydelse för regleringen af det arteriella trycket under fysiologiska förhållanden är nogsamt känd, en afseväird roll vid uppkomsten af det patologiskt stegrade trycket och måhända äfven för utvecklingen af de arteriosklerotiska förändringarna.

Vår granskning af arteriosklerosens etiologi har gifvit vid handen, att många och, som det synes, ganska olikartade faktorer äro verksamma vid sjukdomens uppkomst. Vid en närmare analys kunna de måhända reduceras till tvänne: toxiska och nervösa.

De toxiska faktorerna inkomma vid intoxikationerna direkt utifrån i organismen; vid infektionerna bildas de af infektionsämnen inom organismen. I båda fallen cirkulera skadliga ämnen i blodet, hvilka kunna tänkas direkt irritera kärlväggen eller genom förmedling af nervsystemet åstadkomma en tryckstegring och därigenom medelbart de arteriosklerotiska förändringarna.

De nervösa faktorerna kunna tänkas träda i verksamhet genom yttre och inre irritament af mångahanda slag. Där ärftligheten, vare sig direkt eller genom förmedling af den arthritiska diathesen, ligger till grund för arteriosklerosens utveckling, spela helt säkert nervösa inflytanden en ganska viktig roll.

De toxiska och de nervösa faktorerna verka dels oberoende af hvarandra, dels kan den ena gruppen sätta den andra i verksamhet. För arteriosklerosens profylax och behandling torde dessa faktorers beaktande icke vara utan betydelse.

G. Arterioskierosens symptom.

1. Stegring af det arteriella trycket.

Med rätta synes mig detta symptom böra sättas främst, alldenstund det är det mest konstanta och ett af de allra tidigaste tecknen på den smygande sjukdomen. Strängt taget kan man ej tala om arterioskleros i anatomisk mening, innan påvisbara förändringar i kärlväggarna finnas, men den praktiske läkaren bör ej vänta med sin diagnos och behandling, till dess sjukdomen nått sin fulla utbildning. Ju tidigare han kan ingripa, desto större nytta kan han göra sina patienter, och dessutom måste vi komma ihåg, att sklerotiska förändringar redan kunna hafva inträdt i inre organ, ehuru de för palpation tillgängliga artererna ännu äro oförändrade. Detta har också af nyare författare beaktats. *v. Basch*[1] talar om latent arterioskleros och i ett senare arbete om angiorhigos, med hvilka uttryck han vill beteckna det sjukliga tillstånd, som så att säga föregår den allmänna sklerosen. Det väsentliga härvid är den höga spänningen i artererna; är denna spänning konstant, måste man antaga, att förändringar redan finnas i de

[1] *v. Basch.* Ueber latente Arteriosklerose. Wiener Med. Presse 1893. N:o 20—30.

—— Ueber Gefässtarre (Angiorhigosis). Wiener Med. Presse 1896, s. 210 254, 290, 315, 351.

finare artererna och kapillärerna i ett så stort kärlområde, att härigenom ett mer eller mindre betydande motstånd skapas och tryckstegring inträder, Är den höga spänningen öfvergående, kan man tänka sig spastiska tillstånd i de finare kärlen såsom orsak. I båda fallen kunna en mängd symptom från hjärtat, njurarna, hjärnan cch nervsystemet i sin helhet förekomma, och är man i tillfälle att följa dessa patienter, iakttager man i allmänhet förr eller senare sådana symptom, som visa, att verkliga sklerotiska förändringar inträdt. Tryckstegningen är sålunda i första hand ett varningssymptom, men den är också ett symptom, som fortvarar under långa tider, när redan lätt påvisbara förändringar i de periferiska kärlen inträdt, när betydande symptom från inre organ äfven för den ytlige betraktaren afslöja patientens allvarliga lidanden, ja denna tryckstegring existerar ända till dess hjärtsvaghet, hjärtinsufficiens och stassymptom framträdt. Häraf framgår, huru ofantligt viktigt det är att igenkänna ett stegradt arteriellt tryck; och de bemödanden, som från klinisk sida gjorts att komma tryckstegringen på spåren, måste anses vara fullt berättigade, om än de ännu ej ledt till så exakta resultat, som experimentalfysiologien kan framvisa.

De metoder, som den praktiske läkaren har att tillgå vid bestämmandet af det arteriella trycket äro följande:

Palpation af pulsen.

Sfygmografi.

Auskultation af hjärtat och

Direkt uppmätning af trycket.

a) *Palpation af pulsen.*

För den erfarne läkaren erbjuder palpationen en ganska god hållpunkt vid bedömandet af blodtrycket. Pulsen är hård och svår att sammanpressa, och härvid kan man mycket väl skilja mellan rigiditet i själfva arterväggen och spänningen i kärlet. Naturligtvis erhållas inga bestämda siffervärden, men har man öfvat sin känslighet i detta hänseende, tror jag, att ingen svårighet förefinnes att på detta enkla sätt igenkänna en mera afseväird förhöjning af trycket. Det synes mig, som om man medelst palpationen mången gång undviker felkällor, som influera på både sfygmografen och sfygmomanometern.

b) *Sfygmografi.*

Sfygmografen ger i utpräglade fall pulskurvor, som med säkerhet tillåta oss att afgöra, om trycket är ökadt eller minskadt. Må vi endast kasta en blick på de här båda reproducerade sfygmogrammen. Skillnaden dem emellan är ögonskenlig. Den ena

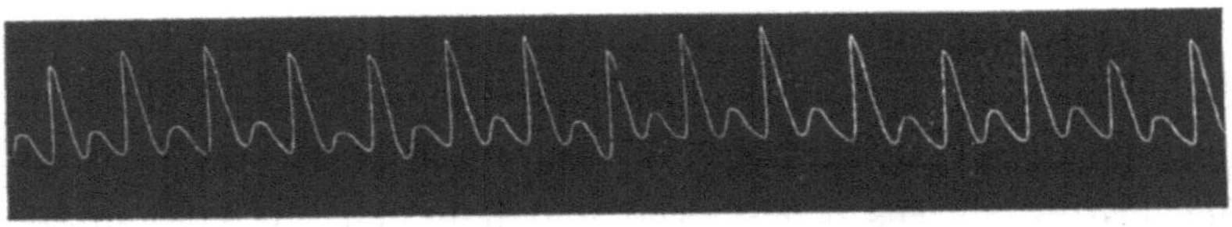

Art. rad. dextra. D. 23 aug. 1894.
D—n, 15 år, febris typhoides, artertryck = 120 mm.

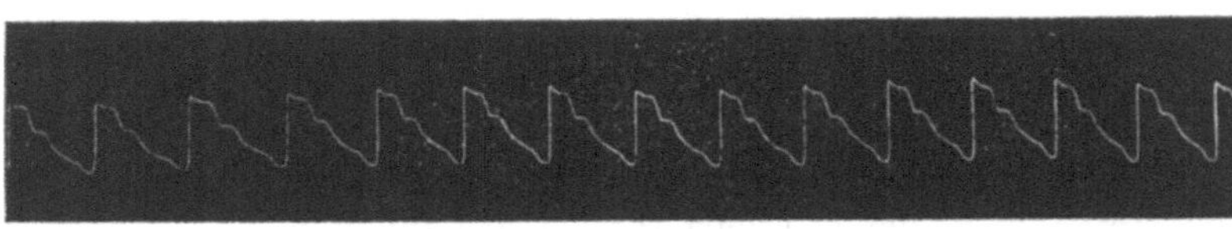

Art. rad. dextra. D. 23 aug. 1894.
L. E—n, 42 år, kronisk nefrit, artertryck 200 mm.

är tagen från en 15:årig yngling, som vårdades på Serafimerlasarettet för febris typhoides, den andra från en 42-årig arbetare, som led af kronisk nefrit. Den förra kurvan är karaktäristisk för minskadt tryck i det arteriella systemet; den senare för stegradt tryck. I den förra kurvan finna vi den dikrotiska vågen starkt utpräglad, hon ligger djupt nere vid kurvans bas; den primära vågen är hög och spetsig, och hvarje spår till trikrotism saknas. Omedelbart innan denna kurva togs, bestämdes artertrycket i samma arter, högra radialis, medelst *Potains* sfygmomanometer, och erhölls ett värde af endast 120 mm Hg.

I den senare kurvan är den dikrotiska vågen mycket svagt utpräglad och ligger högt uppe nära spetsen, som visar en tydlig platå; en antydan till trikrotism kan spåras i hvarje pulsslag. Artertrycket, bestämdt enligt *Potain's* sfygmomanometer omedelbart innan kurvan togs, var i samma arter, högra radialis, 200 mm Hg.

Emellertid äro pulskurvorna ej alltid så karaktäristiska, rätt ofta får man bilder, som föga bevisa rörande det arteriella trycket. Särskildt synes detta vara händelsen, om mera betydande atheromatösa förändringar redan utbildat sig i den undersökta arteren.

Sfygmografien erbjuder dessutom ej så få svårigheter i självfva det tekniska utförandet. Det fordras alldeles bestämdt en viss grad af öfning, innan tillförlitliga pulskurvor erhållas. Vidare synes mig ej alla instrument, som för närvarande äro i bruk, vara lika tillförlitliga. Enligt min erfarenhet skrifver den *Marey'*ska sfygmografen de trognaste kurvorna; den numera åtminstone i vårt land rätt ofta använda *Dudgeon'*ska apparaten deformerar gärna kurvans spets i mer eller mindre grad, något som för bestämmande af blodtrycket är ofördelaktigt, då just denna del af kurvan är för ifrågavarande syfte af stort värde.

Emellertid lider det intet tvifvel, att en god sfygmograf i en öfvad iakttagares hand ger mycket värdefulla upplysningar om blodtrycket redan i tidiga skeden af en börjande arterioskleros, och sfygmografien kan därför rekommenderas såsom en värdefull undersökningsmetod.

c) *Auskultation af hjärtat.*

Ett af de bästa tecknen på stegradt tryck är accentueringen af andra hjärttonen vid hjärtats bas; gäller det stegring af trycket i pulmonalarteren, är det andra pulmonalistonen, som höres förstärkt; är det arteriella trycket stegradt i kroppsartererna, så är det den andra aortatonen, som är accentuerad. Uti ofvan meddelade sjukhistorier finna vi accentuering af andra aortatonen omnämnd i snart sagdt hvarje fall. Detta är också ett af de allra tidigaste tecknen på arterioskleros, och det är ett tecken, som fortvarar under större delen af sjukdomsförloppet.

I allmänhet möter det inga svårigheter att öfvertyga sig om närvaron af detta tecken. Det akustika intrycket är fullt karaktäristiskt. Jämförelsen med andra pulmonalistonen underlättar i hög grad afgörandet. Dock kan det hända, att äfven andra pulmonalistonen är accentuerad såsom vid mera betydande emfysem etc. Men äfven i sådana fall brukar det ej vara synnerligen svårt att afgöra, om andra aortatonen är accentuerad eller ej. Aortatonerna auskulteras som bekant bäst i andra refbensinterstitiet nära högra sternalkanten eller något längre ned öfver 3:dje refbensbrosket. På detta område uppfattas naturligtvis accentueringen bäst, men snart sagdt öfver hela hjärttrakten iakttages vanligen detta fenomen med största lätthet. Särskildt vill jag framhålla, att andra aortatonens accentuering höres öfver halsens stora kärl, öfver karotiderna, och i jugulum ofta mycket tydligt, till och med på bröstkorgens baksida är det ingalunda ovanligt att höra detta tecken.

Accentueringen af andra aortatonen består i en intensitetsförstärkning, som till graden kan växla ganska mycket. Ej så sällan är intensiteten så betydlig, att man vid auskultationen erfar en nästan smärtsam förnimmelse, i synnerhet om man använder *Chauveau's* binaurala stethoskop. Detta instrument anser jag vara särdeles värdefullt vid auskultation af hjärttonerna, och äfven blåsljuden höras mycket tydligare med detta stethoskop än med det vanliga. De störande biljud, som ofta förekomma vid andra binaurala stethoskop och göra dem rätt besvärliga vid användningen, saknas här nästan fullständigt.

Men utom intensitetsförstärkningen iakttages allt emellanåt en verklig ändring i kvaliteten af andra aortatonen, som blir klingande, får en metallisk timbre. Franska författare benämna detta ljud »bruit clangoreux». Utan tvifvel står det i sammanhang med strukturförändringar i självfva aortavalvlerna och i aortaväggen. Därför höres det vanligen samtidigt med att man kan konstatera tecken på dilatation af aorta. *Huchard* anser det nästan alltid beteckna en cylindrisk dilatation af detta kärl. Nu är det i allmänhet så, att aortadilatationen vanligen sammanfaller med utbredda atheromatösa förändringar på aortas insida, och äfven texturförändringar i självfva valvlerna förekomma mycket ofta samtidigt. Häraf framgår, att klingande andra aortaton och dilatation af aorta mycket ofta måste sammanträffa, men om den metalliska klangen står i nödvändigt samband med dilatationen, vågar jag ej afgöra.

d) *Direkt uppmätning af det arteriella trycket.*

Den stora betydelse, som en tillförlitlig uppmätning af blodtrycket skulle hafva för den praktiske läkaren, har framkallat flere försök att skapa lämpliga metoder och instrument i detta syfte. Det hittills mest praktiska och mest pröfvade instrumentet är *v. Basch's* s. k. sfygmomanometer och dess modifikation af *Potain. v. Basch* [1] själf samt flere andra forskare hafva i stor utsträckning pröfvat detta instrument, och det anses i allmänhet gifva värden, som äro användbara för afgörandet af den viktiga frågan, om trycket är stegradt eller ej. Uti ett af sina senare arbeten [2] säger han: »Stödd på en 13-årig erfarenhet och flere tusende mätningar, kan jag uppställa den satsen, att ett blodtryck i arteria radialis af 150 mm Hg och däröfver måste anses såsom ett

---

[1] *S. v. Basch.* Der Sphygmomanometer und seine Verwerthung in der Praxis. Berlin. Klin. Wochenschrift 1887, s. 179, 206, 224, 244, 285.

[2] *S. v. Basch.* Ueber latente Arteriosklerose. Wiener Med. Presse. 1893, N:o 20—30.

relativt högt, det normala öfverskridande tryck. Detta gäller ännu bestämdare om tryckvärden, som vida öfverskrida 150 mm Hg. Emellertid hafva viktiga anmärkningar riktats mot instrumentets tillförlitlighet. *Zadek*[1], som dock använde en äldre form af sfygmomanometern, anser den *Basch*'ska apparaten i allmänhet icke ägnad för mätning af det absoluta blodtrycket och i allmänhet ej lämplig att möjliggöra en jämförelse af blodtrycket hos olika individer; men ett stort och väsentligt område finnes för apparatens användning, nämligen för bestämning af blodtrycksändringar hos samma person under olika tider. *Tigerstedt*[2] har skarpt betonat instrumentets många felkällor och otillförlitligheten af de absoluta måtten på blodtrycket, hvilka med detsamma erhållas. En ganska utförlig pröfning af instrumentet har *Eurén*[3] företagit. Han finner det i det hela taget rätt användbart. Genom att applicera sfygmomanometern på arteria temporalis eller (med iakttagande af behörig hänsyn i det enskilda fallet till arterens läge) på arteria radialis bör man kunna erhålla värden, som tillnärmelsevis representera blodtrycket. Franska forskare, särskildt *Potain* och *Huchard,* hafva betjänat sig af *Potain's* modifikation, enligt hvilken hela apparaten med undantag af manometern är af kautschuk och fylld med luft.

För att vinna egen erfarenhet i denna fråga har jag på Serafimerlasarettets poliklinik undersökt 101 personer medelst *Potain's* sfygmomanometer på högra och vänstra arteria radialis. Jag undersökte endast sådana personer, som voro till utseendet fullt friska med undantag af någon mindre åkomma, för hvilken

---

[1] *Ignaz Zadek.* Die Messung des Blutdrucks am Menschen mittelst des *Basch*'schen Apparates. Zeitschrift f. Klin. Med. 1881. Bd. 2, s. 509.

[2] *R. Tigerstedt.* Lehrbuch der Physiologie des Kreislaufes. Leipzig 1893 s. 331.

[3] *Axel Eurén.* Iakttagelser med *v. Basch's* Sfygmomanometer om blodtrycket hos människan under fysiologiska och patologiska förhållanden. Uppsala Läkareförenings Förh. Bd. 26, 1890—1891, s. 289.

de besökte polikliniken. Sålunda var det personer, som sökte råd för lindriga hudsjukdomar, dyspeptiska symptom, halsfluss, bronchit, obestämda smärtor etc. De allra flesta af de undersökta voro i åldern mellan 20 och 40 år, en och annan yngre och äfven några äldre personer förekommo; 79 voro män och 22 qvinnor. Det visade sig härvid, att icke så obetydlig öfning erfordrades för att vinna nödig säkerhet, dessutom varierade de funna värdena icke så obetydligt hos olika personer. De vanligaste värdena voro omkring 150 mm Hg. Som jag egentligen afsåg med dessa mätningar att utröna, om metoden lämpade sig för afgörandet, om en tryckstegring förelåg eller ej, fäste jag min uppmärksamhet särskildt vid de personer, som företedde ett ovanligt högt tryck. Dessa blefvo sedermera underkastade en detaljerad undersökning, hvarvid det i de allra flesta fall kunde konstateras bestämda sjukliga förändringar, såsom lindrig hjärtförstoring, albuminuri, accentuering af andra aortatonen, diabetes mellitus, alkoholism, neurasteni och kronisk blyförgiftning. Hos flere af dessa angaf sfygmomanometern ett tryck växlande mellan 190 och 240 mm Hg, men alltid tämligen konstant hos samma person vid olika undersökningar. Det syntes mig dock häraf framgå, att en lindrig tryckstegring ej kan med tillförlitlighet diagnostiseras genom sfygmomanometern ensam. För att vara säker fordrar man äfven andra tecken, särskildt är accentueringen af andra aortatonen ett mycket värdefullt symptom. Men såsom undersökningsmetod jemte andra kan sfygmomanometrien väl förtjäna att användas och med iakttagande af vissa försiktighetsmått kan det *Basch'*ska af *Potain* modifierade instrumentet uti öfvade händer otvifvelaktigt göra nytta.

2. Andtäppa, andnöd, dyspné, asthma cardiale.

Ett af de allra tidigaste tecknen på begynnande sklerotiska förändringar i kärlsystemet är svårighet vid andhämtningen

Ifrån en lindrig andnöd vid mera ansträndgande rörelser, såsom vid gående i trappor eller uppför en backe till den utpräglade dyspnéen, som ständigt plågar patienten, finnas alla möjliga öfvergångar. Andnöden uppträder sålunda dels vid vissa tillfällen dels kontinuerligt. En särskild form af andnöd är den s. k. asthma cardiale, som påkommer med häftiga anfall vanligen under nätterna. Ganska ofta sällar sig till andnöden en känsla af tryck, beklämning eller verklig smärta i hjärttrakten, i ryggen, i epigastrium eller i de öfre extremiteterna, oftast i den vänstra. Under sådana förhållanden är andnöden komplicerad med stenokardiska symptom.

Anmärkningsvärda äro anfallen af asthma cardiale. *Leyden*[1] och *A. Frænkel*[2] hafva utförligt framhållit denna symptomkomplex. Ibland förekomma lindriga förebud i form af allmänt illamående, matthet och svaghet, lindrig hosta, men ofta utan dylika förebud utbryter under natten vanligen efter midnatt en häftig andnöd, som väcker patienten, i fall han, såsom ofta är händelsen, redan insomnat. Andnöden utvecklar sig med förfärande hastighet, patienten kan ej stanna kvar i bädden, han måste sätta sig på en stol eller i stående ställning stödja sig mot väggen, dörrposten, ett bord eller något dylikt. Snart visar sig mer eller mindre utpräglad cyanos på läpparna och händerna, på afstånd hörbara rassel uppträda, hosta inställer sig med mer eller mindre riklig upphostning, bestående af delvis skummande sputa. Undersöker man nu patienten, finner man oftast inga utpräglade förändringar i förut befintliga hjärtsymptom. Vanligen har man förut konstaterat en mer eller mindre tydlig accentue-

---

[1] *E. Leyden.* Ueber die Sclerose der Coronar-Arterien und die davon abhängigen Krankheitszustände. Zeitschrift f. Klin. Med. 1884, Bd. 7, s. 459 o. s. 539.

[2] *Albert Frænkel.* Eulenburgs Real-Encyclopädie. Wien und Leipzig 1894. Bd. II, s. 386. Artikeln »Asthma».

—— Ueber die klinischen Erscheinungen der Arteriosclerose und ihre Behandlung. Zeitschrift für Klin. Med. 1882, Bd. 4, s. 1.

ring af andra aortatonen och måhända en lindrig oregelbundenhet i hjärtverksamheten. Det senare symptomet kan ibland under anfallet vara mera utprägladt, och i sammanhang härmed är pulsen något mera oregelbunden, men vanligen ganska spänd. Däremot äro symptomen från lungorna tydliga, åtminstone sedan anfallet varat en stund, och i allmänhet kommer läkaren ej tillstädes, förr än någon tid förflutit från anfallets början. Man finner då visserligen ingen dämpning, men perkussionstonen har ofta en tympanitisk klang. Vid auskultationen hör man gröfre och finare rassel i mer eller mindre riklig mängd. Jämte andnöden plågas patienten af höggradig oro och ångest, kallsvett betäcker pannans, ansiktets och bröstets hud, och omgifningen fruktar hvarje ögonblick, att döden skall inträda. Anfallet i sin svårare form varar en eller två timmar, så småningom blir andhämtningen lättare, patienten kan återtaga sängen, och fram på morgonen inträder ofta sömn, hvarur patienten uppvaknar betydligt förbättrad eller återställd. De objektiva symptomen från lungorna kan man emellertid konstatera under betydligt längre tid, och likaså fortvarar hostan några dagar.

Dylika anfall äro alltid betänkliga; de bevisa en betydande svaghet i hjärtat, men patienten dukar sällan under för den första attacken. Efter några månader kommer en ny, och så blifva intervallerna kortare, slutligen inträder permanent hjärtinsufficiens eller ock följer döden omedelbart i ett anfall. För några år sedan hade jag tillfälle att observera flere dylika anfall hos en 80-årig dam, som i öfrigt företedde tecken på tämligen utbredd arterioskleros men utan några utpräglade symptom från inre organ. Anfallen påkommo ganska regelbundet vid 1—2-tiden på natten till en början med mellanrum på ett halft år eller mera, sedermera oftare, och hon afled efter ett anfall under symptom af hjärtinsufficiens. För närvarande har jag under observation en 62-årig man, som för många år sedan blifvit syfilitiskt infekterad och numera visar tydliga tecken på kardioskleros. Det första anfallet af asthma cardiale inträffade nyårsdagen 1897, det andra den 20 jan. 1897 och det tredje i februari 1897. Alla inträffade på natten och voro fullt typiska. Patienten tog nu under en längre tid Tinctura Strophanti i små doser, hvarefter anfallen uteblifvit tills vidare.

Andnödens patogenes vid arterioskleros är helt säkert olika uti olika skeden af sjukdomen. Franska författare, *Huchard*[1] och *Tournier*[2], tala om en mekanisk och en toxisk dyspné, den senare författaren har äfven en nervös dyspné. *Picard*[3] har sysselsatt sig med en särskild form af toxisk dyspné, den alimentära.

Den toxiska dyspnéen uppkommer genom renal insufficiens, hvarigenom exkrementiella ämnen, hvilka hafva förmåga att framkalla dyspné, kvarhållas i blodet. En dylik renal insufficiens kan förekomma icke blott i mera framskridna skeden utan äfven i sjukdomens början, ja utan att albuminuri, detta tidiga tecken på sklerosens lokalisation i njurarna, ännu visat sig. Beviset för denna uppfattning finna de nämnda författarne dels uti urinens minskade toxicitet dels däruti, att den toxiska dyspnéen försvinner, om patienten sättes på absolut mjölkdiet. Att andnöden minskas och försvinner under absolut mjölkdiet, är ett faktum, som jag haft tillfälle att många gånger konstatera, men samtidigt hafva också patienterna legat till sängs och många, som inkomma på sjukhuset, behöfva endast några dagars hvila, för att en för handen varande hjärtinsufficiens med utpräglade stassymptom skall gifva vika. Dricker så patienten 2 à 3 liter mjölk per dygn, så uppstår en riklig diures, hvarunder såväl andnöd som eventuella ödemer hastigt försvinna. Emellertid har jag också observerat, att personer, som företett betydande andnöd jämte albuminuri, utan

[1] *Huchard.* Maladies du coeur. Paris 1893, s. 216.
[2] *Émile Tournier.* La dyspnée cardiaque. Paris 1892.
[3] *H. Picard.* Dyspnée toxique d'origine alimentaire. Paris 1897.

att stassymptom förekommit, hastigt befriats från sin dyspné, så snart de satts på absolut mjölkdiet. Det kan icke nekas, att dylika fall tyckas tala för *Huchard's* uppfattning, ehuru fullgiltiga bevis ännu ej föreligga.

Den mekaniska dyspnéen beror dels på blodöfverfyllnad i lungorna på grund af aktiva kongestioner, hvilka enligt *Huchard*[1] spela en viktig roll vid arterioskleros, i synnerhet under dess första skeden, dels på stas i lungvenerna och lungkapillärerna på grund af svaghet hos hjärtat. Det arteriosklerosen ofta komplicerande lungemfysemet, som enligt vissa författare är en dystrofisk skleros i lungorna, analog med hjärtsklerosen, njursklerosen, hjärnsklerosen etc., minskar lungornas funktionsduglighet och bidrager sålunda till uppkomsten af dyspnéen.

Det lider intet tvifvel, att dyspnéen äfven i tidiga skeden mycket ofta uppstår genom svaghet i hjärtat. Undersöka vi uppmärksamt hjärta och lungor hos en patient, som klagar öfver ofta påkommande andnöd, finna vi emellanåt i lungornas nedre delar mer eller mindre utbredda rassel såsom tecken på redan inträdd stas; samtidigt konstatera vi måhända emfysem, och den gamla välkända kombinationen emfysem och bronchit ligger nära tillhands. Bronchit i egentlig bemärkelse finnes ej, rasslen äro uttryck för en lindrig hjärtinsufficiens. Från hjärtat iakttaga vi vanligen endast en accentuering af andra aorta- och andra pulmonalistonen. Men låta vi patienten utföra några lindriga rörelser, frapperas vi af den betydligt ökade pulsfrekvensen och måhända af en nu framträdande ringa oregelbundenhet i hjärtverksamheten. Äfven dessa symptom peka på svaghet i hjärtat. Uti sjukdomens senare skeden, då hjärtdilatation och relativa insufficienser utbildat sig, är dyspnéens ursprung från bristande arbetsförmåga hos hjärtat tydligt. Den andnöd, som uppträder vid ansträngningar, Arbeitsdyspnoe, dyspnée d'effort, dyspnée de

[1] *H. Huchard.* l. c. s. 329.

travail, är enligt franska författare ett meiopragiskt symptom. Under hvila kan hjärtat fullständigt hålla cirkulationen vid makt, så att patienten ej erfar något obehag, men så snart en ansträngning tillkommer, hvarigenom större kraf ställas på hjärtat, inträder en lindrig hjärtinsufficiens med åtföljande dyspné, som vid hvila genast försvinner. — Att asthma cardiale beror på en plötsligt inträdande svaghet i hjärtat, särskildt i dess vänstra ventrikel, betonas af tyska författare, såsom *Leyden* [1] och *A. Frænkel* [2]. I sin fullt utvecklade form är den kardiala astman komplicerad med mer eller mindre utbredt lungödem. Enligt *Cohnheim-Welch* [3] uppstår lungödemet likaledes genom svaghet i vänstra ventrikeln, hvarigenom stas i lungorna inträder. Till sitt väsen äro sålunda dessa båda symptom identiska, det karaktäristiska för asthma cardiale är dess plötsliga uppträdande.

Alla författare tyckas vara eniga i den uppfattningen, att den kardiala dyspnéen uppkommer genom insufficiens hos hjärtat, särskildt hos dess vänstra ventrikel, hvarigenom stas i lungvenerna och lungkapillärerna uppstår. Men då man söker härur förklara de subjektiva och objektiva tecknen på dyspné, skilja sig meningarna.

Enligt den äldre uppfattningen, som äfven försvaras af *Alb. Frænkel* [4], är det den förlångsammade blodströmningen i lungkapillärerna och den genom dessas utspänning minskade volumen hos lungalveolerna som medför en ändring i blodets beskaffenhet — minskad syre- och ökad kolsyre-halt. Genom denna ändrade blodbeskaffenhet och måhända genom särskilda

---

[1] *E. Leyden.* Ueber die Sclerose der Coronar-Arterien. Zeitschrift f. Klin. Med. 1884 Bd. 7, s. 561.

[2] *A. Fränkel.* l. c.

[3] *Welch.* Zur Pathologie des Lungenödems. Virchow's Archiv 1878, Bd. 72, s. 375.

[4] *Albert Frænkel.* Ueber cardiale Dyspnoe. Berlin. Klin. Wochenschrift 1888, s. 289 o. s. 315.

ämnesomsättningsprodukter, som bildas vid muskelarbete, retas andningscentrum och starkare respirationsrörelser utlösas.

Enligt en annan uppfattning, som uttalats af *v. Basch,*[1] medför stasen i lungvenerna och lungkapillärerna en utspänning af lungorna, en sorts erektion eller styfhet. Härigenom få de i expirationsställning en större volym än normalt, och det behöfves för deras utspänning vid inspiration en större kraft, andningsmusklerna måste arbeta kraftigare. Den fysiologiska dyspnéen vid starka kroppsansträngningar är fullkomligt analog i sin mekanism med den patologiska dyspnéen, skillnaden är endast, att den senare förefinnes konstant eller inträder mycket lätt vid de lindrigaste ansträngningar. Flere af *v. Basch*'s lärjungar hafva genom experimentella undersökningar gifvit stöd åt denna från många håll angripna lära.

Sålunda har *Zerner*[2] genom försök på friska och sjuka människor visat, att den genom kroppsliga ansträngningar framkallade dyspnéen utvecklar sig under tecken af lungansvällning och lungstyfhet. Denna dyspné måste betecknas såsom kardial, emedan hon uppträder med fenomen, ökad pulsfrekvens, arythmi, palpitation etc., som tyda på en ändring i hjärtverksamheten. Med den objektivt förnimbara rubbningen i hjärtverksamheten inträder insufficiens hos den vänstra ventrikeln. Till detta senare antagande tvingas vi, emedan vi till grund för den med dyspné förbundna lungansvällningen och lungstyfheten endast kunna finna det hindrade blodafflödet ur lungvenerna, och orsaken till detta hindrade blodafflöde, till stasen i lungorna, kan endast sökas i insufficiens hos den vänstra ventrikeln. Det direkta beviset

[1] *S. v. Basch.* Die cardiale Dyspnoe und das cardiale Asthma. Klin. Zeit- und Streitfragen. Bd. I, Heft 3 o. 4. Wien 1887.

[2] *Th. J. Zerner.* Klinisch-experimentelle Untersuchungen über cardiale Dyspnoe. Zeitschrift für Klin. Med. 1895, Bd. 27, s. 529.

härför har lämnats genom djurförsök af *Grossmann,*[1] *Kauders*[2] och *Zerner.*[3]

3. Förändringar i urinen.

Redan i arteriosklerosens tidigaste skeden finner man mycket ofta förändringar i afseende på urinen.

a) *Urinmängden*

under 24 timmar är ökad. Det är svårt, att i detta afseende erhålla säkra uppgifter af patienterna, emedan de själfva ej anställa regelbundna mätningar, och man endast undantagsvis är i tillfälle att observera dem på sjukhus i sjukdomens början. Har sklerosen i väsentligare grad lokaliserat sig i njurarna, finna vi utpräglad polyuri jämte andra förändringar af urinen, som man ansett karaktärisera den s. k. skrumpnjuren. Emellertid bruka patienterna uppgifva, att de nödgas stiga upp flere gånger under natten för att kasta vatten och att hvarje gång en rätt betydande mängd urin aflämnas. Helt annorlunda är naturligtvis förhållandet i sjukdomens senare stadier, då hjärtinsufficiens inträdt, samt ödem och ascites inställt sig. Vid denna tidpunkt är urinmängden minskad, och de vanliga karaktärerna af stasurin förefinnas.

b) *Albuminuri*

är ett tidigt och mycket ofta förekommande tecken under sjukdomens första skeden. Under denna period finner man i allmänhet mycket små äggvitekvantiteter, nätt och jämt påvisbara med det Hellerska profvet. Man bör med en pipett nedföra salpeter-

---

[1] *Michael Grossmann.* Weitere experimentelle Beiträge zur Lehre von der Lungenschwellung und Lungenstarrheit. Zeitschrift für Klin. Medicin 1892. Bd. 20, s. 397.

——— Ueber den Einfluss der wechselnden Blutfüllung der Lunge auf die Athmung. Zeitschrift für Klin. Medicin 1892. Bd. 20, s. 407.

[2] *Kauders.* Ueber einige Experimente zur Lehre von der cardialen Dyspnoe. Wien. Klin. Wochenschrift 1891, s. 161.

[3] *Th. Joh. Zerner.* Ueber den Einfluss der Digitalis auf die Respiration. Wiener Klin. Wochenschrift 1891, s. 679 o. s. 702.

syran under urinen, och om den karaktäristiska ägghviteringen ej genast framkommer, vänta några minuter, innan man bedömer profvet. Äfven det minsta spår, som sålunda påvisas, är af betydelse. Det är ingalunda säkert, att man i sjukdomens början finner ägghvita vid hvarje undersökning. Den ena dagen kan reaktionen gifva positivt, den andra negativt resultat, men icke desto mindre anser jag ett positivt utslag af det Hellerska profvet synnerligen beaktansvärdt.

När vi misstänka arteriosklerotiska förändringar, är det i allmänhet fråga om medelålders eller äldre personer, och hos dessa är enligt min erfarenhet äfven en inkonstant albuminuri betydelsefull. Hos yngre personer är förhållandet sannolikt helt annorlunda. Hos dessa har man som bekant företrädesvis funnit den s. k. cykliska eller transitoriska albuminurien, om hvars betydelse jag på detta ställe ej har att yttra mig.

Längre fram, när de arteriosklerotiska förändringarna fortskridit, och framför allt, om njurarna blifvit i mera betydande grad angripna, är albuminurien konstant, och mängden ägghvita är större. Under åratal finner man vid hvarje undersökning albuminuri i urinen, och mängden växlar naturligtvis, men håller sig i allmänhet låg, omkring $^1/_2$—1—2 $^0/_{00}$. Uti sjukdomens senare skeden, då tydliga symptom på hjärtinsufficiens infunnit sig, finner man större mängder ägghvita, men som urinmängden nu ofta är förminskad, så är ökningen till största delen endast relativ. Det visar sig nämligen ofta, att sedan man genom lämplig behandling lyckats återställa den rubbade cirkulationen och aflägsna stassymptomen, den förra tämligen låga ägghvitehalten återfinnes. Aldrig har jag hos en arteriosklerotisk person med orubbad cirkulation funnit sådana ägghvitemängder, som man alltemellanåt påträffar hos personer med kronisk nefrit. Äfven om hjärtat funktionerar tillfredsställande och inga stassymptom förefinnas, är det hos dessa ej så ovanligt att med det Hellerska profvet få en flere millimeter tjock, kompakt äggh vitering och med Essbachs albuminimeter 6—10 ‰ ägghvita.

c) *Formade beståndsdelar*

förefinnas i allmänhet i mycket ringa mängd under sjukdomens tidigare stadier. I den spontant bildade eller genom centrifugering erhållna bottensatsen, som oftast är mycket sparsam, finner man en och annan hyalin och kornig cylinder samt några få leukocyter och epithelceller. Längre fram blir bottensatsen rikligare samt cylindrarna, epithelcellerna och leukocytherna talrikare, äfven röda blodkroppar och till och med blodcylindrar kunna påträffas. Betydligare njurblödningar tyckas dock vara sällsynta. Den meddelade kasuistiken innehåller ett sådant fall, fall 115, uti hvilket njurblödningen var så ymnig och ihållande, att jag en tid tänkte på en malign nybildning i någon af njurarna. Patienten observerades nämligen en längre tid af mig, innan han inkom första gången på Serafimerlasarettet. Vid obduktionen befunnos båda njurarna vara minskade till storlek och förete tecken på kronisk interstitiell nefrit med amyloiddegeneration.

d) *Socker*

finner man naturligtvis i urinen i sådana fall, som förete öfriga symptom af diabetes mellitus. Emellertid är denna kombination med arterioskleros ej så synnerligen vanlig. Däremot torde man väl kunna säga, att de flesta äldre diabetici förete tecken på arterioskleros. Alimentär glykosuri har en och annan gång blifvit observerad, men torde knappast vara ett symptom, som tillhör arteriosklerosen.

e) *Diabetes insipidus*

har jag ansett mig böra diagnosticera ett par gånger hos patienter med arterioskleros. Emellertid vill jag framhålla, att man en och annan gång finner så betydande urinmängd och så låg specifik vikt af urinen hos arteriosklerotiska patienter, att man kan vara tveksam, huruvida diabetes insipidus förefinnes, eller om man endast har att göra med den vanliga polyurien.

4. Förändringar i de periferiska artererna, påvisbara medelst inspektion och palpation.

Härvid har man företrädesvis att hålla sig till radial- och temporalartererna, men hos magra personer kunna äfven brachial- och femoralartererna komma i fråga, mera sällan träffar man förändringar i arteria pediea.

a) *Slingrigt förlopp*

iakttages mycket ofta hos arteriæ temporales. Lindriga grader äro så vanliga, att därvid ej bör fästas synnerligen stor betydelse; mera utpräglad slingrighet torde dock böra beaktas. Däremot om man finner arteriæ radiales slingriga, är man i de flesta fall berättigad att häri se ett tecken på begynnande arterioskleros, så mycket mera, som man då vanligen också finner andra förändringar i dessa kärl. Allt emellanåt kan man hos magra individer följa arteriæ radiales och brachiales ända upp till axillen, och man ser det tjocka och buktiga kärlet i nästan hela sin längd; pulsationerna äro under sådana förhållanden mycket tydliga.

b) *Hårdhet och rigiditet.*

En viss hårdhet, rigiditet i kärlväggen, kan man mycket ofta iakttaga. Samtidigt känner man vanligen kärlväggen förtjockad. Dessa förändringar böra noga skiljas från spänningen, som är beroende af trycket.

Vid högre grader af arterioskleros är kärlväggen som bekant ojämn, knölig och betydligt hårdare än normalt; äro förändringarna ännu mera utpräglade, finner man väggen förkalkad och förvandlad till ett fast rör, i hvilket knappast någon pulsation kan kännas; finare arterer, såsom arteriæ temporales, kunna gifva intrycket af hårda strängar, liknande ståltrådar.

Det är visserligen sant, att man ej af de för palpation och inspektion tillgängliga kärlens beskaffenhet äger rätt att med nödvändighet sluta till motsvarande förändringar i de inre artererna, speciellt de finare kärlen i de inre organen; men träffa vi tydliga arteriosklerotiska förändringar i de ytliga kärlen, är sannolikheten mycket stor, att äfven de inre kärlen i något organ äro tydligt förändrade; åtminstone hafva i alla de fall, som jag kunnat medelst sektion kontrollera, detta varit händelsen. Oftare tror jag, att man finner sklerotiska förändringar i inre kärl, ehuru de periferiska tyckas vara normala. Exempel härpå finnas i den meddelade kasuistiken (fall 21, 27, 97, 99, 112).

Gueneau de Mussy[1] har uppställt 3 olika grader af arterförändringar, diagnosticerbara genom palpation och inspektion. I första graden erbjuda kärlväggarna en abnorm resistens för det explorerande fingret, samtidigt äro de ofta slingriga och lindrigt ojämna. I andra graden äro hårdheten, slingrigheten, indurationerna och ojämnheterna på ytan mycket mera uttalade. I tredje graden rangerar han de fall, i hvilka artererna äro komplett rigida och motstå trycket af fingret. Denna rigiditet är i allmänhet beledsagad af slingrighet, och ytan är skroflig och ojämn; ofta äro kärlen krusiga, understundom äro de knöliga.

c) *Frekvensskala.*

Några författare hafva uppställt en frekvensskala för de arteriosklerotiska förändringarnas förekomst i de olika kärlen vid den senila arteriosklerosen. Enligt *Lobstein*[2] är ordningen i aftagande frekvens följande:

Arcus aortæ, aortas delningsställe i bukhålan, aorta descendens i brösthålan, arteria lienalis, aorta descendens i bukhålan, arteria femoralis med alla dess grenar, arteriæ spermaticæ, hypogastrica och dess grenar, hjärtats kransarterer, några grenar af

[1] *Gueneau de Mussy.* Étude clinique sur les indurations des artères. Archives générales de médecine 1872, Vol. II, s 129 o. s. 292.

[2] *J. F. Lobstein.* Lehrbuch der Patologischen Anatomie. Deutsch bearbeitet von A. Neurohr. Stuttgart 1835. Bd. 2, s. 478.

subclavia, delningsvinkeln af carotis communis, hjärnartererna, olika grenar af carotis externa, artererna i bröst- och bukväggarna, arteriæ brachiales och deras grenar, grenar af nafvelarteren, de små artererna, som inträda i hjärnans märgsubstans, lungarteren.

Enligt *Rokitansky*[1]: aorta ascendens, arcus aortæ, aorta abdominalis, aorta thoracica, aa. lienalis, crurales, iliacæ internæ, coronariæ cordis, hjärnartererna, vertebrales, uterinæ, brachiales och dessas grenar, spermaticæ internæ, carotis communis, hypogastricæ; undantagsvis aa. mesentericæ, coeliaca, coronaria ventriculi, hepatica, epiploica.

Huchard[2] har följande skala:

Aortabågen, aorta ascendens, arteriæ coronariæ, aorta abdominalis mot delningen, aorta thoracica, arteriæ renales, temporales, basis cranii, subclaviæ, carotis communis, iliacæ, splenica, brachiales och radiales, crurales, popliteæ, vertebrales interæ, de små hjärnartererna, bronchiales, pulmonalis, coronaria ventriculi, mesenterica, uterina, spermatica etc.

Häraf framgår, att de sklerotiska förändringarna i de inre artererna äro mycket vanligare än i de yttre och att sålunda, när man finner dessa senare förändrade, sannolikheten är mycket stor, att förändringar också finnas i de inre artererna.

Medgifvas måste dock, att de periferiska, för inspektion och palpation tillgängliga artererna kunna vara intensivt förändrade, utan att betydligare funktionsrubbningar från inre organ förefinnas. Uti sådana fall äro nog ofta de större till organen ledande artererna sklerotiskt förändrade, men ändförgreningarna och själfva parenchymen äro tämligen fria. En sådan lokalisation af de sklerotiska processerna träffa vi mycket ofta hos gamla personer; i min

[1] Citat enligt *Qvincke.* v. Ziemssen's Handbuch. Leipzig 1876. Bd. VI, s. 344.

[2] *H. Huchard.* Maladies du coeur, Paris 1893, s. 150.

symptomatiska grupp II af ofvan meddelade kasuistik äro några dylika fall sammanförda.

5. Symptom från nervsystemet.

Allmänna nervösa symptom förekomma ganska ofta under sjukdomens hela förlopp. Arteriosklerosen är vanlig hos nervösa personer, hos sådana som tillhöra nervöst belastade familjer, hvilkas medlemmar visa olika manifestationer af den s. k. arthritiska diathesen. Man har äfven framhållit såsom etiologisk faktor psykiska ansträngningar af olika slag, oroligt och jäktande lefnadssätt, som skapas af den moderna civilisationen med dess invecklade förhållanden. Men dessa moment anses äfven verksamma vid utvecklingen af de nervösa tillstånd, som sammanfattats under benämningen neurasteni. Jag har redan påpekat, att *Huchard* tillägger vasomotoriska inflytanden en betydande roll i arteriosklerosens patogenes. Af allt detta framgår, att en mängd nervösa fenomen kunna föregå och åtfölja arteriosklerosens utveckling. I dess senare skeden, när cerebrala och medullära skleroser tillkommit, framträda mera bestämdt lokaliserade nervsymptom, som i en stor del fall trycka sin prägel på sjukdomsbilden och allt emellanåt afsluta sjukdomsförloppet.

a) *Smärtor*

af olika natur och växlande lokalisation angifvas ofta. Förekomma de tillsammans med andra symptom af den kroniska reumatismen, hvilken sjukdom af många anses som ett etiologiskt moment för arterioskleros, är det naturligtvis omöjligt att afgöra, om de böra anses tillhöra orsaks- eller följdsjukdomen. Men äfven smärtor af mera nervös natur förekomma. Hufvudvärk är ej något ovanligt symptom. Härvid afser jag den diffusa än i bakhufvudet, än i hjäss- eller panntrakten förlagda, dofva tryckande smärtan, som karaktäriseras af sin oregelbundenhet såväl med afseende på tid, säte som förlopp. Annorlunda är nog förhållandet med migränen, den bekanta symptomkomplex, som företer ett typiskt förlopp och är exkvisit ärftlig. Denna är ett uttryck för den arthritiska diathesen och står sålunda i ett visst samband med arteriosklerosen, men kan ej gärna betraktas som ett symptom af denna sjukdom. Smärtor i hjättrakten, epigastrium, ryggen och de öfre extremiteterna äro ingalunda ovanliga redan i arteriosklerosens tidigare skeden. De äro beaktansvärda såsom möjliga indicier på en lindrig angina pectoris. Vi komma att vid framställningen af nämnda symptom närmare afhandla dessa smärtor. I de nedre extremiteterna omnämnas smärtor alltemellanåt med lokalisation utefter nervstammarna. Diagnosen ischias förekommer i vår kasuistik.

Många af de hos arteriosklerotiska patienter förekommande smärtor torde stå i bestämdt samband med förändringarna i hjärtat och kärlen. *Nothnagel*[1] har påpekat, att smärtor i hjärttrakten vid hjärtsjukdomar äro rätt vanliga, och den omständigheten, att just vid aortafelen de smärtsamma sensationerna äro mycket vanligare än vid andra valvelfel, nödgar till den åsikten, att det mindre är hjärtmuskeln utan fastmera kärlet, som härvid kommer i fråga.

Enligt samme förf.[2] finnes det smärtor, som man ej kan lokalisera annorstädes än i kärlen. Sådant är förhållandet med smärtor, som visa sig i de tidigaste skedena af aorta-aneurismer, vid arterioskleros i de stora kärlen; äfven den starka hufvudvärk, som hos vissa personer inträder några dagar före en hemiplegi, har antagligen samma lokalisation. Det existerar angiospasmer i extremiteterna, spasmodiska kontraktioner i kärlväggarna, hvarvid konstateras parästesier, hyperästesier och smärtor, som tydligen äro vaskulära. Man måste vid sidan af intestinala koliker antaga vaskulära koliker.

---

[1] *H. Nothnagel.* Schmerzhafte Empfindungen bei Herzerkrankungen. Zeitschrift für Klin. Med. 1891, Bd. 19, s. 209.

[2] Semaine méd. 1893, s. 526.

S. Laache[1] har publicerat 4 fall med betydliga smärtor och förändringar i kärlsystemet. Han uttalar såsom sin åsikt, att smärtor komma sannolikt att inrangeras såsom ett legitimt symptom vid arterioskleros.

b) *Vasomotoriska rubbningar, lokal asfyxi och brand.*

Symptom, som peka på en rubbning i den vasomotoriska innervationen, såsom domning, myrkrypning, växlande anämier och hyperämier i ansiktet och kroppens periferiska delar äro ej ovanliga. Fallet 33 är i detta hänseende upplysande. Vid 47 års ålder började denne man, hvarom nämnda fall handlar, att känna smärtor i underbenen vid gående, de försvunno, sedan han hållit sig stilla någon tid, återkommo sedermera i högra benet, lindrades af massage. Sedermera inträdde ventrombos i högra benet, därefter smärtor i högra höften, senare kändes båda fötterna bortdomnade och häftig värk förnams i högra foten, hvarest sår uppträdde och sedermera brand, som nödvändiggjorde amputation af ett par tår. Sedan dess kändes fortfarande smärtor, domningar och stickningar i fötter och underben.

Flere författare, företrädesvis kirurger, hafva studerat den oblitererande endarteriten med de kliniska manifestationerna; lokal asfyxi och gangrän. *Petit* och *Verneuil*[2] framhålla betydelsen af malariainfektioner, genom hvilka alstras blodförändringar, rubbningar i nervsystemets funktioner och anatomiska lesioner i kärlsystemet, alltsammans moment, som samverka till uppträdande af lokal asfyxi och gangrän. *Dutil* och *Lamy*[3] beskrifva det intermitterande haltandet såsom ett viktigt diagnostiskt tecken. Deras patient, en 40-årig man, företedde detta symptom i en mycket

[1] *S. Laache.* Zur Lehre von den Schmerzen sogenannten vasculären Ursprunges. Deutsch. Med. Wochenschrift 1894, s. 301.

[2] *Petit et Verneuil.* Asphyxie locale et gangrène palust. Revue de chirurgie 1883, Bd 3. s. 161, s. 432 och s. 699.

[3] *A. Dutil et H. Lamy.* Contributions à létude de l'artérite oblitérante progressive. Archives de médecine expérimentale 1893. Bd V, s. 102.

tydlig form. Han kunde gå 2—15—20 minuter, hvarefter han kände smärta, domning och myrkrypning i de nedre extremiteterna; fortsatte han att gå, blef smärtan outhärdlig. Musklerna på underbenen, i synnerhet vadmusklerna, voro kontraherade och rigida, temperaturen nedsatt, anästesi kunde konstateras. Hvila under 2—3 minuter var tillräcklig, för att dessa symptom skulle försvinna. Året därpå cyanos och smärtor i högra foten, gangrän och amputation af de 3 första tårna; följande år samma fenomen med samma följd i den vänstra foten. Under de därpå följande åren måste amputation utföras på högra och sedan på vänstra underbenet. Uti kärlen fanns oblitererande endarterit, som äfven angripit nervernas vasa nutrientia, hvaraf nervdegeneration blifvit en följd. Hufvudsakligen från kirurgisk synpunkt hafva dessa fenomen blifvit studerade af *Friedländer*,[1] *Winiwarter*,[2] *Burow*,[3] *Will*,[4] *Heydenreich*,[5] *Riedel*,[6] *Widenmann*[7] och *Zoege v. Manteuffel*.[8] Den sist nämnda författaren begagnar uttrycket arteriosklerotisk eller angiosklerotisk gangrän. Han anför 6 fall, hvilka alla länge lidit af reumatoida smärtor, så att de blifvit morfinister, de hade ej haft syfilis, de voro i åldern respektive 49, 40, 39, 38, 36 och 34 år. Hos flere patienter visade kärlsystemet allmänna arteriosklerotiska förändringar.

c) *Neurasteniskt tillstånd.*

Allt emellanåt utvecklar sig hos arteriosklerotiska patienter ett

---

[1] *Friedländer.* Centralblatt für die med. Wissenschaften 1876 (n:o 4) s. 65.

[2] *Winiwarter.* Archiv f. Klin. Chirurgie 1879. Bd. XXXIII, s. 202.

[3] *Burow.* Berlin. Klin. Wochenschrift 1883, s. 507.

[4] *Alfred Will.* Ein Fall von Gangræn an beiden oberen Extremitäten in Folge von Arteriitis obliterans. Berlin. Klin. Wochenschrift 1886, s. 268.

[5] *Albert Hyedenreich.* De la gangrène par endartérite oblitérante. Semaine médicale 1893, s. 273.

[6] *Riedel.* Centralblatt für Chirurgie 1888, s 554.

[7] *Widenmann.* Beiträge zur klin. Chirurgie 1892. Bd. 9, s. 218.

[8] *Zoege v. Manteuffel.* Ueber angiosklerot. Gangrän. Archiv. für Klin. Chirurg. Bd. 42, s. 569.

fullständigt neurasteniskt tillstånd med dess mångfald af symptom. Först och främst torde detta förekomma hos personer med neuropatisk belastning och med arthritisk diathes. Patienter af israelitisk härkomst tyckas vara särskildt benägna härför. Uti mitt fall 67, som handlar om en israelit, voro de neurasteniska symptomen i hög grad utpräglade. Men äfven hos andra patienter, hvilka, såvidt det kunnat utrönas, ej haft nervöst påbrå, och hvilka ingalunda under sjukdomens tidigare skeden företett neurasteniska symptom, kunna längre fram visa dylika i hög grad. Flere gånger har jag haft tillfälle att göra denna erfarenhet hos patienter, som blifvit ordinerade stränga dietkurer för att minska sin korpulens. Ju fortare afmagringen inträdt, desto tydligare hafva de neurasteniska symptomen framträdt och särskildt har detta tyckts mig vara händelsen, om patienten genomgått den för närvarande hos oss mycket använda torrkuren.

d) *Cerebrala symptom.*

Yrsel och svindel samt susningar och ringningar för öronen omnämnas af många patienter såsom ganska tidiga symptom. Sannolikt äro de oftast i detta skede uttryck för det stegrade arteriella trycket utan materiella förändringar i hjärnan. Men längre fram, då sklerotiska förändringar inträdt i hjärnans kärl, och nutritionen börjat lida i betydande grad, få de nämnda symptomen en gravare betydelse, och på samma gång tillstöta nya symptom: minnet aftager, det intellektuella arbetet blir svårare och måste oftare afbrytas, en allmän cerebral svaghet utvecklar sig, som kan leda till mer eller mindre tydlig demens. Apoplektiforma, epileptiforma anfall, hallucinationer och ett tillstånd, som gränsar till verklig sinnessjukdom, iakttagas emellanåt. Mycket ofta uppträda bestämda härdsymptom, tydande på en destruktion af större eller mindre delar af hjärnsubstansen. Genom embolier, hämorrhagier eller tromboser förmedlas de destruerande processerna, och lokalisationen bestämmer i främsta rummet symptombildens utseende.

e) *Medullära symptom.*

Medullära symptom uppträda under arteriosklerosens förlopp. Det är bekant, att man sökt ett samband mellan hjärtaffektioner och tabes dorsalis. *Berger* och *Rosenbach*[1] påpekade först det egendomliga sammanträffandet af aortainsufficiens och den nämnda ryggmärgssjukdomen. De anföra sju observationer, i hvilka detta förhållande förekom. *Grasset*[2] antog hjärtlesionen vara en reflexverkan, framkallad af de svåra smärtorna, allden stund han trott sig finna, att de fall af tabes, som företedde hjärtaffektioner, voro utmärkta genom synnerligen svåra smärtor. *Letulle*[3] har publicerat två observationer, af hvilka den ena äfven innehåller uppgift om obduktionsfenomenen. Det fanns allmänna atheromatösa förändringar, atrofi af njurarnes barksubstans samt muskotlefver. Den sjuke, som utgjorde föremål för den andra observationen, lefde ännu, men utom tydliga symptom af tabes, företedde han tecken på allmän arterioskleros, på lesioner i aortamynningen och i mitralis samt angina pectoris. För att förklara sambandet mellan hjärt- och ryggmärgssjukdomen gör *Letulle* följande resonnemang. Skälet till att förändringarna företrädesvis lokalisera sig i aortamynningen måste sökas i förändringarnas natur; de äro af atheromatös beskaffenhet och detta är orsaken till deras lokalisation i aortas början. För öfrigt är det måhända samma arteriella lesion, kronisk arterit, allmän arterioskleros, som i ett visst antal fall kan anses förklara utvecklingen af de tabiska symptomen.

H. Martin[4] har i ett fall af tabes dorsalis visat, att endarterit

---

[1] *Oscar Berger* und *Ottomar Rosenbach.* Uber die Coincidenz von Tabes dorsalis und Insufficienz der Aortenklappen. Berlin. Klin. Wochenschrift 1879, s. 402.

[2] *Grasset.* Ataxie locomotrice et lésions cardiaques. Montpellier médical. Juni 1880 och Gazette méd. 1880, n:o 31, s. 435.

[3] *M. Letulle.* Note sur l'existence de lésions cardiaques dans l'ataxie locomotrice. Gazette méd. 1880, n:o 39 o. 40. s. 504, s. 518.

[4] *H. Martin.* Des lésions viscérales consécutives à l'endartérite oblitérante et progressive. Revue de méd. 1881, s. 369.

förefanns i en eller flere arterer i meningerna, parallellt med bakstängarna och detta i hela ryggmärgens längd, under det att de fina artererna i hela den återstående delen af ryggmärgens omkrets voro absolut friska.

De endarteritiska eller arteriosklerotiska processerna kunna sålunda lokalisera sig i ryggmärgens kärl och gifva anledning till medullära symptom, och den förmedlande länken mellan aortainsufficiens och tabes blir den allmänna arteriosklerosen.

6. Hudfärgen och det allmänna utseendet.

Arteriosklerotiska patienter hafva i allmänhet ett friskt utseende, åtminstone i de tidigare skedena af sjukdomen. En viss blekhet i ansiktet är dock ofta märkbar, på samma gång som hullet brukar vara rätt väl utveckladt. Det gifves emellertid en stor mängd arteriosklerotici, som hela sitt lif igenom äro magra. Har sjukdomen framskridit längre, är utseendet ofta i hög grad karaktäristiskt. Hudfärgen är blek, gråaktig, kachektisk, hullet har minskats, ögonen hafva ett stirrande uttryck, en lindrig grad af exophthalmus är märkbar. Svårigheten att andas afspeglar sig i patientens hela habitus, särskildt om han nyligen gjort en lindrig ansträngning, såsom gående uppför ett par trappor eller en backe. Hafva redan anfall af angina pectoris infunnit sig, får patienten ett ängsligt och oroligt utseende, och under självfa anfallen afspegla sig nedstämningen och ångestkänslan, som pina patienten, på ett karaktäristiskt sätt i hans anletsdrag.

Oaktadt andtäppan kan vara ganska besvärlig, märker man ej i de tidigare skedena någon cyanos, som återigen är ett mycket tidigt symptom vid de endokarditiska kardiopatierna och speciellt vid mitralisstenoserna och de kongenitala hjärtaffektionerna.

Uti arteriosklerosens senare stadier, då hjärtinsufficiens och valvelfel utbildat sig, observeras visserligen cyanos jämte andra tecken på rubbad cirkulation, men i allmänhet är den cyanotiska färgen hos dessa patienter föga utpräglad.

Det kachektiska utseendet och afmagringen kunna hos vissa patienter nå en så betydande grad, att man börjar misstänka cancer i något af de inre organen. Faktiskt förekommer alltemellanåt cancer, vanligen cancer ventriculi, hos arteriosklerotiska patienter. Uti min kasuistik finnas 5 fall med cancer.

En gulaktig färgton på scleræ är märkbar någon gång i arteriosklerosens tidigare skeden; när hjärtinsufficiens inträdt, observerar man ofta en mer eller mindre tydlig icterus, hvilken i sjukdomens senaste skeden kan blifva ganska intensiv. Sammanhanget mellan detta symptom och stasfenomenen, särskildt lefveransvällningen, är påtagligt.

7. Symptom från digestionsorganen.

a) *Gastriska symptom.*

Gastriska symptom af olika slag förekomma i arteriosklerosens tidigare skeden. Såsom redan framhållits äro neurasteniska symptom under denna period ej så alldeles ovanliga, och särskildt spelar den nervösa dyspepsien en icke så oviktig roll. Smärtsamma sensationer i epigastriet, utspänning och tryck under bröstet, uppstötningar af gaser och till och med kväljningar och kräkningar kunna ifrågakomma. Bestämda förändringar i magsaftens sammansättning finnas lika litet hos arteriosklerotici med nervös dyspepsi som hos personer, behäftade med den nervösa dyspepsien i allmänhet.

Denna nu omnämnda symptomkomplex kan knappast direkt bringas i förbindelse med arteriosklerosen den är ett delfenomen af ett allmänt nervöst tillstånd.

Helt annorlunda förhåller det sig med vissa dyspeptiska symptom, som framträda längre fram under arteriosklerosens utveckling, när hjärtsvaghet, hjärtinsufficiens tillstött. Det lider intet tvifvel, att under sådana förhållanden dyspepsien är ett stassymptom liksom den kroniska bronchiten. Under en lång följd af år vårdade jag en numera afliden patient med arterioskleros och kardioskleros. Under de senare åren inträdde allt emellanåt hjärtinsufficiens med en mängd stassympton. Medelst hjärttonica och kalomel lyckades det gång på gång aflägsna stassymptomen. Men hvarje gång, då de åter voro i annalkande, uppträdde dyspeptiska symptom — spänning, tryck och lindriga smärtor i epigastriet, äckel och kväljningar — med sådan regelbundenhet, att patienten själf uppfattade dem såsom förebud till snart inträdande svullnad i ben och buk samt begärde den vanliga medicinen mot dessa symptom. Blef hjärtat kraftigare, och stassymptomen försvunno under riklig diures, voro äfven de dyspeptiska symptomen försvunna. Likartade om än ej fullt så tydliga iakttagelser, rörande dyspeptiska symptom såsom började stassymptom, har jag allt emellanåt gjort, och det synes mig knappast råda något tvifvel om kausalsammanhanget i dessa fall.

b) *Det runda magsåret.*

Det runda magsåret uppgifves en och annan gång stå i förbindelse med atheromatösa och arteriosklerotiska processer i ventrikelns kärl och framkallas genom trombotisk eller embolisk obliteration af en eller flere artergrenar. Sådana fall tyckas emellertid vara mycket sällsynta. *Cheyrou-Lagrèze*[1] har sammanställt 3 fall af magsår, uppkomna på embolisk väg. I alla tre fallen förekommo infarkter i njurarna.

Uti min kasuistik finna vi ett fall, fall 97, i hvilket påträffades vid obduktionen tvänne typiska runda magsår med en diameter af omkring 1,5 centim., belägna i närheten af curvatura minor och nära intill cardia. Intet symptom hade under lifvet förrådt deras närvaro, och sannolikt hade de uppstått under de

[1] *Cheyrou-Lagrèze.* Étude sur les ulcérations gastro-intestinales. Thèse de Paris. Paris 1881.

sista lefnadsveckorna. Dessutom har jag observerat några andra fall med utpräglade symptom på arterioskleros, hos hvilka betydliga magblödningar och andra tecken på magsår förefunnits. Plötsligt inträdande kopiösa magblödningar tyckas ej vara så alldeles sällsynta hos äldre personer. För närvarande har jag under observation en 62 årig fru, som för någon tid sedan träffades af en dylik blödning. För flere år sedan vårdade jag en några och 70 års man, som visade tydliga tecken på arterioskleros. Han afled helt plötsligt i en våldsam magblödning. Det är ganska sannolikt, att hos dessa arteriosklerosen spelar en viss roll vid blödningens patogenes.

c) *Tarmsymptom.*

Flatulens och habituell förstoppning förekomma alltemellanåt hos arteriosklerotiska patienter. Båda symptomen sammanhänga med abdominal plethora och trög peristaltik. Den abdominala plethoran, orsakad ofta af stillasittande lefnadssätt och excesser i mat och dryck, framkallar stegradt arteriellt tryck och förlångsammad peristaltik, sålunda benägenhet för både arterioskleros och förstoppning. Båda dessa sjukliga tillstånd äro sålunda mera koordinerade än subordinerade. Gasbildningen i tarmen befordras dels af minskad peristaltik, dels af förlångsammad cirkulation i tarmväggen, hvarigenom tarmgaserna ej så hastigt absorberas och bortföras genom blodet. Den abdominala plethoran gynnar likaledes utvecklingen af hämorrhoider, och detta symptom är ingalunda ovanligt hos arteriosklerotiska patienter.

d) *Tarmsår.*

Cheyrou-Lagrèze [1] har sammanställt 5 fall af destruktioner i tarmen på grund af emboli eller trombos. Hans observation V, som handlar om en 45-årig jordbrukare, visade vid sektionen rester af en genomgången endo-perikardit; apoplektiska härdar i

[1] *Cheyrou-Lagrèze.* l. c.

hjärnhemisfären; ulcerationer och ärr i jejunum, hvilka medfört sammanväxning mellan jejunum och ileum, förträngning af ileum och utvidgning af tarmen ofvanför.

Fall 112 i min kasuistik handlar om en 64-årig änka, hos hvilken uppträdde apoplektiska insulter, högersidig hemiplegi och motorisk afasi. Vid obduktionen påvisades bland annat emboli i arteria mesenterica jämte hämorrhagisk infiltration i tunn- och groftarmen.

Cheyrou-Lagrèze framhåller, att tarmsår, som bero på arteriella obliterationer äro förenliga med lifvets bestånd; de kunna läkas genom ärrbildning eller medföra döden genom peritonit eller genom en tarmförträngning i följd af den cikatriciella retraktionen.

e) *Lefversymptom.*

Man finner ganska ofta hos arteriosklerotiska patienter lefvern mer eller mindre förstorad. Uti tidigare skeden af sjukdomen är lefverförstoringen alltemellanåt beroende på cirrhos. I dessa fall handlar det vanligen om en hypertrofisk alkoholcirrhos. Men oftast uppträder lefverförstoringen i arteriosklerosens senare skeden. Ett af de allra första tecknen på hjärtinsufficiens är ansvällning af lefvern. Denna ansvällning går till en början fullständigt tillbaka, då hjärtinsufficiensen upphört. Längre fram finner man lefverförstoringen permanent och lefverns konsistens ökad. Under denna period konstaterar man vanligen en otydlig ikterisk färgning af skleran och huden.

Mycket ofta finner man alimentär glykosuri vid profvet med Syrupus sacchari, ibland ger den vanliga blandade kosten glykosuri, som dock genast försvinner om kolhydraterna i födan minskas eller aflägsnas, någon gång förekomma tecken på en verklig diabetes.

8. Förändringar i hjärtverksamheten och pulsen.

a) *Påskyndad hjärtverksamhet, tachykardi.*

Arteriosklerotiska patienter förete mycket ofta och uti alla sjukdomens skeden en påskyndad hjärtverksamhet. Ett rätt karaktäristiskt drag är den känslighet för yttre inflytanden, som dessa patienter i allmänhet visa. Både fysiska och psykiska intryck inverka mycket lätt på det vasomotoriska nervsystemet, hyperämier och anämier aflösa hvarandra i hastig växling. Dylika intryck inverka också mycket lätt på hjärtverksamheten, en ringa ansträngning, ett mera lifligt intryck jagar hastigt upp pulsfrekvensen rätt betydligt. I senare skeden af sjukdomen, då en viss grad af hjärtinsufficiens inträdt, är pulsen ofta permanent påskyndad.

Det subjektiva symptomet hjärtklappning omnämnes mycket ofta bland de allra första symptomen af arterioskleros. Objektivt kan ibland intet anmärkningsvärdt påvisas, ibland förefinnes en lindrig hypertrofi, och hjärtat slår abnormt kraftigt mot bröstväggen. Längre fram, då mera betydande förändringar utvecklat sig i hjärtat, finner man i regel mer eller mindre utpräglad hjärtförstoring, under det patienterna klaga öfver hjärtklappning.

Tachykardien är vanlig hos kvinnor vid menopausen. Emellanåt observerar man samtidigt en viss grad af oregelbundenhet hos pulsen, hvarjämte symptom af stegradt arteriellt tryck finnas, och patienterna klaga öfver hjärtklappning, de känna äfven själfva alltemellanåt, när ett pulsslag uteblir, något som i hög grad oroar dem. Följer man dessa patienter någon tid, finner man rätt ofta, att hela den nämnda symptomkomplexen försvinner och hjärtverksamheten blir fullt normal. Detta var händelsen med en nu 50-årig fru, som under 2 år mellan 47 och 49 års ålder ganska mycket plågades af de nämnda symptomen, särskildt af förnimmelsen af hjärtintermittenserna. Sedan öfver ett år är hon och känner hon sig fullt frisk. En annan fru, 47 år gammal, som för närvarande befinner sig under min observation, känner emellanåt, hur det »plumsar till i hjärtat», då ett hjärtslag uteblir, hvarjämte pulsfrekvensen ofta är mycket hög. Dylika fall hafva af *Huchard* [1] blifvit hopförda i en särskild grupp, som han kallat kardiopatier under menopausen, af hvilka han bildat en underafdelning, som benämnts den tachykardiska formen. Enligt denne författare äro de nämnda symptomen ofta att betrakta såsom öfvergångssymptom till eller rent af såsom initialsymptom af en redan börjande arterioskleros. Det genom nervinflytanden förmedlade höga trycket i det arteriella systemet framkallar de funktionella rubbningarna, äfvensom i fall det fortvarar länge, anatomiska förändringar, arterioskleros.

Emellertid synes mig detta ingalunda alltid vara händelsen. De vid menopausen förefintliga rubbningarna i nervsystemets och cirkulationsorganens funktioner utjämnas så småningom fullständigt, när menstruationen definitivt upphört, och patienterna återställas fullständigt, åtminstone i en hel del fall.

I sammanhang härmed vill jag omnämna, att *Kisch* [2] beskrifvit likartade rubbningar i hjärtverksamheten vid tidpunkten för den första menstruationens inträdande. Han kallar denna tidpunkt i den unga kvinnans lif menarche, och härunder har han observerat nervös hjärtklappning och paroxysmal tachykardi; obehag från hjärtat, såsom hjärtklappning, stark pulsation af karotiderna, andnöd och ångestkänsla vid ihållande rörelser; och till och med hjärthypertrofi.

Hos dessa unga personer kan det ej vara tal om arterioskleros.

---

[1] *H. Huchard.* Maladies du coeur. Paris 1893, s. 50.

[2] *E. Heinrich Kisch.* Ueber Herzbeschwerden während der Menarche. Berlin. Klin. Wochenschrift, 1895, s. 848.

b) *Förlångsammad hjärtverksamhet, bradykardi.*

Ej så sällan kan man hos arteriosklerotiska patienter iakttaga förlångsammad hjärtverksamhet. Uttrycket förlångsammad puls är så tillvida tvetydigt som pulslagens antal ej nödvändigt är lika stort som hjärtslagens. Vissa hjärtkontraktioner kunna vara så svaga, att pulsvågen ej kommer fram till arteria radialis, åtminstone ej i den styrka, att det palperande fingret kan uppfatta densamma. Vill man därför vara fullt säker, att hjärtverksamheten är förlångsammad, är det nödvändigt att räkna hjärtslagens antal.

Benämningen bradykardi härstammar från *Grob* [1] 1888, men redan före honom hade *Flint* [2] och *Truffet* [3] påpekat det egendomliga fenomenet. *Riegel* [4] publicerade 1890 ett utförligt arbete öfver bradykardien, till hvilken han räknar alla fall, hos hvilka hjärtat gör färre än 60 slag i minuten. *Aron* [5] offentliggjorde 1891 ett fall med arterioskleros, där pulsfrekvensen varierade mellan 24 och 30 i minuten.

Dehio [6] framhåller skillnaden mellan den bradykardi, som uppstår genom retning af vaguscentrum i medulla oblongata, och den på hjärtaffektioner beroende. Den förra kan aflägsnas genom subkutan injektion af 1—1,8 milligram Sulphas atropicus, den senare influeras ej af detta medel. *Strübing* [7] fann i ett par fall bra-

---

[1] *F. Grob.* Ueber Bradykardie. Deutsch. Archiv für Klin. Med. 1888. Bd. 42, s. 574.

[2] *Austin Flint.* Des désordres fonctionels du coeur. Archives générales de médecine. 1876. Vol. II, s. 62.

[3] *Truffet.* Étude physiologique et pathologique sur le ralentissement du pouls. Thèse de Lyon 1881.

[4] *F. Riegel.* Ueber Verlangsamung der Schlagfolge des Herzens. Zeitschrift für Klin. Med. 1890. Bd. 17, s. 221.

[5] *E. Aron.* Ein Fall von Pulsverlangsamung. Berlin. Klin. Wochenschrift. 1891, s. 620.

[6] *Karl Dehio.* Ueber Bradycardie und die Wirkung des Atropins auf das gesunde und kranke menschliche Herz. St. Petersburger. Med. Wochenschrift. 1892, s. 1.

[7] *Strübing.* Ueber Bradycardie bei Erkrankungen des Herzens. Deutsch. Med. Wochenschrift 1893, s. 73 o. s. 101.

dykardien uppstå plötsligt i samband med en akut dilatation af hjärtat efter kroppslig öfveransträngning.

Man har observerat en förlångsamning af hjärtverksamheten till 30—15—8 slag i minuten. Den senare siffran uppgifves af *Hammer*[1], som beskrifver ett fall af trombotisk tillslutning af den ena af hjärtats kransarterer. Patienten hade en pulsfrekvens af 80 slag, innan trombosen inträdde, en halftimma efter kollapsanfallet var pulsfrekvensen 40, 5 timmar senare 23 och efter ytterligare 4 timmar 16 i minuten. Dagen därpå var frekvensen 8 i min. Vid auskultation hördes en kontraktion, en sekund därefter började kramp i hjärtat, som varade 5 sekunder och sedermera absolut hvila under 2 sekunder. Hela revolutionen varade 8 sekunder.

Laache[2] anför ett fall, som observerats af *Kr. Freng* i Sandefjord. Patienten var en 59-årig sjöman, hvars pulsfrekvens nedgick under månaden före döden till 8 pulsationer i minuten. En intressant pulskurva meddelas. Förf. meddelar ett annat fall, som han själf observerat, i hvilket pulsen var 44 i min., fullkomligt regelbunden och kraftig. Samtidigt förefanns hjärtdilatation. Patienten fick sedermera normal pulsfrekvens, blef fullkomligt frisk och antogs till lifförsäkring, alldenstund hans hjärta var normalt.

En mera betydligt förlångsammad hjärtverksamhet åtföljes af vanmaktsanfall och medvetslöshet. *Dehio* omnämner, att i de fall, i hvilka läkaren lyckats iakttaga ett dylikt anfall, har det visat sig, att hjärtat står stilla under vanmakten. *Flint* anför efter *Pugin Thornton* ett fall, i hvilket observerades hjärtstillestånd en gång under 16 sekunder och en annan gång under 18 sekunder, dessemellan var pulsen 24 slag i minuten. Anfallen beledsagas ej af andnöd eller smärtor, men under sjukdomens förlopp kunna så-

[1] *A. Hammer.* Ein Fall von thrombotischem Verschlusse einer der Kranzarterien des Herzens. Wiener Med. Wochenschrift, 1878, s. 97.

[2] *S. Laache.* Recherches cliniques sur quelques affections cardiaques nonvalvulaires. 1895.

väl kardial astma som stenokardi tillkomma. Anfallen kunna sluta med död. *Dehio* gör det antagandet, att lokala skleroser finnas på de ställen i hjärtköttet, hvarest de centra, som reglera hjärtverksamheten, äro belägna. Sådan lokal skleros är naturligtvis ofta ett delfenomen af allmännare utbredd skleros i hjärtat med en mängd andra symptom. *Huchard*[1] har gifvit bradykardien, när den är förenad med medvetslöshet och en stertorös respiration, en särskild benämning: »maladie de *Stokes-Adams*». Pulsen är permanent förlångsammad, men när anfallet närmar sig, förlångsammas den ännu mera, kan till och med blifva oregelbunden, intermittent och mycket svag. Han omnämner ett fall, observerat af *Lafont-Gouzi,* i hvilket pulsfrekvensen successivt minskades från 40 till 20 till 5 och under de 2 sista timmarna före döden till 2 slag i minuten.

Uti den af mig meddelade kasuistiken förekomma några fall med förlångsammad puls; i ett fall, fall 67, omnämnes en symptomkomplex, som skulle kunna benämnas maladie de *Stokes-Adams.* Denne patient, som var 56 år, då jag första gången såg honom, fick vid 53 års ålder ett slaganfal med hastigt öfvergående, vänstersidig hemiplegi och betydande bradykardi; pulsfrekvensen var strax efter slaganfallet 28 i minuten. Sedermera uppträdde ett par dylika slagattacker utan någon förlamning. När jag undersökte honom, var pulsfrekvensen omkring 50 slag i min., höjde sig sedermera under de 2 följande åren, under hvilka han var under min observation, till omkring 60. Han afled sedermera helt plötsligt af hjärtförlamning.

Cerebrala rubbningar förekommo äfven uti några af de fall med förlångsammad puls, som anförts af *Flint.* Sålunda förekommo i 2 fall attacker af epilepsi, i 2 andra fall delirium och i ett 5:te fall fysisk och psykisk depression med gastrisk

[1] *H. Huchard.* Maladies du coeur. Paris 1893, s. 309.

irritation tydligen af cerebral orsak. Endast i ett fall saknades dylika rubbningar.

I det stora hela kan man ej säga, att bradykardi är ett synnerligen ofta förekommande symptom vid arterioskleros, men förekommer det i betydande grad, är det naturligtvis mycket beaktansvärdt. Utom de i kasuistiken anförda fallen har jag observerat en 70-årig kvinna, som under en lång tid företedde en pulsfrekvens af omkring 40 slag i minuten. Hjärtverksamheten var fullt regelbunden och tonerna distinkta och klara. Förlångsamningen tycktes till allra största delen bero därpå, att hjärtpausen, d. v. s. tiden mellan andra och första hjärttonen, var abnormt förlängd. Betydliga arteriosklerotiska förändringar funnos i de flesta periferiska kärl, några mera framträdande symptom från andra organ funnos ej. Hon afled några veckor efter det jag först kom i tillfälle att observera henne. Den läkare, som skötte henne, hade länge iakttagit den långsamma pulsen.

c) *Ändringar i hjärtrythmen.*

α) *Galopprythm.*

Detta symptom observeras en och annan gång vid arterioskleros, dock enligt min erfarenhet oftare vid den kroniska nefriten, särskildt vid den genuina skrumpnjuren.

Fenomenet består däruti, att man under en hjärtrevolution hör 3 hjärttoner, af hvilka 2 komma tätt på hvarandra och tillhöra perioden strax före och början af systole, den tredje är den vanliga andra tonen. Det bör sålunda noga skiljas från den ofta fördubblade andra tonen, hvarvid naturligtvis äfven 3 hjärttoner höras under en hjärtrevolution. I allmänhet brukar ingen synnerligen stor svårighet finnas, att vid auskultation skilja dessa båda fenomen åt.

Redan 1876 har *Potain* [1] gifvit en god framställning af galopp-

[1] *C. Potain.* Du rhytme cardiaque appelé bruit de galop; de son mécanisme et de sa valeur séméiologique. L'union médicale 1875 d. 11 o. 18 nov. och 1876 d. 6 o. 27 jan. d. 29 febr. o. 11 mars.

rytmen. Han betecknar detta akustiska fenomen som en anapest. Första och andra tonen äro nästan alltid på normalt sätt för handen. Därtill kommer en patologisk tredje ton — »un bruit surajouté» — som vanligen helt kort föregår den systoliska tonen, men under vissa förhållanden dock är skild från densamma genom en längre intervall.

Galopprytmen skulle lättast kunna förväxlas med en klufven första ton; från detta misstag skydda dock följande kännetecken:

1) Det presystoliska förslaget är dofvare än den därpå följande första tonen, det kan ofta bättre kännas såsom en diffus skakning, som föregår spetsstöten, än höras såsom ton, under det den klufna första tonen består af två lika ljudmoment.

2) Intervallen mellan det presystoliska förslaget och första tonen är alltid större än mellan de båda ljudmomenten i den klufna första tonen.

3) Det presystoliska förslaget kommer före systole, före spetsstöten, under det de båda ljudmomenten i den klufna första tonen noga sammanfalla med spetsstöten. Däraf följer, att de båda vid hvarandra liggande ljudmomenten i »bruit de galop» icke uppkomma genom oliktidig tillslutning af mitralis- och trikuspidalisvalveln såsom, enligt hvad allmänt antages, den klufna första tonen uppstår.

Det presystoliska förslaget uppstår genom en abnormt stark kontraktion af vänstra förmaket, och denna åsikt anser sig *Potain* kunna stödja genom bifogade kardiogram.

Den franske författarens framställning bekräftas af *Kriege* och *Schmall,*[1] hvilka redogöra för två fall af kronisk diffus nefrit med hypertrofi af vänstra ventrikeln och hvilka företedde en typisk galopprythm. Från båda fallen meddelas kardiogram, på hvilka genom auskultation läget af första hjärttonen blifvit

[1] *H. Kriege und B. Schmall.* Ueber den Galopprythmus des Herzens. Zeitschrift für klin. Medicin 1891, Bd. 18, s. 261.

bestämdt. Omedelbart före denna punkt ser man på hjärtstötkurvan en betydlig upphöjning, som härrör från hjärtförmakets kontraktion, ett uttryck för förmakshypertrofien. Då nu det dofva abnorma ljudet — »le bruit surajouté» — inträffar under denna tidsperiod, anse de den slutsatsen fullt berättigad, att det framkallas af den förstärkta förmakskontraktionen.

Jag [1] har redan 1888 publicerat några hjärtstötkurvor från ett fall af kronisk nefrit med galopprythm. I dessa visar sig den före systole uppträdande höjningen, som tillhör förmakskontraktionen, vara synnerligen starkt utpräglad.

Det har sålunda af flere olika forskare öfverensstämmande blifvit visadt, att i fall med galopprythm är förmakskontraktionen starkt utpräglad. I tiden sammanfaller det presystoliska förslaget med förmakets sammandragning, hvarföre den slutsatsen synes mig vara riktig, att det hypertrofierade förmakets sammandragning framkallar såväl den taktila som den akustiska förnimmelsen af det presystoliska slaget.

β) Arythmi, allorythmi.

Oregelbunden hjärtverksamhet är ett vid arterioskleros mycket ofta förekommande symptom. Enligt *Sommerbrodt* [2] bör man skilja mellan arythmi och allorythmi Arythmi omfattar den vanliga oregelbundenheten, då hjärtslagen följa på hvarandra med olika långa intervaller utan någon bestämd ordning, dess högsta grad är delirium cordis, samt intermittensen, då ett och annat hjärtslag uteblir. Med afseende på intermittenserna har *Lasègue* [3] skilt mellan verkliga och falska. I förra fallet uteblir ett hjärtslag fullständigt, i senare fallet är det så svagt, att motsvarande

---

[1] *J. G. Edgren.* Kardiografiska och Sfygmografiska studier. Nord. Med. Arkiv 1888, N:o 7.

[2] *I Sommerbrodt.* Deutsch. Archiv für Klin. Med. Bd. 19, s. 392.

[3] citat efter *Huchard* l. c. s. 252.

puls ej kännes. Vidare bör man enligt *Huchard*[1] skilja mellan medvetna och omedvetna intermittenser. De förra iakttagas mycket väl af patienterna och äro en källa till oro och ängslan, så att de till och med kunnat förblandas med anginösa sensationer. De senare kännas ej af patienten, om han ej palperar sitt hjärta eller sin puls. De senila intermittenserna, som äro mycket vanliga, pläga i allmänhet ej märkas af patienten.

Allorythmi är en annan rythm än den normala. Hjärtslagen följa på hvarandra i en bestämd lagbunden form. Man talar om en rythmus bigeminus, trigeminus etc. Vid rythmus bigeminus följa två hjärtsammandragningar hastigt på hvarandra, hvarefter en längre paus följer o. s. v.; vid rythmus trigeminus följa tre hjärtsammandragningar hastigt efter hvarandra, hvarefter kommer en längre paus o. s. v. Vid allorythmierna äro i allmänhet hjärtslagens styrka olika, så att det första hjärtslaget har vanlig styrka, det strax därpå följande vid bigeminus eller de två därpå hastigt följande vid trigeminus äro svagare.

Huchard[2] uppgifver dock, att han ofta iakttagit vid de arteriella kordiapatierna en rythmus bigeminus, som haft det andra hjärtslaget lika eller nästan lika kraftigt som det första.

I allmänhet variera hjärtslagens intensitet samtidigt med intervallerna. Men *Reigel*[3] beskrifver en pulsform, i hvilken höga och låga pulsslag regelbundet växla med hvarandra. Det är åt denna form, som han vill tillförsäkra namnet pulsus alternans. *Traube,*[4] som långt förut begagnat uttrycket pulsus alternans, beskref denna pulsform på följande sätt: regelbundet komma

---

[1] *H. Huchard* l. c. s. 252.

[2] *H. Huchard* l. c. s. 255.

[3] *Riegel.* Ueber den Pulsus bigeminus und alternans. Deutsch. Archiv für Klin. Med. Bd. 20, s. 465.

[4] *L. Traube.* Ein Fall von Pulsus bigeminus nebst Bemerkungen über die Leberschwellungen bei Klappenfehlern und über acute Leberatrophie. Berlin. Klin. Wochenschrift. 1872, s. 185, s. 221.

höga och låga pulsslag efter hvarandra på det sätt, att på en hög puls följer en låg, och denna låga puls är genom en kortare paus skild från den närmast följande höga pulsen än från den höga pulsen, som gått närmast förut. Pulsus alternans enligt *Traube's* definition skulle sålunda vara en pulsus bigeminus med det svagare pulsslaget gående före det starkare, sålunda omvändt mot det vanliga förhållandet.

Skola vi emellertid använda uttrycket pulsus alternans eller bättre, rythmus cordis alternans, så synes mig detta hälst böra ske i den af *Riegel* gifna betydelsen. Den *Traube'*ska rythmus alternans kunde bättre benämnas rythmus bigeminus inversus. Alla dessa pulsformer hafva blifvit konstaterade hos arteriosklerotiska patienter. Äfven den af *Traube* beskrifna pulsus alternans fanns hos en patient med arterioskleros.

Man får ingalunda föreställa sig, att dessa arythmier och allorythmier äro konstanta i den mening, att hos en viss patient alltid förekommer en viss form. Hjärtrythmen växlar mycket ofta från den ena dagen till den andra, än observerar man en vanlig oregelbunden hjärtverksamhet, än en rythmus bigeminus eller trigeminus hos samma patient. Uti ett föregående arbete [1] har jag redogjort för två fall med rythmus bigeminus; hos båda patienterna förekom ascites och när denna aflägsnats eller minskats, i det ena fallet medelst punktion, i det andra medelst diures, försvann hos den ena permanent, hos den andra periodvis den egendomliga hjärtrythmen.

Någon speciell diagnostisk eller prognostisk betydelse, egendomlig för hvarje särskild form af hjärtverksamhet, känner man ej. De olika formerna tyckas kunna ersätta hvarandra och hafva ungefär enahanda betydelse.

---

[1] *J. G. Edgren.* Om pulsus bigeminus. Hygieas Festband 1889, N:o 4.

d) *Betydelsen af oregelbunden hjärtverksamhet.*

Hvad vikt skall den praktiske läkaren tillägga en oregelbunden hjärtverksamhet? Frågan är ingalunda lätt att i allmänhet besvara. Utan tvifvel observerar man en och annan gång oregelbunden hjärtverksamhet hos en person, som synes vara fullt frisk, men säkert är, att de flesta fall med oregelbunden hjärtverksamhet äro sådana, hos hvilka ett hjärtlidande af ett eller annat slag förefinnes. Hos patienter med arterioskleros och framför allt med kardioskleros är detta fenomen mycket vanligt. Uti min kasuistik är oregelbunden puls omnämnd i ett stort antal fall och rythmus bigeminus i 3 fall. Helt säkert förekommer oregelbunden hjärtverksamhet oftare i de senare skedena af de arteriella kardiapatierna, framförallt när hjärtinsufficiens börjar inträda och graden af oregelbundenhet tyckes ökas, i samma mån hjärtat blir svagare. Ett bevis härpå finna vi i den kraftiga verkan, som digitalis mången gång utöfvar, i det hjärtats verksamhet regleras, på samma gång som dess energi ökas. Men oregelbunden hjärtverksamhet är ingalunda något nödvändigt symptom vid kardioskleros. Det kan saknas under sjukdomens hela förlopp. Såsom exempel kan jag anföra fall 75; här var hjärtverksamheten under hela den tid jag hade tillfälle att iakttaga patienten fullt regelbunden, äfven dagarna före hans död. Vid obduktionen visade sig hjärtköttet i ovanligt hög grad vara genomsatt af större och mindre sklerotiska härdar.

Helt säkert är det ej förändringens intensitet, som är afgörande för när- eller frånvaron af oregelbundenhet i hjärtverksamhet, snarare är det lokalisationen. Men ännu känna vi ganska litet om de olika hjärtregionernas funktionella betydelse. Måhända skall framtiden skapa en lokalisationslära för hjärtat, analog med den vi redan äga för hjärnan.

e) *Pulsus differens.*

Med pulsus differens menas olikhet i pulsen i tvänne homologa arterer. Vanligen är det de båda radialarterernas pulsar, som äro olika. Enligt *v. Ziemssen*[1] har pulskurvan en långsam ascension, en låg och postponerad topp och är monokrot. Endast kurvans spets är försenad i förhållande till den andra arterens pulskurva.

Orsaken till denna pulsform kan ligga i en förändring i arterens lumen på något ställe under dess förlopp, men vanligen är det själfva afgångsmynningen på aortabogen som är förträngd. Uti denna omständighet hafva vi att söka fenomenets stora kliniska betydelse. Det är sklerotiska processer på aortas insida, som deformera och förtränga afgångsmynningarna och såsom symptom på en aortit är pulsus differens ett mycket värdefullt tecken. Ofta har det blifvit satt i samband med aneurismer. Detta är riktigt så tillvida som aneurismer utveckla sig i samband med sklerotiska förändringar i aorta och härvid förträngningar och deformationer af de afgående kärlmynningarna ofta förekomma, men ett direkt symptom på aorta-aneurism är det ej.

Curschmann,[2] som räknar denna pulsform till de viktigaste tecknen på skleros i bröstaorta, fann det 8 gånger bland 19 fall af ofvannämnda sjukdom.

Uti min kasuistik förekomma 2 fall, fall 47 och fall 60, med tydlig pulsus differens. I fall 60 visade högra subclavia och radialis starkare pulsation än motsvarande kärl på vänstra sidan, och pulskurvorna äro olika, så till vida som den högra radialarterens kurva är högre och dess högsta punkt ligger vid platåns början, den vänst raarterens kurva är lägre, och platån är stigande, så att högsta punkten befinner sig vid platåns slut. Patienten företedde äfven andra symptom på kronisk aortit med dilatation

---

[1] *v. Ziemssen.* Ueber den Pulsusdifferens und seine Bedeutung bei Erkrankungen des Aortenbogens. Deutsch. Archiv für Klin. Med. 1890, Bd. 46, s. 285.

[2] *H. Curschmann.* Die Sclerose der Brustaorta und einige ihrer Folgezustände. Arbeiten aus der Med. Klinik zu Leipzig 1893, s. 248.

af aorta, nämligen klingande andra aortaton, pulsationer i jugulum och i 1:sta interstit. till höger om sternum samt dämpning öfver manubrium sterni. Dessutom förefanns en viss grad af bradykardi.

Det lider intet tvifvel, att pulsus differens är ett mycket viktigt diagnostiskt tecken, då det kan med säkerhet påvisas. Men detta är icke alltid så lätt. Palpationen är en mycket god undersökningsmetod. Palpera vi samtidigt de båda radialartererna, i hvilka kärl vi oftast finna fenomenet, så iakttages en olika styrka hos pulsvågen i de båda kärlen, och denna olikhet kan förmärkas äfven i brachialis och i subclavia. Men naturligtvis fordras det en viss intensitet hos fenomenet, för att det palperande fingret skall uppfatta detsamma. Registrering af pulsen medelst sfygmograf bör gifva ett säkrare resultat i tvifvelaktiga fall. Härvid böra vi dock komma ihåg, att pulskurvans höjd, kanske mycket mera än dess form, är i hög grad beroende af det tryck, som utöfvas på kärlet, och att detta tryck mycket lätt kan blifva något olika på de olika kärlen. Det fordras stor vana och skicklighet att applicera sfygmografen så, att man af en något olika höjd och form hos de båda pulskurvorna vågar med säkerhet sluta till närvaron af pulsus differens. Äro olikheterna mycket stora, är naturligtvis afgörandet lätt.

9. Angina pectoris, stenokardi, bröstkramp.

a) *Förekomst och yttringar.*

Detta symptom, som kan förekomma under sjukdomens alla skeden, är ett af de allra viktigaste. Det karaktäristiska är smärta, förenad med ångestkänsla, någon gång med andnöd; eller också erfar patienten endast en känsla af tryck eller beklämning, en obestämd känsla af tyngd öfver bröstet. Alla dessa sensationer uppträda vanligen anfallsvis, åtminstone är detta händelsen i början, längre fram kan ett mera permanent tillstånd af smärta och ångest utveckla sig, som med ett betecknande uttryck blifvit af *Huchard* kalladt status anginosus. I typiska fall börjar anfallet med en tryckande, borrande eller stickande smärta i trakten af sternum eller något till vänster, ibland ange patienterna bestämdt, att smärtan sitter bakom bröstbenet. I de flesta fall är smärtan ej begränsad till detta område, utan sprider sig uppåt vänstra axeln och ned i hela vänstra armen ända ut i fingerspetsarna, särskildt i de båda ulnara fingrarna, vidare åt ryggen, mellan axelbladen och uppåt halsen på vänstra sidan ända upp till hufvudet. Någon gång irradierar smärtan åt högra axeln och högra armen eller i båda armarna. Ibland förnimmes den starkast i epigastrium och nedåt lefvertrakten. Allt emellanåt ange patienterna, att det egentliga anfallet föregås och åtföljes af egendomliga sensationer: kyla, domning, stickningar, krypningar, sammansnörande känsla i halsen och ristande smärtor i de omnämnda utbredningsområdena, särskildt i vänstra armen och handen, framförallt dess ulnara del. Ej så sällan iakttages jämte ofvan nämnda symptom en anmärkningsvärd blekhet i huden, så att man tydligen har för sig en vasomotorisk kramp. Dylika fall hafva af *Nothnagel* [1] blifvit betecknade såsom vasomotorisk angina.

Såsom *Nothnagel* anmärker, hade dock redan förut kärlnerverna ansetts spela en roll i vissa former af angina pectoris, ej heller namnet var helt och hållet nytt. *L. Landois* [2] förstår därmed »stegrade former af nervös hjärtklappning, som framkallas vid psykiska affekter genom retning eller förlamning af det vasomotoriska centret.»

Under anfallet känner den sjuke en obeskriflig ångest, en

---

[1] *H. Nothnagel.* Angina pectoris vasomotoria. Deutsch. Archiv für Klin. Medicin 1867, Bd. 3, s. 309.

[2] *L. Landois.* Der Symptomenkomplex »angina pectoris» physiologisch analysirt, nebst Grundlinien einer rationellen Therapie. Correspondenzblatt für Psychiatrie 1866. Citat efter *Nothnagel.*

—— *A. Eulenburg* und *L. Landois.* Die vasomotorishen Neurosen. Wiener Med. Wochenschrift, 1867.

känsla af omedelbart förestående död och denna ångestkänsla, som för den äkta anginan är ytterst karaktäristisk, afspeglar sig i patientens yttre. Han stannar plötsligt, i fall han befinner sig i rörelse, såsom ofta är händelsen, när anfallet påkommer, ögonen stå orörliga, andhämtningen afstannar, ansiktet blir blekt och betäckes med svett. Efter en eller några minuter aftaga symptomen hastigt, och hela anfallet är öfverståndet. De stenokardiska attackerna påkomma visserligen ibland utan någon synbar anledning, såsom då patienten ligger till sängs, ja till och med under sömnen; men i regel framkallas de af någon bestämd orsak såsom en mer eller mindre häftig ansträngning.

En 57-årig kvinna med typiska anfall angaf, att de påkomma under natten, om hon hastigt vänder sig i bädden eller på morgonen, då hon stiger upp. Det är ingalunda ovanligt, att gående uppför en trappa eller en backe, gående mot vinden, af- och påklädning, coitus etc. medföra anfall och till och med så svåra, att döden inträdt. Äfven sinnesrörelser uppgifvas kunna framkalla typiska anfall.

Objektivt påvisbara förändringar af hjärtat, hjärtverksamheten och pulsen äro i allmänhet ej mycket betydande, men de flesta anfallen hafva ej heller blifvit föremål för direkt iakttagelse af läkaren, vanligen är alltsammans öfverståndet, när läkaren anländer. Påkomma anfallen ofta, eller äro de långvariga, kan man nog få tillfälle att direkt iakttaga desamma. *Th. Schott* [1], som uppgifver sig hafva iakttagit anfallen i ett rätt stort antal fall, fann hos alla de patienter, som han direkt observerade under anfallet, regelbundet det vänstra förmaket och den vänstra ventrikeln måttligt dilaterade. Under tiden före anfallet hade han noga bestämt hjärtats storlek. Upphörde anfallet plötsligt, så kunde han iakttaga, huru det starkt dilaterade vänstra förmaket och den

[1] *Theodor Schott.* Zur Pathologie und Therapie der Angina pectoris. Sonder-Abdruck aus »Deutsche Medizinal-Zeitung 1888, N:r 35—38.

måttligt dilaterade vänstra ventrikeln öfvergingo till de normala gränserna. Hjärtats högra gräns var under hela tiden nästan normal. Varade anfallet en längre tid, eller återkom det efter en kortare eller längre paus med ökad intensitet, så utvidgade sig äfven den vänstra ventrikeln betydligt, hvarjämte äfven den högra hjärthalfvan visade en måttlig dilatation; varade anfallet ännu längre och var intensiteten betydlig, visade sig en utvidgning af hela hjärtat både åt höger och vänster. Medelst auskultation kunde hos många patienter intet särskildt påvisas, hos andra blefvo hjärttonerna svagare och orena, galopprythm iakttogs.

Leyden [1] framhåller uttryckligen, att under anfallen af angina pectoris iakttages objektivt ganska ringa. Mellan anfallen liknar patienten en frisk person. Under självfva anfallet gifva det ängsliga ansiktsuttrycket, pressandet och stönandet, ångestkänslans intensitet hållpunkter för bedömandet af anfallets styrka och fara. Ansiktet är i regel blekt, kallt, betäckt med svett, äfven extremiteterna blifva kalla och fuktiga, diuresen är under anfallet ofta ökad. Mycket ofta, men ej regelbundet, konstaterar man en förändring i hjärtverksamheten, pulsen är mindre, understundom tvärtom högre och starkare än vanligt, pulsfrekvensen ofta stegrad, mera sällan förlångsammad, pulsen är intermittent eller oregelbunden.

A. Frænkel [2] säger rörande hjärtverksamhet och puls, att ingalunda alltid kunna förändringar påvisas. Ehuru afvikelser från det normala höra till regeln, så förekomma dock å andra sidan äfven fall, hos hvilka hvarken pulsvågens beskaffenhet eller pulsfrekvensen synas i någon betydande grad förändrade. Vanligen

[1] *E. Leyden.* Ueber die Sclerose der Coronar-Arterien und die davon abhängigen Krankheitszustände. Zeitschrift f. Klin. Med. 1884, Bd. 7, s. 459 och s. 539.

[2] *Albert Frænkel.* Eulenburgs Real-Encyclopädie. Dritte Auflage. Wien und Leipzig 1894. Bd. 1, s. 597.

—— Verhandlungen des Congresses für innere Medicin 1891, X, s. 228.

är på anfallets höjdpunkt hjärtkontraktionernas antal förökadt, men samtidigt radialarterens omfång och spänning minskade. Sällan inträffar motsatsen, nämligen minskad pulsfrekvens jämte normal fyllnad af de periferiska artererna.

Enligt *Huchard*[1] äro rubbningarna från hjärtat variabla. Understundom synes detta organ oberördt af den häftiga smärtan, dess rörelser äro normala, pulsen är lugn och regelbunden. Vid andra tillfällen ökas hjärtslagen betydligt i frekvens eller också förlångsammas de; de äro svaga eller tumultuariska, ojämna, oregelbundna, intermittenta. Uti status anginosus framträda hastigt enligt samme författare[2] alla tecken på akut dilatation af hjärtat med svaghet af myokardiet och ödem i de nedre extremiteterna. Man kan konstatera den fœtala hjärtrythmen eller embryokardien. Med embryokardi menar som bekant *Huchard* en förändring i hjärtrythmen, som karaktäriseras af ökad frekvens eller tackykardi, likhet i timbren och intensiteten mellan första och andra hjärttonen samt likhet i durationen af intervallen mellan första och andra och andra och första hjärttonen. d. v. s. hjärttonerna äro alla på lika afstånd i tiden från hvarandra. Detta fenomen anser *Huchard* hafva dålig prognostisk betydelse i allmänhet och framför allt i status anginosus.

Vid de anfall af angina pectoris, som jag haft tillfälle att iakttaga, kunde inga anmärkningsvärda förändringar i hjärtverksamheten eller pulsen konstateras. Särskildt erinrar jag mig en person, som afled i ett dylikt anfall. Jag hade tillfälle att undersöka honom flere gånger under föregående anfall, hvarvid jag alltid fann hjärtverksamheten fullkomligt lugn och inga andra fenomen än de, som förefunnos under intervallerna, nämligen en måttlig förstoring af hjärtat åt vänster och en tydlig accentuering af andra aortatonen. Två patienter med status anginosus

[1] *H. Huchard.* Des angines de poitrine. Revue de médecine 1883, s. 285.
[2] *H. Huchard.* Maladies du coeur. Paris 1893, s. 529.

har jag observerat. Hos den ene inträdde utan föregående kortvariga anfall af stenokardi helt plötsligt en permanent, intensiv smärta i hjärttrakten med de karaktäristiska utstrålningarna i vänstra armen och åtföljande ångestkänsla. Tillståndet varade öfver en vecka, innan döden inträdde. Han undersöktes hvarje dag, men först på slutet blef hjärtverksamheten något oregelbunden, stassymptom uppträdde aldrig. Den andra patienten hade under en lång tid förut haft de vanliga kortvariga anfallen, slutligen inträdde status anginosus, som efter 3 dagar afslutades med döden. Äfven här var hjärtverksamheten hela tiden i det närmaste oförändrad, stassymptom, ehuru i ringa grad, hade här långt förut visat sig, men ökades knappt nämnvärdt under de sista dagarna.

b) *Patogenes.*

Rörande stenokardiens patogenes hafva många åsikter uttalats, jag anser det olämpligt att ingå på de olika hypoteser, som angående denna fråga sett dagen, så mycket hellre som åsikterna tyckas alltmer ena sig om den uppfattningen, att den äkta, den organiska anginan, beror på minskad blodtillförsel till hjärtmuskulaturen på grund af förträngning eller tillslutning af koronararterterna antingen vid självfva afgången från aorta eller under kärlens förlopp. Det anatomiska underlaget äro atheromatösa eller sklerotiska förändringar i aorta vid koronarkärlens mynningar eller under deras förlopp i hjärtmuskulaturen. Dessa processer leda till förminskning af kärlens lumen, hvarigenom blodtillförseln hämmas. Visserligen är blodkvantiteten tillräcklig för att vid lugn hjärtverksamhet låta allting förlöpa normalt, men så snart ett starkare kraf ställes på hjärtats verksamhet, är den tillförda blodmängden otillräcklig, och den plötsliga blodbristen i hjärtat yttrar sig genom de bekanta anginösa symptomen. Enligt denna uppfattning är stenokardien ett exkvisit meiopragiskt symptom.

Det är franska författare, såsom *Potain,*[1] *G. Sée*[2] och *Huchard,*[3] som företrädesvis utvecklat läran om ischämien såsom närmaste orsaken till det stenokardiska anfallet; äfven tyska forskare, såsom *A. Frænkel,*[4] hysa en likartad uppfattning. *Leyden*[5] sätter också angina pectoris i förbindelse med sklerosen i koronarartererna. Den egentliga hjärtsmärtan sätter han direkt i förbindelse med inflammatoriska processer i myokardiet och med nekrotiserande processer i hjärtmuskulaturen och nerverna, hvilka äro följder af kransartarernas tillstoppning.

A. Weber[6] ser också i sklerotiska förändringar i koronarkärlen, den väsentliga betingelsen för angina pectoris, men enligt hans åsikt har man ej fäst tillbörligt afseende vid spasmen i artererna. Alltid, då det uppstår spasm i en arter, som går till en muskel, inträder smärta. Angina pectoris, som framför allt är en smärtsam symptomkomplex, är följden af en, låt vara lindrig, irritation af koronarartererna. Hvarje nytt framsteg, som den sklerotiska processen gör, framkallar en spasm; är denna tillräckligt stark, beledsagas den af ett anginöst anfall, och smärtan är den omedelbara följden af ett temporärt, otillräckligt blodtillflöde till hjärtmuskeln eller till någon af dess delar. Det är en verklig spastisk kontraktion af koronarartererna med smärtsam ischämi af hjärtmuskeln.

De sklerotiska förändringarna i koronarartererna, deras förträngning och däraf följande minskad blodtillförsel till hjärtmuskulaturen äro ej tillräckliga att förklara det anginösa anfallet.

---

[1] *C. Potain.* Dictionnaire encyclopédique. Art. »Anemie». Paris 1866. Tome IV, s. 347.

[2] *G. Sée.* Traité des maladies du coeur. Paris 1889, s. 327 och följ.

[3] *H. Huchard.* Des angines de poitrine. Revue de méd., s. 279, 469, 662, 745.

[4] *Albert Frænkel.* Eulenburgs Real-Encyclopädie 1894. Bd. 1, s. 609, Art. »Angina pectoris».

[5] *E. Leyden.* Sclerose der Coronar-Arterien. Zeitschrift f. Klin. Med. 1884. Bd. 7, s. 560.

[6] *A. Weber.* De l'angine de poitrine. Paris 1893.

De nämnda företeelserna äro permanenta eller långsamt progredierande, det anginösa anfallet är intermittent, hastigt påkommande och hastigt öfvergående. Ett annat kausalmoment, som hastigt uppträder och hastigt försvinner, måste ytterligare supponeras. Ett sådant moment är det af *Potain* och *Huchard* påpekade krafvet på ökad blodtillförsel vid kroppsrörelser. Detta åskådningssätt stämmer väl med de faktiska förhållandena. Mycket ofta kan man påvisa kroppsansträngningar, ibland helt obetydliga, såsom determinerande orsak till de anginösa anfallen. Men äfven *Weber's* hypotes om en tillfällig spasm i koronartererna är måhända användbar såsom förklaringsgrund för anfall, som uppstå på grund af nervösa inflytanden. Äfven denna hypotes sätter blodbristen i hjärtmuskulaturen såsom det väsentliga för det stenokardiska anfallet. Vid status anginosus har anfallet blifvit permanent, kärlobliterationen har här nått den grad, att permanent ischämi förefinnes. Den determinerande orsaken är här obehöflig.

c) *Afvikelser från den vanliga formen.*

Den symptomkomplex, som jag här ofvan skildrat, är det typiska angina-pectorisanfallet, hvars kliniska karaktärer äro så utpräglade, att knappast någon svårighet finnes att igenkänna detsamma. Visserligen måste vi fasthålla såsom det väsentliga i det stenokardiska anfallet, dels smärtan och dels ångestkänslan, men båda kunna förekomma i växlande intensitet. Smärtan varierar högst betydligt från en lindrigt plågsam förnimmelse till en borrande, skärande, hopsnörande känsla, som afpressar patienten höga rop. Ångestkänslan kan stegras till en förnimmelse af inträdande plötslig död. I högsta grad variera irradiationerna af smärtan, de kunna helt och hållet saknas, och förnimmelsen är inskränkt till hjärttrakten, eller de kunna utbreda sig öfver vidsträckta områden. Ett tredje moment, som strängt taget ej tillhör angina pectoris, kan tillkomma, nämligen en mer eller mindre utpräglad andnöd. Under sådana förhållanden, då man kan tala om smärtsam andnöd, har asthma cardiale sällat sig till stenokardien. Detta är ingalunda sällsynt, och med kännedom om patogenesen för den kardiala astman också tämligen lätt förklarligt. Båda symptomen förekomma äfven omväxlande hos samma patient, och den skarpa skillnaden, som så ofta betonas af flere författare mellan dessa båda symptom, synes mig vid sjuksängen ej alltid kunna fasthållas.

d) *Pseudoangina.*

Men utom denna organiska eller äkta angina pectoris beskrifvas i symptomatiskt hänseende liknande anfall, hvilka icke förutsätta anatomiska förändringar i kransartererna, hvadan de ingalunda hafva samma grava betydelse för patienten som den äkta anginan. Dessa s. k. pseudoanginor, af hvilka *Huchard* uppräknar en hel mängd, anses i allmänhet bero på spastiska tillstånd i koronarkärlen. Härigenom blir deras patogenes likartad med de organiska anginornas, nämligen anämi i hjärtat, men skillnaden är väsentlig. När spasmen upphör, är kärlens lumen normalt, och muskulaturens nutrition kan försiggå på fullt normalt sätt. Den mest kända af dessa pseudoanginor torde vara tobaksanginan. Jag har haft tillfälle att i ett par fall observera en symptomkomplex, som möjligen kunde förses med detta namn. Båda patienterna voro starka rökare, och de klagade öfver smärtor och tryck i hjärttrakten, men den karaktäristiska ångestkänslan förekom ej. Sedan patienterna upphört att röka, eller åtminstone inskränkt rökningen i betydlig grad, försvunno dessa obehag. I båda fallen syntes mig de anginösa anfallen symptomatiskt betydligt skilja sig från den verkliga anginan.

Vidare uppgifvas anginösa anfall förekomma hos nervösa patienter, särskildt hos hysteriska och epileptiska personer. Den af *Nothnagel*[1] beskrifna så kallade vasomotoriska anginan torde åtminstone i vissa fall böra räknas till pseudoanginorna.

[1] *Nothnagel.* Angina pectoris vasomotoria. Deutsch. Archiv für Klin. Med. Bd. 3, s. 309.

Äfven en s. k. dyspeptisk angina har blifvit beskrifven af flere författare, jag vill särskildt nämna *Barié*[1]. Efter måltiden, äfven om den varit mycket enkel, känna de sjuka svårighet att andas, det är mera andfåddhet än verklig oppression. Samtidigt känna de i epigastrium en viss fullhet liksom en tyngd, som sammanpressar bröstet, åtföljd af smärtsamma förnimmelser, hvilka kunna irradiera åt vänstra sidan i hela öfre extremiteten ända till handleden, som ofta är säte för en egendomlig känsla af sammansnörning. Ofta ökas oppressionen, pulsfrekvensen minskas, ansiktet och extremiteterna blifva kalla eller betäckas med en klibbig svett, ryggsmärtan blir mera stickande, och svimningar kunna inträda. Samtidigt konstateras en dilatation af högra hjärthalfvan. Olikheten med den verkliga anginan påpekas. Anfallet är mindre häftigt och varar längre än i den verkliga anginan, smärtan befinner sig framför hjärtat och ej bakom sternum, sensationen är mera en känsla af fullhet än af konstriktion, hoppresning etc.

Emellertid vill jag fästa uppmärksamhet på den omständigheten, att smärtan emellanåt äfven vid den verkliga anginan af patienten förlägges i epigastrium, hvarifrån den sedan kan utstråla på mångahanda sätt. Man bör därför noga analysera de s. k. kardialgierna hos arteriosklerotiska patienter, kanske finner man allt emellanåt ett dyspeptiskt symptom visa sig såsom ett anginöst.

10. Hjärtförstoring.

Hjärthypertrofi och hjärtdilatation äro mycket vanliga företeelser under snart sagt alla stadier af arterioskleros. Vi hafva framhållit det stegrade arteriella trycket såsom ett väsentligt och

[1] *E. Barié.* Recherches cliniques sur les accidents cardio-pulmonaires consécutifs aux troubles gastro-hépatiques. Revue de méd. 1883, s. 24.

mycket tidigt symptom. Men det ökade trycket fordrar ett ökadt arbete af hjärtat. Till en början är nog hjärtats reservkraft tillräcklig att uppfylla det stegrade krafvet, men blir tryckstegringen permanent, uppträder så småningom hjärthypertrofi och hjärtdilatation, tvänne fenomen, som äro nära förbundna med hvarandra. När båda utveckla sig i betydande grad, finner man en kolossal hjärtförstoring, något som ej så sällan inträffar vid arterioskleros, framförallt om de sklerotiska processerna lokaliserat sig i aortavalvlerna och aortamynningen. En mot det stegrade arbetet svarande hjärthypertrofi är ett för organismen gynnsamt ackommodationsfenomen, sådant vi träffa det inom andra organ och funktionsområden. Dilatationen återigen är ett tecken på öfveransträngning, på svaghet i förhållande till det arbete, som måste utföras. Repareras ej denna svaghet, antingen därigenom att tillräcklig hjärthypertrofi inträder, eller därigenom att det ökade arbetet aflägsnas, inträder mycket snart hjärtinsufficiens med alla dess ödesdigra följder för organismen.

Vid dessa betraktelser hafva vi utgått från den förutsättningen, att orsaken till hjärtförändringarna legat utanför hjärtat, att hjärtat självt varit friskt och endast på ett naturligt sätt reagerat mot de stegrade anspråk, som ställts på detsamma. Men så är ej alltid händelsen. Redan i arteriosklerosens tidiga skeden brukar hjärtats nutrion lida genom sklerotiska processer och däraf följande förträngningar i koronarkärlen. Vissa kärlområden nutrieras ringa, muskulaturen atrofierar, i stället utvecklar sig bindväfven, och sklerotiska härdar uppkomma. För att hjärtats verksamhet skall motsvara behofvet, hypertrofiera andra partier af muskulaturen. Både bindväfsförökning och muskelhypertrofi förekomma, hvarigenom visserligen en volymsförökning uppstår, men arbetsförmågan har ej tilltagit i samma mån som hjärtförstoringen. Ett sådant hjärta är relativt svagt och dilateras lätt vid tillfälligtvis uppträdande behof af ökadt arbete. Ett på detta sätt förstoradt hjärta hotas ständigt af öfveransträngning, och hjärtinsufficiens kan när som helst inträda. För patienter med dylika förändringar i sin hjärtmuskulatur är hvarje kroppslig och måhända äfven andlig öfveransträngning en fara. Helt säkert uppstår ofta på detta sätt hjärtinsufficiens, som dock efter några dagars sänghvila utan hvarje medikamentös behandling fullständigt kan gå tillbaka. Är arteriosklerosen utbredd öfver en stor del af kärlsystemet, finnas både allmän arterioskleros och kardioskleros, så inses lätt, att både hjärthypertrofi och hjärtdilatation kunna nå excessiva grader.

Den kliniska diagnosen af hjärtförstoring kan vid lindriga grader vara ganska svår, är förstoringen mera betydlig, är dess igenkännande mycket lätt. I sjukdomens tidiga skeden är det företrädesvis den vänstra ventriken, som förstoras, längre fram deltager hela hjärtat i volymsförökningen. Spetsstötens läge, när det kan genom inspektion och palpation fastställas, ger en god hållpunkt. Har man en kraftig spetsstöt i mammillarlinien i 5:te interstit., och tecken på ökadt tryck finnas, är det mycket sannolikt, att en lindrig hjärthypertrofi redan inträdt; har spetsstöten öfverskridit mammillarlinien och ännu mera, om den palperas i 6:te interstit., och ingen anledning finnes att antaga en dislokation af hela hjärtat, är förstoringen så mycket säkrare. Under sådana förhållanden brukar ej heller en mer eller mindre tydlig frambuktning af hjärttrakten saknas.

Men ofta kan man hvarken medelst inspektion eller palpation bestämma spetsstötens läge. Perkussionen sätter oss dock i stånd att i de allra flesta fall med nödig säkerhet bestämma den vänstra hjärtgränsen. En ringa grad af hjärtförstoring åt vänster torde emellertid vid mera betydligt emfysem vara svår att med säkerhet diagnosticera medelst perkussion.

Auskultationen ger oss ibland ganska goda hållpunkter. Utom accentueringen af andra hjärttonen öfver aorta, hvarigenom det stegrade arteriella trycket igenkännes, iakttages emellanåt vid spetsen en suddighet, en fördubbling af första hjärttonen. Vid närmare analys finner man, att detta fenomen är en galopprythm, som återigen ofta förekommer vid hjärthypertrofi. Palpation med flata handen öfver hjärttrakten gör det mången gång möjligt att igenkänna en mindre grad af hypertrofi. Man känner härvid, äfven om lungemfysem finnes, under hjärtats systole, en egendomlig kraftig stöt, som sätter bröstväggen i vibrationer i större eller mindre utsträckning. Är hjärtförstoringen mera betydande, ser man mången gång hufvudet, ja hela öfre delen af kroppen göra rörelser, synkroniska med hjärtats.

Förstoringen af högra ventrikeln är svår att med säkerhet påvisa, då man endast har att göra med lindriga grader. Är den mera betydlig, blir dämpningen på nedre delen af sternum intensivare, och pulsationerna i epigastrium äro ett godt tecken. Äfven dämpningen utanför högra sternalkanten blir intensivare och sträcker sig längre utåt. Accentueringen af andra pulmonalistonen, som betecknar ett stegradt tryck i arteria pulmonalis, är ett symptom, som gör närvaron af mer eller mindre utpräglad hypertrofi af högra ventrikeln mycket sannolik. Samtidigt brukar accentuering af andra aortatonen förefinnas, hvadan den lättnad för accentueringens igenkännande, som ligger i intensitetsolikheten mellan andra pulmonalis- och andra aorta-tonen, bortfallit; icke desto mindre brukar man i allmänhet med lätthet kunna afgöra, om en accentuering förekommer eller ej.

II. Valvel- och mynningsfel.

Under arteriosklerosens förlopp uppträda mycket ofta symptom, som tyda på förändringar i hjärtats valvler och mynningar. Genom de sklerotiska processernas lokalisation i hjärtmuskulaturen, i valvelapparaten och i begynnelsedelen af aorta uppstå insufficienser i valvlerna och stenoser i mynningarna, hvilka gifva anledning till samma funktionella rubbningar som de endokarditiska insufficienserna och stenoserna.

Insufficienserna och stenoserna kunna vara dels organiska, dels relativa.

Slutligen kunna äfven accidentella blåsljud förekomma.

a) *Organiska insufficienser och stenoser.*

Med stor förkärlek lokaliserar sig den sklerotiska processen i aortavalvlerna och aortamynningen. Häraf resultera insufficiens eller stenos eller kombination af båda. Uti den meddelade kasuistiken hafva dessa förändringar diagnosticerats i 17 fall.

Insufficiens i mitralisvalveln, orsakad af sklerotiska förändringar i valvelflikarna, förekommer likaledes, ehuru mera sällan. I kasuistiken omnämnas 7 fall.

Stenos i mitralismynningen, framkallad af skleros, tyckes vara ännu mera sällsynt; i min kasuistik omnämnes denna förändring i 3 fall.

b) *Relativa insufficienser och stenoser.*

En relativ insufficiens uppstår därigenom, att mynningen så vidgas, att valvlerna ej mera förmå tillsluta densamma eller, särskildt med afseende på atrio-ventrikularmynningarna, därigenom att de respektive kamrarna dilateras, så att papillarmusklerna blifva för korta och hindra valvelns tillslutning; ofta inträffa båda dessa förändringar, då insufficiensen så mycket lättare uppstår. En relativ stenos uppstår i aortamynningen genom stark dilatation af aorta ascendens, i mitralismynningen genom betydande dilatation af vänstra kammaren. I båda fallen kunna de normala mynningarna sägas vara stenoserade i förhållande till de framför liggande utvidgade delarna af cirkulationsapparaten. Vid de relativa insufficienserna och stenoserna är det ingalunda nödvändigt, att anatomiska förändringar finnas på valvlerna eller i mynningarna. Vid obduktionen kunna de vara fullt normala.

Det är en allmän erfarenhet, att sklerotiska förändringar i hjärtat och i aorta predisponera för dilatation. Därför äro också de relativa insufficienserna och stenoserna ganska vanliga vid kardioskleros och kronisk aortit. Uti ofvan meddelade kasuistik har jag ansett mig kunna diagnosticera

relativ mitralisinsufficiens i 10 fall,

» trikuspidalisinsufficiens i 2 fall.

Relativ insufficiens i aortavalvlerna kan förekomma. Jag har på annat ställe meddelat ett sådant fall. [1]

Relativ insufficiens i pulmonalvalvlerna förekom antagligen i ett fall med utpräglad arterioskleros i pulmonalarteren, som blifvit beskrifvet af *Arnold Josefson.* [2] *Pawinski* [3] och *Gouget* [4] hafva observerat fall af relativ pulmonalisinsufficiens. Relativ stenos i aortamynningen förekommer helt säkert ej så sällan. Det systoliska blåsljudet öfver aortamynningen vid dilatation af aorta uppstår nog allt emellanåt på denna grund.

Relativ stenos i mitralismynningen har jag ej ansett mig böra diagnosticera i något fall, icke desto mindre är jag öfvertygad om dess förekomst.

c) *Anmärkningar rörande diagnosen af valvel- och mynningsfel.*

För diagnosen af alla dessa olika valvel- och mynningsfel gälla naturligtvis de vanliga reglerna. Jag vill ej här i detalj behandla den hithörande vidlyftiga symptomatologien. Endast några

---

[1] *J. G. Edgren.* Om de accidentella blåsljuden öfver hjärtat. Nord. Med. Arkiv, Festband, tillägnadt Axel Key 1897, N:o 3.

[2] *Arnold Josefson.* Offenstehender Ductus Botalli nebst Atherom in den Aesten der Arteria pulmonalis. Nord. Med. Archiv 1897, Bd. 29, N:o 10.

[3] *Pawinski.* Ueber relative Insufficiens der Lungenarterienklappen bei Mitralisstenose. Deutsch. Archiv für Klin. Medicin 1894. Bd. 52, s. 519.

[4] *A. Gouget.* Un cas de double lésion mitrale avec soufle d'insuffisance pulmonaire fonctionelle etc. Revue de Médecine 1895, s. 768.

anmärkningar skola göras. Den enkla aortainsufficiensen torde vara det vanligaste valvelfelet hos arteriosklerotiska patienter, dess rika symptomkomplex gör i allmänhet diagnosen lätt. Betydligt osäkrare är diagnosen af den enkla stenosen i aortamynningen. Svårigheten att afgöra, om en verklig förträngning föreligger eller om man endast har att göra med en relativ stenos, är vanligen rätt stor. I senare fallet bör en utvidgning af aorta kunna påvisas. Förstoringen af den vänstra hjärtventrikeln bör tala för en organisk förträngning af mynningen, men vi skola ihågkomma, att en hjärtförstoring kan af andra orsaker hafva uppstått.

Mitralisinsufficiensen och stenosen i mitralismynningen hafva sina i allmänhet mycket karaktäristiska tecken. Svårigheten är att skilja den genom förändringar i valveln uppkomna mitralisinsufficiensen från den relativa. I allmänhet tyder ett utdraget systoliskt blåsljud vid hjärtspetsen uti mera framskridna skeden af sjukdomen på en relativ insufficiens, framförallt om en dilatation kan påvisas. Försvinner sedermera blåsljudet, när hjärtat under stillaliggande och digitalisbehandling förbättrat sin kontraktionsförmåga, så är sannolikheten stor, att insufficiensen var relativ. Trikuspidalisinsufficiensen har så karaktäristiska symptom i den positiva venpulsen på halsen, i lefvervenpulsen och det systoliska blåsljudet öfver sterni nedre del, att något tvifvel ej gärna kan vara möjligt. Denna insufficiens är väl nästan alltid relativ.

Den kliniska diagnosen af komplicerade valvel- och mynningsfel är alltid osäker, detta gäller naturligtvis äfven om de på grund af sklerotiska processer uppkomna felen.

d) *Accidentella blåsljud.*

Äfven vid arterioskleros kunna accidentella blåsljud förekomma. De torde dock vara rätt sällsynta, och försiktigheten bjuder att, då fråga är om en patient med arterioskleros, noga öfverväga, om ett eventuellt blåsljud står i förbindelse med organiska förändringar i hjärtat eller ej. Jag har på annat ställe utförligt yttrat mig om de accidentella blåsljudens förekomst och diagnos, hvarför jag hänvisar till detta arbete. [1]

12. Kronisk aortit, utvidgning af aorta.

De atheromatösa processerna lokalisera sig ganska ofta i aorta och speciellt i aorta ascendens och arcus aortæ. Ej så sällan är sjukdomen åtminstone under en lång tid hufvudsakligen begränsad till dessa nämnda ställen, och det synes, som om alltemellanåt de allra första anatomiska förändringarna skulle uppträda här. Den kroniska aortiten kan därför sägas hafva en viss själfständighet såväl i anatomiskt som kliniskt hänseende, och dess sjukdomsbild har blifvit utförligt tecknad af *Huchard,* [2] hvarjämte *Curschmann* [3] gifvit ett godt bidrag till sjukdomens belysning. I de flesta fall är dock aortiten endast ett delfenomen af den allmänna arteriosklerosen. Mycket ofta utbreda sig förändringarna på aortavalvlerna och aortamynningen, hvarigenom insufficiens eller stenos eller bådadera uppstå. Ödesdigert för patienten är det, om atheromatösa förändringar lokalisera sig omkring koronarartererernas mynningar på aortas insida. Sådana fall äro ej så sällsynta. Både *Huchard* och *Curschmann* meddela flere dylika. Vårt fall 27 är ett vackert exempel härpå. Det fanns uti hela aorta ingen förändring med undantag af två atheromatösa fläckar, lokaliserade en omkring hvardera koronararterens mynning. Härigenom hade den högra arterens mynning förträngts i hög grad, den vänstras i mindre; men förändringarna

[1] *J. G. Edgren.* Om de accidentella blåsljuden öfver hjärtat. Nord. Med. Arkiv, Festband, tillägnadt Axel Key 1897, N:o 3.

[2] *H. Huchard.* Lecons sur les aortites. Progrès médical. 1892, s. 183, 217, 260, 283, 301, 317, 441.

[3] *H. Curschmann.* Die Sclerose der Brustaorta und einige ihrer Folgezustände. Arbeiten aus der medicinischen Klinik zu Leipzig 1893, s. 248.

medförde just genom sin lokalisation patientens död. Äfven i fall 36 voro kransartererernas mynningar förträngda, särskildt den vänstra.

De arteriosklerotiska processerna minska aortaväggens motståndskraft, och härigenom utbildar sig småningom en mer eller mindre betydande dilatation, hvarmed förstås en diffus utvidgning af den uppstigande aorta och aortabågen. Äfven de cirkumskripta utvidgningarna, aneurismerna, hafva oftast samma patogenes. Ej så sällan förekommer äfven en förlängning af kärlet. Den kliniska diagnosen af den kroniska aortiten torde vara mycket vansklig, innan dilatation, elongation af aorta eller deformering af de stora artermynningarna inträdt. Innan detta skett, äro symptomen mera obestämda och kunna på sin höjd medgifva en sannolikhetsdiagnos.

De viktigaste tecknen på kronisk aortit och dilatation af aorta äro:

a) *Klingande andra aortaton.*

Redan *Bamberger* [1] kände detta fenomen och tillskref det en befintlig dilatation af aorta med samtidig förkalkning (atheromatös förändring) af väggen. *Gueneau de Mussy* [2] hänförde det likaledes till aortadilatationen, så äfven *Huchard* [3]. *Rosenbach* [4] vill göra det beroende af förbättrade resonansförhållanden, särskildt af styfheten i aortaväggen. *Curschmann* [5] anser symptomet ej kunna tillräckligt förklaras genom antagande af en aortadilatation. Han tror sig hafva funnit orsaken i anatomiska förändringar. I

---

[1] *H. Bamberger.* Lehrbuch der Krankheiten des Herzens. Wien 1857, s. 71.

[2] *Gueneau de Mussy* Étude clinique sur les indurations des artères. Archives générales de médecine 1872. Vol. II, s. 139.

[3] *H. Huchard.* Étude clinique de la cardiosclérose. Revue de médecine 1892, s. 433.

[4] *O. Rosenbach.* Die Krankheiten des Herzens. Wien und Leipzig 1893. s. 347.

[5] *Curschmann* l. c. s. 254.

det stora flertalet fall, i hvilka den sklerotiska processen utbredt sig diffust öfver hela den uppstigande aorta och ännu längre, utvecklar sig snart, ofta redan efter de första veckorna, en likformig, tydlig utvidgning, som äfven omfattar valvelringen. Den närmaste följden är en motsvarande tänjning af valvlerna, hvarigenom trots dilatationen valvlerna förmå afstänga öppningen. På detta sätt tänjda och förstorade valvler förhålla sig vid slutningen annorlunda i akustiskt hänseende än de oförändrade aortavalvlerna. Utan att tryckstegring förefinnes, erhålles ett intryck af accentuering af andra aortatonen, och styfheten i aortaväggen samt dilatationen gifva tonen dess egendomliga klang.

b) *Uppskjutning af arteriæ subclaviæ.*

Detta symptom framhålles af *Faure* [1] och *Huchard.* [2] Genom aortadilatationen, framför allt om bågen är dilaterad, komma mynningsställena för de stora kärlen, truncus anonymus carotis sinistra, subclavia sinistra, högre upp på halsen, och speciellt blir den högra subclavia lättare tillgänglig för palpation och inspektion ofvanför clavicula. Men äfven en elongation af aorta, något som är rätt vanligt vid den kroniska aortiten, kan medföra samma resultat.

c) *Pulsation i jugulum.*

Symptomet är i det stora hela likvärdigt med det föregående. Genom dilatation af arcus aortæ skjutes öfre väggen högre upp och blir palpabel i jugulum. Det inses, att en förlängning af aorta ascendens bör hafva samma resultat. Anmärkas bör dock, att äfven under normala förhållanden kan ibland aortabågen palperas, i synnerhet hos personer, hvilkas jugulum tillåter fingrets nedförande bakom manubrium sterni i mera betydlig grad.

---

[1] *A. Faure.* Du soulèvement de l'artère sous-clavière, étudié comme signe diagnostique nouveau de la dilatation supérieure de l'aorte. Archives générales de médecine 1874. Vol. I, s. 22.

[2] *H. Huchard.* Les maladies du coeur. Paris 1893, s. 467.

Har aortabågen ryckt upp till kanten af incisura jugularis, är aortaväggens uppskjutning säker. Då synas äfven starka pulsationer, som härröra från aorta. Venpulsationer härstädes äro mycket vanliga, de kunna lätt skiljas från aortapulsationerna.

d) *Dämpning öfver manubrium sterni.*

Är dilatationen mera betydande, så erhålles öfver manubrium sterni en mer eller mindre intensiv dämpning, som ofta sträcker sig åt höger utanför sternalranden i andra och tredje refbensmellanrummet, mera sällan finner man dämpningen öfverskrida vänstra sternalkanten. Samtidigt kan man någon gång iakttaga en lindrig pulsation i andra eller tredje interstitiet nära högra sternalranden.

e) *Betydande förflyttning af hjärtspetsen, då patienten intager vänstersidigt läge.*

Traube[1] har påpekat detta symptom; i vänstersidigt läge kan spetsstöten flytta sig ända till axillarlinien från mammillarlinien i stående ställning. *Curschmann*[2] har iakttagit en förflyttning från en punkt strax innanför mammillarlinien i 5:te interstitiet, då patienten var i sittande eller stående ställning, till axillarlinien i vänstersidigt läge. Symptomet sättes i samband med en elongation af aorta. Jag har i flere fall kunnat konstatera detta symptom. Emellertid gäller här, att förflyttningen måste vara betydande; en mindre förflyttning är fullt normal.

f) *Pulsus differens.*

Jag har redan omnämnt detta symptom; det är af utomordentligt stort värde för diagnosen af atheromatösa processer i aorta, om sådana förändringar i de periferiska delarna af kärlen kunna uteslutas, hvarigenom en olikhet i pulsen på de båda sidorna kan framkallas. Likaledes måste olikheten vara fullt tydlig, så att intet tvifvel om dess existens förefinnes.

---

[1] *L. Traube.* Gesammelte Beiträge etc. Berlin 1878. Bd. III, s. 179, 180.

[2] *H. Curschmann* l. c. s. 252.

g) *Systoliskt blåsljud öfver auskultationsstället för aortamynningen.*

Ett systoliskt blåsljud med punctum maximum på detta ställe kan härröra från en absolut eller relativ stenos i aortamynningen. Båda dessa tillstånd framkallas ofta af atheromatösa processer i aorta, det förra genom processens öfvergång på aortamynningen det senare genom utvidgningen af aorta, då den normala mynningen blifver relativt för trång. Blåsljudet är vanligen sträft och utdraget, det fortplantas uppåt halsens kärl, höres i jugulum öfver spetsen af arcus aortæ och rätt ofta på ryggsidan uti interskapularrummet. Ett dylikt blåsljud har äfven antagits kunna uppstå i själfva aorta, oberoende af absolut eller relativ förträngning af mynningen, endast på grund af de atheromatösa processerna på insidan af kärlet. *Curschmann* [1] anser detta blåsljud uppstå genom hvirfvelbildningar i det utvidgade kärlet och på grund af den skrofliga beskaffenheten af aortaväggen. Ofta har han funnit det i påfallande grad skarpt och skrofligt, ibland mjukt och utdraget.

Blåsljudet är enligt min erfarenhet starkt, skrofligt och hörbart på vida områden,

h) *Diastoliskt blåsljud öfver auskultationsstället för aortamynningen.*

Den atheromatösa processen i aorta kan framkalla en insufficiens i aortavalvlerna antingen genom förändringar i själfva valvlerna eller genom dilalation af deras vidfästningsring. I förra fallet uppstår en absolut, i senare fallet en relativ insufficiens med det för aortainsufficiensen karaktäristiska diastoliska blåsljudet jämte öfriga, detta valvelfel tillhörande fenomen från kärlsystemet i sin helhet.

i) *De auskultatoriska fenomenen äro hörbara på ställen, som ligga långt aflägsna från det vanliga auskultationsstället.*

[1] *H. Curschmann* l. c. s. 256.

Detta gäller för auskultationsfenomenen vid valvel- och mynningsfel i allmänhet, men kanske i högre grad vid sådana fel, som uppstå genom atheromatösa processer. Såväl toner som blåsljud kunna ibland iakttagas öfver hela bröstkorgen, både på fram- och baksidan. Särskildt det sträfva, systoliska blåsljudet öfver auskultationsstället för aortamynningen höres mången gång nästan lika starkt på bröstkorgens baksida, framför allt i interskapularrummet till vänster om ryggraden.

k) *Angina pectoris.*

Då den atheromatösa processen i aorta alltemellanåt lokaliserar sig kring mynningarna för koronarartererna och förtränger dessa, så inses lätt, att angina pectoris kan figurera såsom symptom vid den kroniska aortiten. Uti vårt fall 27 förekom dock ingen gång något dylikt anfall, däremot uppträdde i fall 36 anginösa anfall liksom i en hel del af de öfriga fallen af aortadilatation, som finnas i vår kasuistik. I många fall finna vi kardioskleros samtidigt med den kroniska aortiten. Anginösa symptom kunna sålunda uppträda på grund af sklerotiska förändringar i kransartererna, utan att deras mynningar äro förträngda. Något nödvändigt sammanhang mellan den kroniska aortiten och angina pectoris finnes sålunda ej.

l) *Symptom från andra organ.*

I de flesta fall torde den kroniska aortiten endast vara ett delfenomen af allmän arterioskleros. Under sådana förhållanden träffar man delvis eller i sin helhet den mångskiftande symptombild, som är denna sjukdom egen. Särskildt vill jag framhålla en betydande andnöd såsom ett tidigt symptom samt reumatiska smärtor, lokaliserade på vidt skilda ställen.

13. Aneurism.

Cirkumskripta utvidgningar eller aneurism uppkomma genom den kroniska aortitens lokalisation uteslutande eller företrädesvis på ett begränsadt område af aorta. De för dessa förändringar karaktäristiska symptom, hvilka hufvudsakligen härröra af tryck på angränsande organ, skildras i allmänhet mycket utförligt i de vanliga handböckerna, hvarför jag hänvisar till dem.

14. Symptom från respirationsorganen.

a) *Kronisk bronchit.*

Patienter med arterioskleros klaga ofta öfver envis hosta, upphostningen är i allmänhet sparsam och består af ett segt slem. Vid undersökning af lungorna finner man i deras nedre och laterala delar mer eller mindre talrika rassel. I många fall åtminstone äro dessa fenomen beroende på redan inträdd stas.

I andra fall kan en vanlig bronchit hafva tillkommit, hostan och andnöden blifva då högst besvärande, och det är ingalunda ovanligt, att en dylik komplikation ger anledning till ytterst betänkliga symptom. Hjärtat, som hos dessa patienter har ringa reservkraft till sitt förfogande, blir mycket lätt insufficient, på grund hvaraf allmänna stassymptom framträda.

b) *Lunginfarkt.*

Redan i ganska tidiga skeden af arteriosklerosen förekommer blodig upphostning, tydande på lunginfarkt. Vissa patienter upphosta under längre tider sparsamt blodbemängda sputa, vid undersökning af lungorna finner man endast rassel. I mera framskridna sjukdomsstadier kommer en starkare blodhosta, och man lyckas påvisa en förtätning af större eller mindre omfång i ena eller andra lungan. Vanligen upphöra symptomen tämligen snart, tecknen på förtätning försvinna, och patienten känner sig lika frisk som före anfallet. Efter längre eller kortare tid upprepas samma fenomen måhända gång på gång. Vid obduktionen af sådana patienter finner man talrika märken efter de genomgångna attackerna.

c) *Lungödem.*

Enligt franska författare äro lungkongestioner med akut ödem ganska vanliga hos arteriosklerotiska patienter. *Huchard*[1] skiljer skarpt mellan det akuta, aktiva ödemet och det kroniska, passiva. Det förra förekommer i alla sjukdomar med högt tryck, det påkommer hastigt och orsakar en ytterst intensiv andnöd; oaktadt rikliga rassel är vid perkussion sonoriteten öfver lungorna ökad, expektorationen i början riklig, blifver senare förminskad och upphör i samma mån, som det i början höga trycket hastigt sjunker i betydligare grad. Patienterna dö ofta med tecken af asfyxi och hjärtinsufficiens. *Huchard* sätter denna symptomkomplex i samband med aortit.

Af egen erfarenhet kan jag ej yttra mig om dessa aktiva kongestioner. De attacker jag haft tillfälle att iakttaga erinra mera om den af tyska författare beskrifna kardiala dyspnéen, vid hvilken passiva processer tyckas spela hufvudrollen. Den senare formen af lungödem eller det kroniska, passiva är en alldaglig företeelse och förekommer nästan alltid i kardiosklerosens senaste skeden, det är ett exkvisit stassymptom.

d) *Utgjutning i pleurahålorna.*

Under arteriosklerosens eller kardiosklerosens förlopp uppträder en och annan gång en större eller mindre vätskeansamling i den ena lungsäcken, ibland är utgjutningen ganska betydlig. Detta symptom bör skiljas från den terminala hydrothorax, som är mycket vanlig vid hjärtinsufficiens i allmänhet, och som är

[1] *H. Huchard.* L'oedème aigu du poumon dans les affections de l'aorte. Bulletin de la société méd. des hôpitaux de Paris. Séance du 18 août 1890.

dubbelsidig, ehuru vätskemängden kan vara större på ena sidan än på den andra, ofta beroende på huru patienten ligger, samt hvilken allt emellanåt försvinner, om man lyckas få diuresen riktigt i gång. Den förstnämnda utgjutningen återigen träffar man företrädesvis på högra sidan, den kan uppträda rätt tidigt under sjukdomsförloppet, innan stassymptom utvecklat sig, men har den en gång uppträdt, kvarstår den i de flesta fall tämligen oförändrad till patientens död. Uttappar man, såsom jag flere gånger gjort, denna vätska, visar den sig äga de karaktärer, som man finner hos det serösa pleuritiska exsudatet, och ganska snart efter tappningen har exsudatet återkommit till ungefär samma mängd som före tappningen. Vid obduktionen finner man pleuritiska förtjockningar och fibrinkoagula i exsudatet.

e) *Cheyne-Stokes' respirationsform.*

Uti kardiosklerosens senare skeden träffar man nästan konstant den egendomliga förändringen af respirationstypen, som fått namnet *Cheyne-Stokes'* respirationsfenomen. Detta symptom kan visserligen försvinna under längre eller kortare tid, men ofta kvarstår det ända till den letala utgången. I allmänhet har det sålunda en dålig prognostisk betydelse hos arteriosklerotiska patienter, ehuru det ej kan sägas alltid annonsera en snart inträdande död. Såsom bekant åtföljas förändringarna i respirationen af en hel serie andra periodiskt uppträdande funktionsrubbningar, hvilka dock ej alla samtidigt behöfva vara närvarande. *Leube*[1] har påpekat, att pupillerna i början af andningspausen blifva små och förändra ej sin diameter vid ändring af belysningen; förträngningen fortfar under hela andningspausen likformigt; med den återvändande respirationsverksamhetens första andetag, utvidga de sig å nyo, någon gång kommer utvidgningen något före det

[1] *W. Leube.* Ein Beitrag zur Frage vom *Cheyne-Stokes'*schen Respirationsphänomen. Berlin. Klin. Wochenschrift 1870, s. 177.

första andetaget. Samtidigt med pupillförändringen fann *Leube* en egendomlig automatisk rörelse af ögonbulberna; de rörde sig samtidigt båda åt samma sida och därefter tillbaka till den ursprungliga ställningen eller något öfver medellinien. Denna rörelse repeterades några gånger under andningspausen. När andningen åter inträdde, stodo de stilla eller rörde sig under den energiska andningen såsom vanligt åt olika håll. Han fann vidare, att medvetandet under andningspausen var fullständigt borta, att pulsen under pausen var mindre och oregelbunden, frekvensen var däremot ej ändrad.

Mot slutet af pausen uppträda ej så sällan svagare eller starkare ryckningar i enskilda muskelgrupper. Förlamade lemmar blifva under pausen stundom styfva, vid andningens inträde åter böjliga, såsom *Körber* [1] observerat hos ett 9 månaders barn, som led af tuberkulös meningit.

De intellektuella funktionerna växla med andningen, patienten insomnar, såsom *Rosenbach* [2] framhåller och som jag i flere fall haft tillfälle att konstatera, i början af hvarje paus, och uppvaknar, då andningen å nyo vidtager. Det är understundom möjligt, att genom en starkare retning väcka den sjuke ur hans slummer och förmå honom att tala och taga föda, ofta lyckas det dock ej, och under hela pausen är sensoriet omtöcknadt. Man har iakttagit, att en rörelse, som börjats under respirationsfasen, afbrutits under pausen och fortsatts, då andningen å nyo börjat. Med pausens inträde blir pulsen i flere fall hastigare, och spänningen minskas; under andningsfasen tilltager spänningen, och frekvensen sjunker, så att pulsen under de maximala inspirationerna slår

---

[1] *B. Körber.* Das *Cheyne-Stokes*'schen Respirationsphänomen bei einem an Meningitis tuberculosa leidenden, 9 monatlichen Knaben. Deutsch. Arch. für Klin. Med. 1872. Bd. 10, s. 600.

[2] *O. Rosenbach.* Zur Lehre vom *Cheyne-Stokes*'schen Athmungsphänomen Zeitschrift für Klin. Med. 1880. Bd. I, s. 583.

långsammast, och trycket når sitt maximum; i början af pausen är förhållandet omvändt.

Rosenbach sammanfattar de viktigaste kliniska symptomen, hvilka tillsammans bilda det *Cheyne-Stokes*'ska andningsfenomenet under följande grupper:

1) fenomen från respirationsapparaten,

2) fenomen från cirkulationsapparaten,

3) fenomen från stora hjärnan,

4) fenomen från centra för pupill- och bulbusinnervationen och slutligen

5) fenomen från centra för muskelrörelser.

Utom respirationen är det sålunda en hel mängd funktioner, som periodiskt variera; huruvida variationerna äro koordinerade eller subordinerade är svårt att afgöra. Respirationsrubbningen är i alla händelser det fenomen, som lättast iakttages. Man har antagit, att de bulbära funktionsrubbningarna äro de viktigaste. Förändringarna i respirationscentrum i medulla oblongata skulle betinga hela symptomkomplexen; nyare undersökningar (*Stern* [1]) tala för ett kortikalt ursprung, åtminstone i en del fall. Ännu gäller *Stadelmann*'s [2] yttrande, att de olika fallen visa en utomordentligt stor olikhet, och med afseende härpå är det mycket bättre att samla ytterligare iakttagelser öfver detta egendomliga fenomen, hvarigenom helt säkert mycket nytt kan upptäckas, än att anställa spekulationer öfver dess patogenes.

f) *Lungemfysem.*

Här vill jag endast påpeka, att man hos arteriosklerotiska patienter nästan regelbundet finner tecken på lungemfysem. Flere,

---

[1] *R. Stern.* Ueber *Cheyne-Stokes*'sches Athmen und andere periodische Aenderungen der Athmung. Verhand. des Congresses für innere Medicin. 1896, s. 431.

[2] *E. Stadelmann.* Einige experimentelle Untersuchungen über *Cheyne-Stokes*'sches Athmen. Zeitschrift für Klin. Med. 1894. Bd. 26, s. 267.

särskildt franska, forskare vilja sätta de emfysematiska förändringarna i lungorna i samband med sklerotiska förändringar i lungkärlen. Härmed må vara huru som helst, säkert är, att man hos emfysematici, som öfverskridit 40 år, ofta finner tecken, som tyda på arterioskleros.

15. Hjärtinsufficiens, asystoli.

Förr eller senare inträder vid de flesta hjärtsjukdomar ett tillstånd, då hjärtats kraft är otillräcklig att vidmakthålla blodcirkulationen. Härvid spela kärlens beskaffenhet i de olika organen en icke oviktig roll, hvarför de följder, som hjärtsvagheten medför, kunna vara olika på olika ställen. Hos arteriosklerotiska patienter har det cirkulationsbefordrande moment, som ligger uti arterväggarnas elasticitet på många ställen bortfallit, hvadan hos dessa hjärtsvagheten lättare gör sig gällande. I stället för hjärtinsufficiens, asystoli, vore därför uttrycken kardiovaskulär insufficiens, kardiovaskulär asystoli kanske riktigare.

Man bör noga skilja hjärtinsufficiens från andra rubbningar i hjärtats funktioner, alldenstund behandlingen ställer sig olika. Den ytterst oregelbundna, tumultuariska hjärtverksamheten, som man ofta finner hos patienter med mitralisstenos, kan fortfara under åratal, utan att minsta symptom på hjärtinsufficiens uppträder.

Vid morbus Basedowii och vid den paroxysmala tachykardien är hjärtverksamheten i hög grad förändrad under långa tider, men först om stassymptom uppträda, och detta är ingalunda nödvändigt, kan man tala om hjärtinsufficiens.

Betydande funktionsrubbningar hos hjärtat iakttagas vid en hel del nervösa tillstånd, såsom vid neurasteni och hysteri etc., utan att hjärtinsufficiens förefinnes.

Vid alla dessa tillstånd vinnes i allmänhet intet resultat med digitalis, som återigen vid hjärtinsufficiens är läkemedlet par préférence. De för hjärtinsufficiens karaktäristiska tecknen äro:

nedsättning af det arteriella trycket, höjning af det venösa, hvarvid en accentuering af andra pulmonalistonen iakttages;

minskning af urinmängden och ökning af urinens specifika vikt;

stas i de olika organen: subkutant ödem, utgjutning i kroppens kaviteter, lefverförstoring, albuminuri, lungödem etc.;

utspänning af venerna, venpulsation på halsen;

andnöd, lättare uppträdande vid obetydliga ansträngningar, i senare stadier permanent och höggradig; *Cheyne-Stokes'* respiration etc.;

ofta iakttagas äfven utvidgning af hjärtat, oregelbunden hjärtverksamhet, ökad andnöd, svag och ojämn puls, relativa insufficienser i hjärtats valvler, cyanos i ansiktet, på läpparna, händerna och fötterna.

Det är af vikt, att de allra första tecknen på en begynnande hjärtinsufficiens blifva beaktade. Dessa tecken visa sig hos olika patienter på olika ställen. I allmänhet är det de nedre extremiteterna, som visa de första spåren till ödem. På kvällen finner man kring malleolerna, på fotryggen eller på tibias insida en lindrig ansvällning, som på morgonen är fullständigt borta. Ganska ofta är lefveransvällningen det första tecknet på begynnande stas. Hos andra patienter är det en starkare andnöd redan vid mycket lindriga rörelser, som påkalla läkarens uppmärksamhet och undersöker man lungorna, konstateras rassel i deras nedersta partier. Hos andra är det förändringar i urinen, som fäster både patientens och läkarens uppmärksamhet. Urinen blir sparsam, får en mörkare färg och på nattkärlets botten afsätta sig salter i riklig mängd. Vid undersökningen konstaterar läkaren en hög specifik vikt och närvaro af ägghvita, om sådan ej fanns förut, ökad mängd, om redan förut albuminuri förekommit.

Redan dessa tecken äro nog för att konstatera befintligheten af en lindrig hjärtinsufficiens, undersökningen af hjärtat ger vanligen ytterligare bekräftelse härpå.

16. Hjärtaneurism, hjärtruptur.

Från klinisk synpunkt äga dessa förändringar föga intresse, någon diagnos i klinisk mening, d. v. s. med tanken på en eventuell terapi, torde ej komma i fråga.

Starkt sklerotiserade partier af hjärtväggen visa vid obduktionen en mer eller mindre tydlig utbuktning. En sådan utbuktning fanns i fall 37. Är den sklerotiska processen mera begränsad, men intensiv, kan en säckformig utvidgning uppstå.

Ruptur af hjärtväggen kan naturligtvis komma till stånd i en sådan utbuktning eller begränsad utvidgning, men äfven den i sin normala nivå liggande hjärtväggen kan brista. Jag har observerat 2 fall af hjärtruptur. Det ena handlar om en 60-årig kvinna, som företedde tecken på arterioskleros, samt dessutom ett ganska betydligt högersidigt pleuritiskt exudat. Detta tappades, men återbildades så småningom. Någon tid därefter afled patienten helt plötsligt. Vid obduktionen befanns bakre väggen af vänstra hjärtventrikeln perforerad, sklerotiska härdar funnos i hjärtköttet.

Det andra fallet var en nära 70-årig man, som jag observerat under många år; han hade lindrig symptom af kardioskleros, som yttrade sig hufvudsakligen med lätt uppträdande andtäppa samt smärtsamma förnimmelser i hjärttrakten. Han skötte emellertid dagligen sina åligganden i staden och reste på middagen hvarje dag ut till sitt i närheten af Stockholm belägna landställe. En eftermiddag hade han klagat öfver svårare smärtor i hjärtat, han höll sig stilla i sin bostad och afled sittande i en stol helt plötsligt. Vid obduktionen visade sig en ruptur, äfven i detta fall på bakre väggen af vänstra ventrikeln — hjärtköttet var genomsatt af större och mindre sklerotiska härdar, och koronarartererna liksom aorta voro i hög grad atheromatöst förändrade.

17. Blödningar.

a) *Näsblödningar*

äro ingalunda ovanliga under sjukdomens förlopp. Redan uti arteriosklerosens första skeden, ja redan under den presklerotiska perioden, då man endast kan konstatera ett förhöjdt arteriellt tryck, förekomma ibland upprepade näsblödningar, längre fram, då sklerosen är tydligt utvecklad, pläga de också, ehuru kanske mera sällan förekomma. Har genom de atheromatösa processernas öfvergång på aortavalvlerna en aortainsufficiens utvecklat sig, bruka näsblödningar ej så sällan förekomma. I allmänhet äro dessa blödningar lindriga och torde mången gång utöfva ett gynnsamt inflytande, emedan genom dem ett excessivt stegradt tryck, särskildt inom hufvudets arterer, i någon mån nedsättes åtminstone för tillfället. Under sjukdomens senare skeden tyckas näsblödningarna vara mera sällsynta, något som måhända kan sättas i samband med ett lägre arteriellt tryck och svagare hjärtverksamhet.

Upprepade näsblödningar, som påkomma utan någon påvisbar orsak eller efter en häftig sinnesrörelse, en lindrig ansträngning etc. hos en äldre person, äro i allmänhet icke så mycket beaktansvärda på grund af själfva blödningen, som vanligen är obetydlig och lätt kan stillas, utan fastmera såsom symptom af en började eller redan utvecklad arterioskleros.

Emellertid kunna dessa blödningar allt emellanåt blifva rätt betydliga. Hos en af mina patienter, en nära 70-årig dam med tydliga tecken på arterioskleros, hafva sedan flera år tillbaka smärre näsblödningar rätt ofta inträffat. Hon har ej fäst någon större uppmärksamhet vid dem, emedan de mycket snart upphört spontant; först under senare året har jag varit tillkallad ett par gånger, emedan de blifvit betydligt mera intensiva, senaste gången var det rätt besvärligt att få blödningen stillad.

Uti fall 10 i min kasuistik förekomma ymniga näsblödningar. Patienten var en 74-årig man, som utom tydliga tecken på arterioskleros äfven hade varflytning ur båda öronen. Helt säkert framkallade här de starka näsblödningarna en betydande kraftnedsättning och påskyndade den dödliga utgången.

b) *Lungblödningar.*

Jag har redan framhållit att blodigt färgade upphostningar ganska ofta förekomma under arteriosklerosens hela förlopp, naturligtvis mera sällan i dess första skeden. Blodmängden varierar högst betydligt från några små strimmor till större mängder rent blod. Nästan aldrig träffar man emellertid så betydande blodkvantiteter, som vid de bekanta blodstörtningarna på tuberkulös grund.

Lungblödningarna vid arterioskleros hafva nästan alltid sin grund i lunginfarkter, emellertid torde någon gång vid de af franska författare beskrifna aktiva kongestionerna blodiga upphostningar förekomma, hvilka ej böra tillskrifvas lungembolier.

I vissa fall har man sökt ett samband mellan arterioskleros och lungtuberkulos. *Kortz* [1] framhåller, att lungtuberkulosen, som beledsagar aorta-aneurismer, gynnas genom kompression af pulmonalarteren och dess grenar, att tuberkulosens utveckling hos diabetici, i synnerhet hos de magra, kan i vissa fall befordras af arterioskleros.

Ej så alldeles sällan finner man hos personer, som öfverskridit 50-talet, tydliga tecken på tuberkulos i ena eller båda lungorna

[1] *Henri Kortz.* Les maladies de l'aorte et du système artériel dans leurs rapports aver la tuberculose pulmonaire. Paris 1893.

jämte utpräglade arteriosklerotiska symptom. I hvad förhållande lungtuberkulosen i dessa fall står till arteriosklerosen är ej lätt att afgöra. Den tuberkulösa processen tyckes i dylika fall vara tämligen stationär.

Under sådana förhållanden kunna naturligtvis lungblödningar af tuberkulös natur förekomma i samband med arterioskleros.

c) *Njurblödningar.*

Äfven i fråga om njurblödningar vid arterioskleros spela nog infarkten den viktigaste rollen. Men äfven blödningar af annat slag kunna förekomma. Jag hänvisar till fall 115, som jag under många år observerat, innan patienten inkom på Serafimerlasarettet. Någon tid före hans första sjukhusvistelse fick han blodig urin. Urinen var fullständigt blodfärgad och förblef så under ett par veckor, hvarefter blodet så småningom försvann. Njurblödningen var så betydlig, att man kunde misstänka en malign nybildning. Vid obduktionen funnos höggradiga arteriosklerotiska förändringar och tecken på kronisk nefrit med amyloiddegeneration och sekundär induration, men inga märken efter infarkter.

Tillblandning af små mängder blod, upptäckbara endast med mikroskopet eller guajakreaktionen torde vara ganska vanligt.

d) *Hudblödningar.*

Hos äldre arteriosklerotiska patienter har jag några gånger iakttagit större och mindre subkutana blödningar på extremiteterna, särskildt på handryggarna. Storleken har växlat från ett knappnålshufvud till en tvåkrona eller ännu mera. De hafva uppträdt i form af fläckar, som företett alla de karaktärer, som tillkomma vanliga ekchymoser. Tillfrågas patienterna, huru dessa fläckar uppkommit, har en del angifvit, att ett mycket lindrigt trauma, en obetydlig stöt eller en gnidning varit anledningen, en del har ej kunnat angifva någon orsak. Huden har i allmänhet hos dessa patienter och särskildt på de delar, där blödningarna uppstått, visat utpräglade tecken på senil atrofi: minskad elasticitet, skrynklighet, anmärkningsvärd tunnhet och blekhet etc. Det synes mig därför mycket sannolikt, att hudkärlen varit arteriosklerotiskt förändrade och i följd däraf mera sköra, hvarför ett mycket ringa yttre våld kunnat framkalla en bristning.

Fenomenet är ej så synnerligen vanligt, det har naturligtvis ringa betydelse i och för sig, men såsom ett symptom på sklerotiska förändringen i hudkärlen och däraf följande bräcklighet hos dessa, har det synts mig värdt att omnämnas.

e) *Retinalblöningar.*

Detta symptom, som är tämligen vanligt och af rätt stor betydelse, afhandlas i sammanhang med öfriga förändringar i ögonen hos arteriosklerotiska patienter.

18. Urämi, renal insufficiens.

Under arteriosklerosens förlopp iakttagas alltemellanåt symptom, som otvifvelaktigt bero på bristande sekretionsförmåga hos njurarna.

a) *Andnöd, dyspné.*

Jag har redan omnämt detta symptom, som af franska författare *Huchard,*[1] *Tournier,*[2] *Picard*[3] m. fl. anses ofta vara orsakadt af intoxikation beroende dels på införande i organismen af toxiska ämnen i alltför stor mängd såsom vid uteslutande köttdiet framför allt vid förtärande af skämdt kött; dels på bristande förmåga hos njurarna att nog hastigt eliminera de införda eller i organismen bildade toxiska ämnena. Detta symptom kan uppträda i så tidiga skeden af sjukdomen, att förändringarna i njurarna ännu äro ytterst obetydliga, det kan till och med visa sig, utan att albuminuri förefinnes.

---

[1] *H. Huchard.* Traitement de la dyspnée ptomaïnique nocturne. Société de thérapeutique 27 mars 1895.

[2] *Emile Tournier.* La dyspnée cardiaqne. Paris 1892.

[3] *Henri Picard.* Dyspnée toxique d'origine alimentaire. Paris 1897.

Naturligtvis inträder det så mycket lättare, då mera betydande njurförändringar utvecklat sig och mången gång ger en akut febersjukdom, då njurarnas sekretoriska förmåga tages i större anspråk, närmaste anledningen till symptomets uppträdande.

Bästa behandlingen af denna dyspné är den absoluta mjölkdieten. *Picard* anför ett fall, obs. 1, som jag hade tillfälle att iakttaga under juni månad 1896 på *Huchard's* klinik på Hôpital *Necker,* i hvilket gång på gång dyspnéen återkom, så snart patienten förtärde kött, men lika regelbundet försvann, så snart mjölkdieten återtogs.

b) *Gastriska symptom.*

Bristande matlust, kväljningar och kräkningar äro ingalunda ovanliga symptom under arteriosklerosens senare skeden framför allt i sådana fall, i hvilka njurförändringarna äro mera utpräglade, och särskildt under sådana perioder, då urinsekretionen är minskad. Lyckas man på ett eller annat sätt få till stånd en rikligare diures, pläga de ofvannämnda gastriska symptomen blifva lindrigare eller helt och hållet försvinna, åtminstone för någon tid. Härvid kunna alla ödem och andra stassymptom fullständigt fattas.

c) *Hufvudvärk*

kan naturligtvis bero på många anledningar, men finner man hos arteriosklerotiska patienter detta symptom förenadt med de ofvan nämnda gastriska symptomen jämte diarrhé samt med anfall af dyspné och starkt kontraherade pupiller, är dess urämiska natur ganska sannolik.

d) *Nedsättning af själsjörmögenheterna, somnolent tillstånd*

finner man i sjukdomens senaste skeden, då hjärtinsufficiensen ej mer kan aflägsnas; samtidigt brukar också det *Chenye-Stokes*'ska respirationsfenomenet visa sig; under sådana förhållanden låter vanligen den letala utgången ej länge vänta på sig.

e) *Ryckningar i muskulaturen*

är ett symptom, som jag ofta iakttagit jämte andra på urämi tydande tecken. Fenomenet består i små hastiga ryckningar i enstaka muskler eller delar af muskler, utan att därigenom rörelser famkallas i motsvarande ledgångar. Ryckningarna uppträda endast på några få ställen i sänder, oftast har jag iakttaget dem i armarna och de nedre extremiteterna. De likna i någon mån fibrillära muskelryckningar, som förekomma i en del nervsjukdomar, men kontraktionerna tyckas vara mycket snabbare.

Symptomet visar sig i sjukdomens senaste skeden, framför allt i sådana fall, i hvilka njursymptomen varit tidiga och starkt framträdande, det kan uppträda fullkomligt oberoende af alla stassymptom.

f) *Förträngning af pupillerna.*

Det är mycket vanligt, att hos patienter, som förete andra tecken på kronisk urämi, finna pupillerna mer eller mindre förträngda. De dilatera sig icke eller högst obetydligt, om ljuset afstänges. Fenomenet är ej konstant, men i alla händelser är det af värde för diagnosen af den kroniska urämien.

Såsom synes, är det symptomen på den kroniska urämien, hvilka företrädesvis iakttagas hos arteriosklerotiska patienter. De våldsamma symptom, som karaktärisera den akuta urämien såsom eklamptiska anfall, plötsligt uppträdande coma, delirier, maniakaliska anfall etc. saknas i allmänhet.

Detta står naturligtvis i samband med det exkvisit kroniska förlopp, som sjukdomen har och med den långsamma utvecklingen af förändringarna i njurarna. Och dessa förändringar kunna vara betydligt utpräglade, renal insufficiens i afsevärd grad har kunnat bestå under lång tid, utan att urämiska symptom framträdt, ja många, kanske flertalet af alla arteriosklerotiska patienter med förändringar i njurarna aflida, utan att någon gång tydliga urämiska symptom uppträdt. Utan tvifvel ackommoderar sig organismen i betydlig grad för den långsamma intoxikationen; reaktionerna äro mycket svaga eller uteblifva alldeles, under det en hastigt inträdande intoxikation af samma intensitet skulle framkalla våldsamma reaktioner.

19. Förändringar i ögonen.

Uti den af mig meddelade kasuistiken förekomma följande ögonförändringar: blödningar i retina i 7 fall, retinitis albuminurica i 6 fall och chorio-retinitis i 4 fall.

Det är ej så ovanligt, att arteriosklerotiska patienter i första hand vända sig till ögonläkare med klagan öfver minskad synförmåga.

a) *Förändringar i retinalkärlens väggar.*

E. Raehlmann[1] framhåller, att under normala förhållanden äro retinalkärlens väggar osynliga, man ser blott blodpelaren, som cirkulerar i kärlen; på grund af dessa kärls nära samband med hjärnkärlen är observationen af dem betydelsefull för hjärncirkulationens patologi. Han undersökte något öfver 90 fall af arterioskleros och fann i 44 fall patologiska förändringar i retinalkärlen. Artererna voro slingriga och smala, deras ränder grumliga, väggarna ibland förtjockade, gråhvita.

Vidare fann han cirkumskripta förträngningar, men sällan aneurismer. I venerna funnos likartade förändringar samt i både arterer och vener pulsfenomen.

Det är sålunda tydligt, att en noggrann oftalmoskopisk undersökning kan gifva viktiga upplysningar om kärlsystemets tillstånd i retina, och det antagandet, att analoga förändringar förefinnas i hjärnans kärl, kan vara mycket berättigadt.

Emellertid fordras det stor skicklighet och erfarenhet att med säkerhet iakttaga dessa kärlförändringar, hvarför ögonläkarens bistånd nog är erforderligt.

[1] *E. Raehlmann.* Ueber ophthalmoskopisch sichtbare Erkrankungen der Netzhautgefässe bei allgemeiner Arteriosklerose, mit besonderer Berücksichtigung der Sklerose der Hirngefässe. Zeitschrift für Klin. Med. 1889. Bd. 16, s. 606.

b) *Retinalblödningar.*

Detta symptom är ingalunda ovanligt och uppträder tämligen tidigt. Ofta hafva patienterna ej den minsta aning om förändringarna i ögonen, hvarför symptomet bör sökas af läkaren, och egentligen borde alla fall af arterioskleros underkastas en noggrann oftalmoskopisk undersökning. Under sådana förhållanden skulle helt säkert såväl retinalblödningar som andra förändringar i ögonbottnarna påträffas vida oftare än hvad nu är händelsen.

c) *Retinitis albuminurica.*

Patienter, som lida af arterioskleros med mera utpräglade symptom från njurarna, komma ofta till ögonläkaren i första hand, emedan de försport nedsättning af synförmågan. Vid undersökningen påträffas emellanåt retinitiska härdar med eller utan retinalblödningar. Men äfven hos sådana patienter, som ej förmärkt något abnormt från ögonen, kunna ganska betydande retinitiska förändringar emellanåt påvisas.

d) *Chorio-retinitis.*

Visar den oftalmoskopiska undersökningen chorio-retinitiska förändringar, är sannolikheten stor, att patienten varit syfilitiskt infekterad.

Förändringarna påträffas alltemellanåt hos arteriosklerotiska patienter.

H. Arterisklerosens kliniska former.

Den föregående framställningen har tydligt gifvit vid handen, att arteriosklerosens kliniska manifestationer kunna vara många och växlande. I de olika fallen varierar sjukdomsbilden högst betydligt såväl med afseende på symptom som förlopp. Bestämmande för den kliniska bilden är naturligtvis de sklerotiska processernas lokalisation. Visserligen är sjukdomen i de flesta fall utbredd öfver stora kärl- och organområden, men nästan alltid äro vissa organ företrädesvis angripna, hvarigenom vissa symptomkomplexer åtminstone under en stor del af sjukdomsförloppet gifva det speciella fallet sin särskilda prägel. I sjukdomens senare skeden äro de kliniska olikheterna ofta mindre framträdande, nu dominera i de flesta fall de kardiala symptomen, och större delen af våra arteriosklerotiska patienter sluta sina dagar genom hjärtinsufficiens eller hjärtparalysi etc. En mindre del duka under för cerebrala affektioner uti ett jämförelsevis tidigt skede af sjukdomen, och för en del torde renal insufficiens blifva ödesdiger. För alla äro interkurrerande sjukdomar betydelsefulla, och många patienter aflida på grund af tillstötande akuta affektioner, långt innan de sklerotiska förändringarna nått den utveckling, att ensamt genom dem den letala utgången framkallats.

Öfverblicka vi det kasuistiska material, som utgör den viktigaste grundvalen för min framställning, synes mig de med afseende på etiologi, symptom och förlopp ganska olika sjukdomsfallen helt naturligt kunna delas i 4 hufvudgrupper, hvarigenom vi erhålla 4 tämligen väl skilda kliniska former af arterioskleros.

1. Den senila eller fysiologiska formen.

I etiologiskt hänseende karaktäristiskt för de till denna form hörande sjukdomsfallen är frånvaron af alla mera intensivt verkande moment. Patienterna hafva i allmänhet nått en ganska hög ålder, uti deras anamnestiska uppgifter finner man ofta intet anmärkningsvärdt, ofta omnämnas akuta infektionssjukdomar, som på olika tider förekommit under deras långa lefnad, en och annan gång talas om öfveransträngande kroppsligt arbete, mycket sällan spårar man syfilitisk infektion eller utprägladt alkoholmissbruk.

Den viktigaste etiologiska faktorn är hög ålder, för så vidt denna i och för sig skall kunna anses vara orsak till arterioskleros.

I symptomatiskt hänsseende karaktäriseras dessa fall af den anmärkningsvärda motsatsen mellan de starkt utpräglade sklerotiska förändringarna i de för inspektion och palpation tillgängliga artererna och de obetydliga funktionsrubbningarna från inre organ.

Temporalartererna äro ofta intensivt slingriga, emellanåt hårda, fasta, strängformiga och gifva intrycket af solida trådar, i hvilka knappast någon pulsation kännes. Radialartärerna äro vanligen ojämna, knottriga, pärlbandsliknande, förkalkade, hårda, så att pulsation endast med svårighet iakttages, ibland kan man hos de vanligen magra patienterna med lätthet följa arterstammen ända npp till axillen och medelst syn och känsel öfvertyga sig om de betydande förändringar, som arterväggen undergått. Äfven arteria femoralis och andra arterer på de nedre extremiteterna visa någon gång, ehuru mera sällan, utpräglade förändringar.

Patienterna känna sig ofta fullt friska; en del af mina fall från Serafimerlasarettet inkommo för andra åkommor; ofta klaga de öfver trötthet och allmän kraftnedsättning, som de självfva vanligen anse tillhöra sin ålder; ej så sällan besväras de af lindrig andnöd vid mera ansträngande rörelser, hosta med sparsam expektoration förekommer emellanåt; minnessvaghet, yrsel, svindel och susningar för öronen angifvas en och annan gång.

Den objektiva undersökningen visar obetydliga förändringar i inre organ:

Hjärtat är emellanåt lindrigt förstoradt, mången gång kan hjärtförstoring ej påvisas, andra aortatonen är vanligen accentuerad, någon gång klingande, hjärtverksamheten är rätt ofta intermittent, ett hjärtslag uteblir alldeles, är svagare än de andra och kommer tidigare eller senare än normalt; mellan dessa abnorma hjärtslag komma hela serier af fullt normala.

Vid inkomsten på sjukhuset visa dessa patienter rätt ofta lindriga stassymptom, några dagars sänghvila är ofta tillräcklig att låta ödem och ascites försvinna.

Lungemfysem förekommer nästan konstant, rhonchi och rassel i lungorna äro vanliga. Urinen är ofta fullt normal till sin sammansättning, vanligen är mängden nedsatt, emellanåt konstateras ett spår albumin, som kan vara större, om stassymptom finnas.

Den för dessa patienter naturliga döden inträder ofta genom

eller efter en eller flere apoplektiska insulter. Ibland är det hjärtinsufficiens eller hjärtparalysi, som medför den letala utgången.

Uti den symptomatiska gruppen II af min kasuistik finna vi en hel del fall, som äro karaktäristiska exempel på denna form af arterioskleros.

2. Den kardiala formen.

Denna form af arterioskleros uppträder ofta hos relativt unga patienter, i åldern mellan 40 och 60 år. De viktigaste orsaksmomenten äro syfilis, alkoholmissbruk och hereditet. Framförallt synes syfilis spela en högst betydande roll.

Kliniskt karaktäriseras denna form af starkt utpräglade symptom från hjärtat och aorta. Redan i sjukdomens tidigaste skeden finna vi alltemellanåt beaktansvärda hjärtsymptom, såsom antydningar till angina pectoris och asthma cardiale jämte tecken på stegradt arteriellt tryck. Längre fram konstateras hjärtförstoring, som i denna form kan nå excessiva grader. Valvel- och mynningsfel förekomma ofta, i synnerhet drabbas aortavalvlerna och aortamynningen af sklerotiska förändringar, mera sällan mitralisvalveln och mitralismynningen; i sjukdomens senare skeden äro relativa insufficienser och stenoser vanliga. Då sjukdomen nått sin fulla utveckling, uppträda typiska anfall af angina pectoris och asthma cardiale. Hjärtverksamheten är emellanåt oregelbunden, rythmus bigemnius, trigeminus etc. observeras. Tecken, som tyda på kronisk aortit och dilatation af aorta, kunna visa sig i tidiga skeden af sjukdomen och länge behärska sjukdomsbilden.

I sjukdomens senare stadier spelar hjärtinsufficiensen vanligen den viktigaste rollen. Stassymptom af mångahanda slag, såsom ödem, ascites och hydrothorax; lefveransvällning, icterus, dyspeptiska symptom, förändringar i urinen, lungödem etc. visa sig. Till en början kunna dessa symptom bringas att försvinna genom hvila, lämplig diet och hjärttonica; de återkomma först med tämligen långa mellanrum, längre fram oftare och blifva slutligen permanenta.

Urinen plägar redan tidigt hålla ett spår albumin, längre fram är albuminurien nästan konstant, vanligen finnas endast mindre mängder ägghvita; då stassymptom uppträda, brukar ägghvitehalten ökas betydligt. Formade beståndsdelar i urinen äro i allmänhet sparsamma. Ögonsymptom, såsom retinalblödningar, retinit och chorio-retinit förekomma antagligen mycket oftare, än de faktiskt blifvit observerade.

Det *Cheyne-Stokes*'ska andningsfenomenet, som mycket ofta förekommer i denna form af arterioskleros, tillhör i allmänhet det terminala stadiet, äfven infarkter och embolier i lungorna, njurarna, hjärnan etc. äro vanligast i sjukdomens sista skeden, dock förekomma lunginfarkter alltemellanåt ganska tidigt.

Sjukdomsförloppet är i denna form vanligen rätt hastigt; äro hjärtsymptomen fullt utvecklade, pläga endast 2—3 år förflyta, innan döden inträder. Undantag åt ena och andra hållet gifvas dock många. De ofta förekommande hastiga dödsfallen hos medelålders män, hvilka under närmaste tiden förut försport inga eller obetydliga symptom, bero till stor del på sklerotiska förändringar i hjärtat och dess arterer. Å andra sidan se vi ej så sällan personer med starkt framträdande hjärtsymptom föra en dräglig tillvaro under åratal. Äfven sedan mer utpräglade stassymptom visat sig, kan under ett eller annat år lifvet uppehållas.

Den letala utgången inträder ej så sällan under ett anfall af angina pectoris eller i status anginosus, mera sällan i ett anfall af asthma cardiale, sällsynt såsom dödsorsak är hjärtruptur.

Hjärtförlamning eller plötsligt hjärtstillestånd utan föregående anfall af angina pectoris eller asthma cardiale och utan stassymptom torde hos dessa patienter ej så sällan medföra döden. Jag har observerat 2 personer, som dogo på detta sätt. Den ene var en 45-årig affärsman, som många år förut blifvit syfilitiskt infekterad. Under de senaste månaderna hade han företett tydliga symptom från hjärtat jämte albuminuri, under de sista dagarna före döden tillkom ett lindrigt ödem i underbenen; anginösa anfall hade ingen gång förekommit. Då jag vid ett besök hos honom undersökte hans puls, slog denna kraftigt ehuru något oregelbundet, plötsligt försvann den fullständigt, patienten blef likblek och förlorade medvetandet. Efter energiska frotteringar kom hjärtverksamheten åter igång, pulsen blef kännbar, ansiktet återfick sin färg, och medvetandet kom tillbaka; dylika anfall återkommo under de närmaste timmarna ett par gånger, och följande dag afled patienten i ett sådant anfall.

Den andra var en 80-årig fru, som företedde tecken på allmän arterioskleros och lindriga symptom från hjärtat. Inga stassymptom, och inga anginösa symptom hade förekommit. Under det jag kände på hennes puls, försvann denna plötsligt under fingret, och patienten afled.

Oftast inträder döden på grund af mera långvarig hjärtinsufficiens med utpräglade och permanenta stassymptom. Under sådana förhållanden äro de sista lefnadsveckorna vanligen mycket kvalfulla.

Många patienter sluta sina dagar genom en våldsam apoplektisk insult. Den terminala kan vara den första, men vanligen hafva lindrigare gått förut.

De symptomiska grupperna III och IV i min kasuistik utgöras af fall, som tillhöra denna form af arterioskleros.

3. Den renala formen.

Afven denna form af arterioskleros är vanligast i åldern 41—60 år. De mera intensivt verkande etiologiska momenten tyckas här spela en mindre roll, ansträngande arbete, dåliga hygieniska förhållanden och föregående infektionssjukdomar omnämnas vanligast. Etiologien är i det hela tämligen obekant. Symptomatiskt karaktäriseras de till denna form hörande sjukdomsfallen genom betydliga och tidigt uppträdande förändringar i urinen. Alltemellanåt hafva patienterna själfva lagt märke till, att deras urinmängd är ökad. Någon gång vända de sig förs till ögonläkaren, alldenstund de märkt försämring af synförmågan. I sjukdomens tidiga skeden är urinmängden afsevärdt ökad, dess specifika vikt låg, och den ringa bottensatsen håller sparsamma formade beståndsdelar. Vid undersökning af ögonen träffar man redan nu ej så sällan retinalblödningar och retinitis albuminurica. Äfven symptom från hjärtat infinna sig tidigt: patienterna klaga öfver hjärtklappning och andnöd; den objektiva undersökningen anger en mer eller mindre utpräglad hjärtförstoring samt stark accentuering af andra aortatonen. Pulsen är starkt spänd. Tecken på kronisk aortit förekomma i vissa fall. Lindriga urämiska symptom, såsom hufvudvärk, kväljningar och kräkningar samt andnöd i form af asthma uræmicum, observeras understundom i tidiga skeden af sjukdomen.

Hos dessa patienter finner man mången gång ett mycket karaktäristiskt utseende. De äro i allmänhet temligen magra, eller hafva de förut varit korpulenta, så har en rätt betydande afmagring inträdt. Hudfärgen är blek, ögonen visa en lindrig grad af exophthalmus, subicterisk färgning, särskildt af scleræ, är ej ovanlig. Temporalartererna äro starkt slingriga och dilaterade, radialartererna äro likaledes slingriga samt mer eller mindre rigida, dock vanligen ej förkalkade, ofta iakttagas starkt pulserande arterer på hela öfre extremiteten ända upp till axillen. Karotiderna pulsera starkt, och när patienten sitter, rör sig hufvudet synkroniskt med hjärtslagen. På bröstkorgens främre yta afteckna sig hjärtats rörelser tydligt, spetsstöten är utbredd och synes och palperas långt utanför mammillarlinien.

Ödem och vätskeutgjutningar i kroppens serösa kaviteter saknas ännu: möjligen kan på kvällen ett lindrigt pretibialt eller malleolärt ödem påvisas.

Patienterna klaga öfver lätt inträdande andnöd; de omtala vanligen själfmant, att de måste kasta vatten flere gånger under natten, och att för hvarje gång rätt betydande urinmängder aflämnas.

Längre fram taga vanligen hjärtsymptomen öfverhanden: asthma cardiale, hjärtdilatation med relativ mitralisinsufficiens, hjärtinsufficiens och hela raden af stassymptom behärska sjukdomsbilden.

Det *Cheyne-Stokes*'ska respirationsfenomenet uppträder, de urämiska symptomen bli permanenta och mera intensiva.

Sjukdomsförloppet är ofta ganska långvarigt. Så länge njursymptomen äro öfvervägande, kunna patienterna känna sig relativt friska och under åratal sköta sin verksamhet.

När hjärtsymptomen träda i förgrunden, blifver tillståndet betydligt försämradt. Nu utvecklar sig sjukdomen raskt, och symptomen på hjärtinsufficiens, det *Cheyne-Stokes*'ska respirationsfenomenet samt allvarligare urämiska anfall med epileptiforma symptom eller den kroniska urämien med svaga ryckningar i enskilda muskelgrupper tyda på att slutet nalkas.

Döden inträder i de flesta fall på grund af hjärtinsufficiens och stas, i en del fall tyckes den renala insufficiensen med urämisk intoxikation framkalla den letala utgången; ej så få af dessa patienter duka under för apoplektiska insulter.

Den symptomatiska gruppen V i min kasuistik omfattar sådana fall, som tillhöra denna form af arterioskleros.

Begränsningen mot föregående form är ingalunda alltid skarp. En del fall, som förete symptom från både hjärta och njurar i ungefär lika utpräglad grad, kan med lika stort skäl hänföras till den kardiala som den renala formen. Kommer den sjuke under observation i god tid, bruka emellertid olikheterna vara rätt betydliga, särskildt karaktäriseras den renala formen af en lång period, under hvilken njursymptomen äro de väsentligaste, symptomen från hjärtat äro obetydliga.

4. Den cerebrala formen.

De patienter, som visa denna form af arterioskleros, äro i allmänhet något äldre, flertalet tyckes befinna sig i åldern 61—70 år. Föreligger syfilis såsom etiologiskt moment, inträffa de cerebrala symptomen i regel vid mycket yngre år. En patient i min kasuistik, hos hvilken detta etiologiska moment antagligen fanns, var endast 44 år gammal, då han träffades af ett slaganfall.

I etiologiskt hänseende tyckes alkohol spela en icke oviktig roll; många patienter kunna ej uppgifva något anmärkningsvärdt i sin anamnes. Dessa senare tyckas vara rätt gamla.

Symptomatiskt karaktäriseras denna form af de cerebrala symptomens tidiga uppträdande. De första tecknen på inträdande sjukdom äro ofta yrsel, svindelanfall, susningar för öronen, lindriga grader af afasi och domningskänsla i ena armen eller benet. Efter det dessa förebud försports, men ej så sällan utan dem, inträder hemipares eller hemiplegi. En och annan gång finna vi en långsam nedsättning af alla intellektuella förmögenheter, i synnerhet af minnet, så att ett tillstånd af mer eller mindre utpräglad demens inträder.

De cerebrala symptomen äro dock ej alltid de först uppträdande; ej så sällan hafva kardiala eller renala symptom iakttagits kortare eller längre tid, innan de cerebrala visat sig, men patienterna själfva datera sin egentliga sjukdom från de mera allvarsamma hjärnsymptomens uppträdande.

Objektivt finna vi högersidig, vänstersidig eller bilateral hemiplegi, hemianopsi, afasi etc.; retinalblödningar, retinit, chorioretinit, synnervsatrofi och inskränkning af synfälten etc.

De kardiala symptomen spela äfven i denna form en icke oviktig roll. Andtäppa, hjärtförstoring, valvelfel, oregelbunden hjärtverksamhet, asthma cardiale samt tecken på kronisk aortit med dilatation af aorta förekomma rätt ofta.

Förändringar i urinen äro mycket vanliga och uppträda tidigt. I en stor del fall äro symptomen sådana, att man anser sig kunna diagnosticera kronisk nefrit.

Förloppet torde vara ganska växlande: före de cerebrala symptomens uppträdande säga sig många patienter hafva varit fullkomligt friska, gör man noggranna efterforskningar, kommer dock ett eller annat symptom i dagen, som tyder på långt förut inträdda sklerotiska förändringar i ett eller flere organ. Sjukhuspatienterna, som inkomma med anledning af en slagattack, hafva rätt ofta haft dylika attacker förut, den första kanske redan för många år sedan.

Syfilitiska patienter med cerebrala symptom, som blifva underkastade grundlig antisyfilitisk behandling, blifva ofta i anmärkningsvärd grad förbättrade, de cerebrala symptomen kunna gå helt och hållet tillbaka, och först många år efteråt uppträda de ånyo, eller också hafva sklerotiska förändringar i andra organ, såsom hjärtat eller njurarna, under tiden utvecklat sig och behärska numera sjukdomsbilden.

Ej så sällan duka patienterna under redan vid första slagattacken eller vid en snart därpå följande andra attack. Sjukdomsförloppet är i dylika fall till utseendet mycket kortvarigt.

Den letala utgången inträffar i de flesta fall på grund af upprepade apoplektiska insulter, en och annan gång är det hjärtinsufficiens eller renal insufficiens, som lyktar patientens lif.

Största delen af de fall, som bilda den symptomatiska gruppen VI i min kasuistik, tillhöra denna form af arterioskleros.

5. Presklerotisk form samt arterioskleros och cancer.

Utom dessa fyra former af arterioskleros skulle jag vilja uppställa en 5:te och benämna den den presklerotiska formen, om det ej vore ologiskt att tala om en form af arterioskleros, i hvilken arteriosklerotiska förändringar ej kunna påvisas och möjligen ej existera. Icke desto mindre erbjuda sådana fall, hvilka skulle kunna hänföras till denna form, ett mycket stort kliniskt intresse. Den symptomatiska gruppen I i min kasuistik lämnar härpå några exempel.

Det karaktäristiska hos dessa fall är det stegrade arteriella trycket. Betydelsen af detta fenomen kan antingen fattas så, att på grund af det långvarigt stegrade trycket längre fram arteriosklerotiska förändringar kunna utveckla sig, eller på det sätt, att sådana förändringar redan börjat uppträda inom något område af kärlsystemet och äro på väg att utbreda sig. I båda fallen måste vi betrakta det nämnda symptomet såsom ett mycket tidigt uppträdande sjukdomstecken. Dess närvaro leder tanken på en början arterioskleros och gör oss berättigade att vidtaga sådana terapeutiska åtgärder, som erfarenheten visat vara fördelaktiga. Möjligen kan på detta sätt den ödesdigra sjukdomens uppträdande eller utveckling hindras, och en afsevärd fördel beredas patienten. Vetenskapligt bevisas kan detta ej, men den praktiske läkaren bör häruti ej se något hinder att af patienten fordra sådana förändringar i lefnadssättet eller att underkasta honom en sådan behandling, som uppskjuter eller aflägsnar mera allvarsamma symptom.

Hos de hithörande fallen utveckla sig nog förr eller senare andra symptom, som möjliggöra deras inrangerande i någon af de föregående formerna. Den presklerotiska formen är sålunda endast en öfvergångsform, genom hvilken dock måhända allra största delen af de arteriosklerotiska patienterna måste passera.

Uti min kasuistik förekommer en VII:de grupp, hvilken omfattar fall af arterioskleros med cancer. Det är svårt att säga, om något samband mellan dessa sjukdomar existerar. Osannolikt är det dock ej, alldenstund kräftpatienter, särskildt sådana, som förete tecken på cancer ventriculi, mycket ofta äfven visa utpräglade arteriosklerotiska symptom. I de flesta fall är det tämligen gamla patienter, hos hvilka de periferiska artererna äro starkt sklerotiskt förändrade; däremot finner man inga eller obetydliga symptom, som tyda på viscerala skleroser. De tillhöra sålunda i allmänhet den senila eller fysiologiska formen af arterioskleros.

Förefinnes något samband mellan arterioskleros och cancer, är detta sannolikt etiologiskt. Båda utveckla sig på ärftlig grund, de förekomma inom samma familjer, hvilkas olika medlemmar förete, somliga utpräglade viscerala skleroser, andra cancer med skleros i de ytliga artererna.

Härmed må nu förhålla sig huru som helst, jag har med denna gruppering endast velat påpeka ett sammanträffande af patologiska processer, som ingalunda är ovanligt.

I. Arteriosklerosens prognos.

Redan i inledningen har jag framhållit, att arteriosklerosen är en generell och progressiv sjukdom. De sklerotiska processerna angripa så småningom det ena kärlområdet efter det andra, de viscerala skleroserna lokalisera sig i allt flere organ. De förändringar, som framkallas, äro destruktiva för organens högst organiserade element. Parallellt med de sklerotiska förändringarnas tillväxt i intensitet och extensitet blifva de kliniska manifestationerna mera intensiva, och nya uppträda i sjukdomsbilden.

Hafva redan viscerala skleroser utvecklat sig med destruktion af organens specifika element, är ingen restitution möjlig. Den defekt, som finnes, kvarstår definitivt, och de förstörda elementens fysiologiska dignitet är bestämmande för den skada organismen i sin helhet lidit. Uti sjukdomens progressiva karaktär ligger faran för nya förstörelser och för utbredningen till lifsviktiga organ eller organkomplexer, såvida icke dessa redan i början blifvit angripna. I lyckligaste fall kan processens utveckling måhända hejdas eller förlångsammas.

Sjukdomen är sålunda till sin natur obotlig, och våra terapeutiska åtgärder kunna icke till full integritet återställa de förstörda elementen. På sin höjd kunna vi i någon mån hejda sjukdomens utveckling antingen och kanske säkrast genom aflägsnandet af skadliga inflytanden eller genom vissa på kärlsystemet direkt verkande medel.

Prognosen är sålunda, för såvidt det gäller restitutio ad integrum, afgjordt dålig. Men för den sjuke individen är prognosen i hög grad olika, beroende på olika lokalisation och olika etiologiska moment.

De af mig uppställda 4 formerna af arterioskleros förhålla sig i prognostiskt hänseende väsentligen olika.

Den gynnsammaste prognosen lämnar otvifvelaktigt den *senila* eller *fysiologiska* formen.

De till denna form hörande patienterna äro vanligen gamla, ibland mycket gamla; de hafva inga eller obetydliga obehag af sin arterioskleros. Detta beror därpå, att själfva organen äro jämförelsevis föga angripna af den patologiska processen, som företrädesvis slagit sig ned i de större och medelstora artererna.

I ett stort antal fall når patienten lifvets vanliga gräns, alltemellanåt förkortar ett slaganfall måhända i någon mån lifslängden.

Betänkliga äro alla tillstötande sjukdomar, framför allt bronchiter och pneumonier. Dessa sjukdomar ställa ökade kraf på flere organs funktionsförmåga, isynnerhet ansträngas hjärtat och njurarna. Som hos dessa gamla arteriosklerotiska patienter de olika organens reservkraft är ringa, uppstår mycket lätt funktionell insufficiens. Kardial eller renal insufficiens är under sådana förhållanden en vanlig dödsorsak.

En någorlunda gynnsam prognos lämnar den *renala* formen, så tillvida som patienterna kunna lefva många år, efter det de första symptomen visat sig. Det är emellertid i de flesta fall svårt att bestämma tiden för sjukdomens början. Förändringarna i urinen utveckla sig långsamt och smygande. De gifva sig i början ej tillkänna genom några mera framträdande obehag, hvarför patienterna under långa tider äro fullkomligt okunniga om deras tillvaro. Ofta är det en ren tillfällighet, att albuminurien upptäckes. Helt annorlunda blir förhållandet, när de kardiala symptomen uppträdt. Nu märka patienterna, att de äro sjuka, de vända sig till läkare, och betydande förändringar såväl med afseende på urinen som beträffande hjärtat konstateras. Från denna tidpunkt utvecklar sig sjukdomen hastigt; de kardiala symptomen träda i förgrunden, och prognosen ställer sig afgjordt ogynnsam.

Den *cerebrala* formen af arterioskleros har i allmänhet redan från början en tämligen dålig prognos. Dock måste vissa inskränkningar göras. Syfilitiska patienter, som vid relativt unga år få en slagattack, kunna genom lämplig behandling blifva återställda, och många år kunna förflyta innan nya symptom från kärlsystemet uppträda.

Ett stort antal patienter med skleros i hjärnans kärl uppnå ganska hög ålder, innan allvarsamma symptom, såsom hemiplegi, minnesslöhet, afasi etc. uppträda. Följderna af den första attacken gå ej så sällan mer eller mindre fullständigt tillbaka, och flere år kunna förflyta, innan nya anfall påkomma. Under tiden har patienten nått en så hög ålder, att lifslängden ej kan anses i mera betydande grad förkortad.

Den sämsta prognosen synes mig den *kardiala* formen erbjuda. Särskildt äro de sklerotiska processernas samtida lokalisation i hjärtat och dess kärl samt i aorta ascendens och arcus aortæ betänkliga. Redan från början äro symptomen allvarliga, de stå ofta på syfilitisk grund, och det har synts mig, som om de fall, i hvilka detta etiologiska moment förefinnes, skulle utmärka sig för ett mer än vanligt hastigt förlopp.

Däremot tyckas de till denna grupp hörande fall, i hvilka alkoholmissbruk eller hereditet utgöra de etiologiska faktorerna, visa ett mindre hastigt förlopp. Kunna alkoholisterna förmås att väsentligt inskränka eller helt och hållet afstå från spritkonsumtionen och i öfrigt ordna sina dietetiska förhållanden på ett förståndigt sätt, ser man allt emellanåt en märkbar förbättring inträda, och flere, ja kanske många år kunna förflyta, innan den letala utgången inträffar.

K. Arteriosklerosens behandling.

1. Profylaktisk behandling.

För att åstadkomma en verksam profylaktisk behandling, bör man noggrant känna sjukdomsorsakerna. I fråga om arteriosklerosen kan man ej påstå, att denna förutsättning fullständigt existerar, men det gifves en hel mängd skadliga inflytanden, hvilka otvifvelaktigt gynna utvecklingen af de sklerotiska processerna, och den insiktsfulle och samvetsgranne läkaren kan helt säkert mången gång gifva värdefulla råd, som, om de följas, måhända kunna afvärja eller fördröja utvecklingen af den alltid allvarsamma sjukdomen.

a) *Ordnade dietetiska och hygieniska förhållanden* spela helt säkert en mycket viktig roll i den profylaktiska behandlingen. Skadliga äro alla öfverdrifter rörande *dieten*, såväl i kvalitativt som kvantitativt hänseende. Ansedda författare varna bestämdt för alltför stor mängd kväfvehaltiga ämnen i födan, en alltför intensiv köttdiet verkar i längden irriterande på kärlsystemet och gynnar arteriosklerosens utveckling. Samma fara medför måhända äfven den motsatta öfverdriften, d. v. s. den vegetarianska dieten. Den vanliga kosten med ägghvitehaltiga, stärkelsehaltiga och fetthaltiga näringsämnen i lämplig blandning är otvifvelaktigt den för människan fördelaktigaste. För stora kvantiteter föda verka också skadligt, mängden bör vara så afpassad, att den utvecklade organismens normala nutritionstillstånd under långa tider bibehåller sig oförändradt.

Sprithaltiga drycker böra förtäras i ytterst måttlig mängd. Att öfverdrift i detta hänseende framkallar arterioskleros, är höjdt öfver allt tvifvel. Härvid torde knappast den rena alkoholismen spela den viktigaste rollen, den egentlige drinkaren, som öfverlastar sig med brännvin, kognak, whisky eller andra starkt alkoholhaltiga drycker, får vanligen helt andra manifestationer af alkholismen, såsom kronisk gastrit, lefvercirrhos, alkoholtremor, nevriter, delirium tremens och psykoser. För arteriosklerosen betydelsefullare är det dagliga, inom måttliga gränser inskränkta, alkoholmissbruket i form af måltidssupar, flere halfbuteljer öl, vin i större mängd, allt till hvarje måltid och äfven dessemellan under dagens lopp. Förenas detta bruk af alkohol med yppiga måltider, verkar ett sådant lefnadssätt så mycket säkrare fördärfbringande på kärlsystemet. Det är på detta sätt de rika och de välmående samhällsklasserna missbruka alkohol utan att hafva någon aning därom — »ils font l'alcoolism sans le savoir» *(Huchard).*

Framställer man för en patient med dylika vanor sin åsikt, att han måste inskränka sin alkoholkonsumtion ganska betydligt, om ej inom kortare eller längre tid betydande faror för hans hälsa skola inträda, blir han vanligen mycket förvånad, alldenstund han ansett sig föra ett mycket ordentligt lefnadssätt; men lyckas man att öfvertyga honom om den fara han löper och förmå honom till återhållsamhet, har man enligt min åsikt, och jag vågar äfven säga, enligt min erfarenhet, gjort honom en betydande tjänst.

Huruvida man på fullt vetenskapliga grunder kan äga rättighet att förbjuda en frisk person äfven minimala mängder alkohol till dagligt bruk på grund af fara för en kommande arterioskleros, vill jag lämna därhän; ett glas öl eller ett glas lättare Bordeaux- eller rhenvin med eller utan vatten till middagsmåltiden torde vara betydelselöst.

I sammanhang med dieten vill jag nämna några ord om *korpulens*. Det är möjligt, att alltför stark fetma verkar gynnsamt för arteriosklerosens utveckling, men sannolikast torde vara, att de orsaker, som framkallat korpulensen, såsom omåttlighet i mat och dryck — lyxkonsumtion — eller bristande kroppsrörelser, äfven framkalla arterioskleros. Härmed må nu vara huru som helst, för läkaren ställer sig det spörjsmålet, skall patienten tillrådas att genomgå en afmagringskur och i sådant fall, huru skall kuren anordnas? Naturligtvis bör det vara fördelaktigt för patienten att blifva kvitt en öfverflödig fetma, men detta måste ske långsamt, och utan att kroppskrafterna nedsättas. I de flesta fall torde det vara alldeles tillräckligt att undanrödja orsakerna till korpulensen genom att ordna dieten enligt ofvan uttalade principer och låta patienten motionera sig tillräckligt. På detta enkla sätt har jag flere gånger sett kroppsvikten minskas 6—8—10 kilo under 2—3 månader, utan att patienten däraf försport det minsta obehag, tvärtom kändt sig i alla afseenden välmående. På detta ställe kan jag icke underlåta att uttala en varning för hastiga afmagringskurer, framförallt sådana, som bestå i sträng köttdiet jämte betydande inskränkning i kroppens vätsketillförsel. Det tyckes för närvarande vara mycket modernt att förbjuda flytande födoämnen, ja till och med vatten till måltiderna. Utan tvifvel inträder under sådana förhållanden ganska snabbt en betydande afmagring, men på samma gång nedsättas kroppskrafterna, och en hel mängd neurasteniska symptom brukar framträda. Det är isynnerhet hos personer, hos hvilka mer eller mindre utpräglade arteriosklerotiska symptom kunnat spåras, som en dylik hunger- och törstkur, ty så kan den med rätta benämnas, visar sina skadliga verkningar. Jag har upprepade gånger haft tillfälle att se patienter, som före en dylik kur befunnit sig ganska bra, däremot efteråt företett intensiva neurasteniska symptom, betydande kraftlöshet, ja till och med början de symptom på hjärtinsufficiens. Själfva sklerosen har, såsom det synts mig, under sådana förhållanden gjort hastiga framsteg.

För den mänskliga organismens normala utveckling och sunda bestånd äro måttligt afpassade *kroppsrörelser* absolut nödvändiga. Uti yngre år kunna nog rätt betydande ansträngningar uthärdas utan skada; personer öfver 40 år böra vara mycket försiktiga i detta hänseende, framförallt om deras verksamhet ej varit af den beskaffenhet, att deras muskler sedan ungdomen stadigt öfvats.

Med tillfredsställelse hälsa vi läkare det lifliga intresse för alla slags kroppsöfningar, som under de senare åren gripit vårt lands både manliga och kvinliga ungdom. En starkare och mera harmonisk kroppslig utveckling och en större motståndskraft mot en mängd skadliga inflytanden vinnas helt säkert härigenom. Men öfverdrifter kunna redan här och hvar skönjas och grumla vår tillfredsställelse. Det är täflingarna med sina intensiva ansträngningar och förutgående träningar, som är det moderna sportväsendets mörka punkt i sanitärt hänseende.

Den maximala muskelansträngning, som vid träning och täfling åstadkommes, framkallar ett öfvermåttan stegradt tryck i det arteriella systemet, och förekommer en sådan tryckstegring ofta och under lång tid, måste vi anse den befordra utvecklingen af arterioskleros. Men den genom maximal muskelansträngning framkallade tryckstegringen kan vid träning och täfling blifva så våldsam, att hjärtat dilateras i betydlig grad, hjärtverksamheten blir insufficient, och albuminuri uppträder. Under sådana förhållanden blir trycket i kroppsartererna abnormt lågt, pulsen ytterligt frekvent och mjuk, nästan trådformig, ofta oregelbunden; andningsfrekvensen kan stiga till 48—60 i minuten, läppar och ansikte blifva cyanotiska, och allmäntillståndet närmar sig kollaps. På detta sätt har *Albu*[1] skildrat velocipedåkares tillstånd efter excessivt forcerad åkning, och samma skildring passar nog på andra former af sporttäfling.

Den motsatta ytterligheten, alltför stor *maklighet* och *stillasittande lefnadssätt* måste läkaren på det ifrigaste bekämpa. Det har redan i kapitlet om etiologien framhållits, att härigenom skapas abdominal plethora och stegradt arteriellt tryck. Kvinnor i de klimakteriska åren, tillhörande de mera välmående samhällsklasserna, äro ofta i hög grad obenägna för snart sagdt hvarje muskelrörelse, följden se vi i form af betydande korpulens, hvarigenom ytterligare deras orörlighet stegras, och det fordras ett betydande mått af energi för att sönderslita den betänkliga circulus vitiosus, som sålunda uppstått Vanligen brukar det ej dröja länge, förr än hjärtsymptom visa sig, och tecken, tydande på stegradt arteriellt tryck och begynnande arterioskleros, konstateras emellanåt. Här kan nog läkaren mången gång utöfva en profylaktisk behandling, som ej är att underskatta. Kan man förmå patienterna att underkasta sig lämpliga kroppsrörelser, vare sig i form af självständig motion i det fria eller gymnastikbehandling, så undgå de helt säkert en mängd obehag för att icke säga verkliga lidanden.

Alla öfverdrifter vare sig i mat och dryck eller med afseende på kroppsrörelser måste sålunda undvikas i det dagliga lifvet. En excess någon gång betyder helt säkert mycket mindre än ett mycket lindrigt öfverskridande af det tillåtnas gräns, upprepadt hvarje dag under en längre tid.

Bostad och *klimat* spela möjligen någon roll för uppkomsten af arterioskleros. Det har visat sig, att symptom af kronisk reumatism förekomma rätt ofta uti arteriosklerotiska patienters

[1] *Abert Albu.* Die Wirkungen körperlicher Ueberanstrengungen beim Radfahren. Berlin. Klin. Wochenschrift, 1897, s. 208.

förhistoria, men fuktiga bostäder samt kallt och fuktigt klimat hafva af ålder ansetts såsom etiologiska moment för den kroniska reumatismen. Att detta sammanhang verkligen existerar uti en del fall, torde vara otvifvelaktigt; men uti andra fall äro nog både de reumatiska symptomen och arteriosklerosen olika, och i tiden efter hvarandra uppträdande manifestationer af en gemensam orsak, som franska forskare, såsom bekant, benämna den arthritiska diathesen. Härmed må emellertid vara huru som helst, fuktfria, väl ventilerade och lagom varma bostäder måste naturligtvis rekommenderas. Med afsende på klimatet är föga att säga. Kan en person, som på grund af hereditet eller andra omständigheter tydligen är predisponerad för arterioskleros, utbyta ett kallt, blåsigt och fuktigt klimat mot ett varmare och torrare, så är det naturligtvis önskvärdt; sällan torde läkaren anse sig böra gifva ett dylikt råd, ännu mera sällan torde det följas.

b) *Syfilitisk infektion.*

Syfilis spelar enligt min bestämda öfvertygelse en mycket viktig roll vid uppkomsten af arterioskleros. Det har synts mig, som om manifestationerna från aorta, från aortavalvlerna och aortamynningen samt själfva hjärtat, sålunda den kroniska aortiten, aortainsufficiensen och stenosen samt den egentliga kardiosklerosen ganska ofta skulle utveckla sig på syfilitisk grund. Huruvida en enligt konstens alla regler genomgången antisyfilitisk behandling under tiden vid och närmast efter infektionen förmår att aflägsna eller i viss mån upphäfva den vanligen många år senare inträdande faran för arterioskleros, torde ännu ej kunna afgöras. Enligt min erfarenhet, och bevis härför finnas uti ofvan meddelade kasuistik, förekommer arterioskleros såväl hos sådana patienter, hvilka blifvit fullständigt behandlade under flere år, som hos sådana, hvilka blifvit ofullständigt eller icke alls behandlade. Enligt allt att döma torde arteriosklerosen såsom aflägsen följd af den syfilitiska infektionen i viss mån böra likställas med tabes, ehuru denna sjukdom tyckes nästan uteslutande utveckla sig hos förut syfilitiska patienter, då arteriosklerosen helt säkert äfven har andra orsaker.

För den praktiske läkaren ställer sig frågan, om uti profylaktiskt syfte en förut luetisk patient skall underkastas antisyfilitisk behandling med tanken på en kommande arterioskleros, eller om i kurativt syfte vid redan tydliga arteriosklerotiska symptom en dylik behandling skall företagas. Det synes väl, som om i båda fallen frågan bör besvaras med ja; men det är svårt att på grund af erfarenhet framlägga bestämda bevis för riktigheten af ett dylikt tillvägagående. Uti profylaktiskt syfte har jag ej tillrådt någon dylik behandling, och uti kurativt syfte har jag endast användt jodkalium. Detta medel har visserligen synts mig medföra afsevärd nytta för patienterna, så tillvida som en del symptom lindrats; men någon egentlig kur i den mening, att de sklerotiska förändringarna försvunnit, har naturligtvis ej förekommit. Någon kvicksilfverbehandling har jag ej tillrådt, emedan förändringarna vanligen varit så betydande, att hoppet om deras försvinnande varit uteslutet. För öfrigt är det väl bekant, att tabes ej afsevärdt påverkas af antisyfilitisk behandlig, detsamma torde äfven vara händelsen med den fullt utvecklade arteriosklerosen. I det ena som det andra fallet är nog en grundlig behandling af infektionen i viss mån ett profylaktiskt medel och måhända kurativt i de allra första stadierna af följdsjukdomarna.

2. Behandling i tidiga skeden.

De åtgärder, som i profylaktiskt syfte böra vidtagas och ofvan blifvit omnämnda, äro naturligtvis äfven tillämpliga, sedan sjukdomen inträdt. I det stora hela kan man säga, att patientens hygieniska och dietetiska förhållanden böra ordnas i öfverensstämmelse med ofvan uttalade principer för hela hans återstående lif.

Under arteriosklerosens tidiga skeden äro de viktigaste indikationerna:

att bekämpa det förhöjda arteriella trycket,

att behandla redan inträdda skleroser.

Det är tydligt, att den första indikationens uppfyllande måste vara af stor vikt, dels emedan tryckförhöjningens aflägsnande bör hindra utvecklingen af anatomiska förändringar så väl i hjärtat som i kärlsystemet, dels emedan våra terapeutiska resurser i detta hänseende äro tämligen kraftiga.

Under detta skede af sjukdomen ligga cirkulationshindren ej uti hjärtat utan i periferien. Genom de periferiska kärlens förträngning stegras det arteriella trycket i aorta och de gröfre artererna, samtidigt förlångsammas cirkulationen i kapillärerna. Det inses, att genom vidgning af de periferiska artererna, afflödet genom kapillärerna bör ökas, och trycket i aorta och de gröfre artererna sjunka, hvarigenom hjärtats arbete i betydlig grad underlättas.

För att åstadkomma detta stå oss flere medel till buds:

a) *Gymnastik och massage.*

Den svenska sjukgymnastiken, så väl den mekaniska som den manuella, besitter en mängd resurser, hvarigenom en gynnsam inverkan kan åstadkommas på så väl den periferiska cirkulationen som på hjärtat. Dessa för terapien användbara inverkningar hafva blifvit utvecklade i detalj af *Nebel,*[1] *Gustaf Zander,*[2] *Fernand Lagrange,*[3] *Heiligenthal,*[4] *Wide*[5] och *Karl Hasebroek*[6] m. fl.

---

[1] *Hermann Nebel.* Bewegungskuren mittelst schwedischer Heilgymnastik und Massage. Wiesbaden 1889.

[2] *Gustaf Zander.* Om mediko-mekaniska Institutet i Stockholm. Nord. Med. Arkiv 1872, n:o 9.

[3] *Fernand Lagrange.* La médication par l'exercice. Paris 1894.

[4] *F. Heiligenthal.* Ueber die Behandlung von Herzkrankheiten durch medico-mekanische Zander-Gymnastik. Stockholm 1894.

[5] *Anders Wide.* Handbok i medicinsk Gymnastik. Stockholm 1896.

[6] *Karl Hasebroek.* Ueber Krankheiten des Herzens und deren Behandlung mittelst Heilgymnastik und Massage. Leipzig 1896.

Det kan naturligtvis ej komma i fråga att här närmare ingå på gymnastikens verkningar, jag vill endast framhålla några satser, som äro af betydelse för uppfattningen af det sätt, hvarpå vi kunna tänka oss gymnastiken verka på blodtrycket. Passiva rörelser sätta blodströmmen i starkare fart från periferien till hjärtat genom senor, fascier och venklaffar, hvilka genom sugning och tryck verka på venblodet. Aktiva rörelser utan nämnvärdt motstånd verka på samma sätt; därtill kommer, att vid dessa rörelser muskelvenerna förträngas eller vidgas synkroniskt med muskelsammandragningen eller förslappningen, samt att den aktiva muskelsammandragningen medför en dilatation af muskelartererna, sålunda två ytterligare moment, som befordra den periferiska cirkulationen. Att den verksamma muskeln genomströmmas af en betydligt större blodmängd än den hvilande, är sedan länge kändt och likaledes, att omväxlande muskelsammandragningar och förslappningar under förmedling af venvalvlerna pumpa blodet ur det arteriella öfver i det venösa systemet. Genom så väl passiva som i ännu högre grad genom svaga aktiva muskelrörelser gynnas sålunda cirkulationen i väsentlig grad, utan att hjärtat behöfver tagas i större anspråk, man kan därför med skäl säga, att gymnastiken, för så vidt den betjänar sig af dessa rörelser, verkar som ett periferiskt hjärta.

På analogt sätt verka äfven massagemanipulationerna passivt genom att pressa blodet ur det arteriella öfver i det venösa systemet och reflektoriskt genom att vidga de finare artererna.

Äfven vanliga kroppsrörelser, såsom promenad, ridt, skridskoåkning, velocipedåkning etc., hafva fullständigt samma verkan, förutsatt att de utföras utan nämnvärd ansträngning. Hit kan äfven hänföras den *Oertel*'ska terrängkuren, [1] som en tid väckte ett stort uppseende och flitigt användes. Metodens svaghet lig-

[1] *M. J. Oertel.* Therapie der Kreislaufs-Störungen. Leipzig 1884.

ger däruti, att patienterna lätt anstränga sig, en fara, som *Oertel* själf ej tyckes hafva riktigt beaktat. De gymnastiska rörelsernas företräde ligger uti deras metodiska användning och deras omsorgsfulla dosering.

Helt annorlunda verka muskelrörelserna, då de äro förenade med ansträngning: respirationen förändras, dyspné uppstår, de periferiska kärlen sammandraga sig, det arteriella trycket stiger i afsevärd grad, och hjärtat, som har att utföra ett ökadt arbete, måste utveckla starkare energi; fortsättes ansträngningen öfver höfvan, uppstå hjärtdilatation och hjärtinsufficiens. Samma faktor, muskelrörelsen, kan sålunda verka både gynnsamt och skadligt, allt beror på dosen. Vikten af en riktig dosering är i ögonen fallande.

b) *Badbehandling.*

Erfarenheten har visat, att vissa badformer gynnsamt påverka cirkulationen. Ett ganska stort och, som jag tror, i många fall berättigadt anseende har *Nauheim* vunnit genom sina kolsyrebad, hvilka äfven artificiellt framställts på olika sätt En tillfredsställande förklaring öfver denna badforms verkan kan nog ej gifvas. Hufvudsaken synes mig vara kolsyrans irriterande verkan på huden och däraf orsakad dilatation af hudens kärl. När man nedstiger i ett dylikt bad, beslås huden ögonblickligen med en oändlig mängd små kolsyreblåsor, och man känner krypningar och stickningar öfverallt i huden. Har man legat en stund i badet, har huden betydligt rodnat, och man känner ingen nämnvärd kyla, oaktadt baden serveras ganska svala. Att den betydliga hyperämien i hudens vidsträckta cirkulationsområde i afsevärd grad kan nedsätta det arteriella trycket, synes mig påtagligt, och det är denna verkan vi önska taga i anspåk för arteriosklerotiska patienter med förhöjdt arteriellt tryck.

Vanliga varma bad samt varma salta bad medföra äfven en utvidgning af hudens kärl, men ingalunda till den grad, som nauheimerbadet. De kunna äfven rekommenderas såsom trycknedsättande och cirkulationsbefordrande medel, isynnerhet om de förenas med massage af hela kroppen.

Det kalla badet torde knappast vara att rekommendera för arteriosklerotiska patienter, åtminstone uti mera framskridna skeden af skjukdomen. Den starka sammandragning af hudens kärl, som i första ögonblicket framkallas, kan åstadkomma en skadlig tryckstegring; längre fram utvidga sig visserligen hudens kärl, och denna gynnsamma effekt böra patienter uti tidiga stadier kunna tillgodogöra sig, utan att nämnvärdt skadas af den föregående kärlsammandragningen.

I alla händelser bör stor försiktighet iakttagas, och patienterna böra stå under kontroll af en skicklig badläkare, hvarför en badkur ej bör göras i hemmet, utan helst vid en badort, där äfven gynnsamma hygieniska och dietetiska förhållanden förefinnas, och patienten är befriad från sitt dagliga arbete.

Om de tre kurfaktorerna: gymnastik, massage och bad på ett förståndigt sätt kombineras, såsom numera sker på många af våra svenska bad- och brunnsorter, synes mig en verksam behandling af arteriosklerosens tidiga stadier kunna åstadkommas.

c) *Medikamentös behandlig.*

α) *Trinitrin* eller *Nitroglycerin*,

rekommenderas af *Huchard*[1] såsom att kärldilaterande medel. Han begagnar en spritlösning af trinitrin, 1 del trinitrin och 100 delar sprit. Häraf föreskrifver han 2—4 droppar morgon och afton under 10—15 dagar hvarje månad. Sex droppar enligt normaldroppräknaren af denna lösning håller ungefär ett milligram nitroglycerin. *Th. Schott*[2] tillskrifver också nitroglycerinet

[1] *H. Huchard.* Traitement et curabilié des cardiopathies artérielles. Paris 1892. Extrait du bulletin général de thérapeutique. Août et septembre 1892.

——— Maladies du Coeur. Paris 1893, s. 379.

[2] *Th. Schott.* Ueber Verwendung des Nitroglycerins bei Angina pectoris Therapeut. Monatshefte 1896, s. 139.

kärldilaterande egenskaper. Därför verkar det särdeles gynnsamt vid angiospastisk angina pectoris. Det är företrädesvis vid denna symptomkomplex, som *Schott* rekommenderar medlet. Han ger det i följande sammansättning:

Rec. Nitroglycerini gm 0,20
Tinct. Capsici gm 2,50
Spirit. rectificatiss.
Aquæ Menth. pip. ana gm 12,50
MDS. 2—5—10 droppar enligt föreskrift.

Ungefär 5 droppar af ofvan angifna lösning innehålla 1 milligram nitroglycerin.

Schott framhåller, att effekten aldrig kan med säkerhet förutsägas, verkan är städse individuell. Det visar sig emellertid snart, om medlet är indiceradt eller ej. Om en ringa dos framkallar toxiska verkningar: kräkningar, svindel, vanmaktsanfall o. s. v., bör man afstå från dess bruk. Fördrages medlet, är dess verkan mycket snabb och kraftig. Ofta förgår knappt en minut, innan hjärtkrampen aftager, och inom 2—3 minuter utvecklar medikamentet sin fulla verkan. Man måste börja med mycket svaga doser, ofta är en enda droppe af ofvan angifna lösning tillräcklig, i regel fordras dock starkare dos. Efter en tid måste starkare doser tillgripas.

I många fall verkar först en större initialdos. Han har sett patienter taga på en gång ända till 30 droppar af en lösning, som hållit 2 till 3 gånger så mycket nitroglycerin som ofvan anförda sammansättning, och upprepa en sådan dos flere gånger under 24 timmar utan att taga någon skada.

Äfven tabletter, af hvilka hvarje håller 0,5 eller 1 milligram nitroglycerin, äro i bruk.

Jag har på Serafimerlasarettet användt den *Huchard*'ska spritlösningen af nitroglycerin uti några fall under en längre tid.

Någon i ögonen fallande verkan på blodtrycket kunde jag dock ej iakttaga.

Amylnitrit

verkar likaledes dilaterande på kärlen, företrädesvis på halsens och hufvudets arterer. Dess verkan är hastigt öfvergående, och användningen sker nästan uteslutande vid anfall af angina pectoris. Dosen är 2—3 droppar till inandning.

Jodkalium, jodnatrium.

G. Sée[1] tillsammans med *Lapicque* offentliggjorde 1889 en undersökningsserie öfver jodföreningarnas inverkan på cirkulationen. Både jodkalium och jodnatrium sänka blodtrycket och påskynda hjärtverksamheten. Jodkalium har dessutom en motsatt verkan, det åstadkommer till en början förhöjning af trycket och förlångsammad hjärtverksamhet, därpå följer sänkning af trycket med ökad pulsfrekvens. Detta fenomen kan fortfara 1—2 timmar och försvinner långsamt. *Huchard*[2] hade tillsammans med *Éloy* redan förut visat, att man med betydliga doser, 0,5 gm per kilo kroppsvikt hos försöksdjuret, kunde hos kaniner sänka trycket 10, 19 till och med 41 millimeter Hg.

Af dessa försök framgår sålunda, att jodkalium och jodnatrium böra vara indicerade uti sjukdomar med förhöjdt ateriellt tryck. Den kliniska erfarenheten pekar också i samma riktning, enligt hvad både *Huchard* och *G. Sée* meddela. Under vanliga förhållanden bör jodnatrium föredragas, dels emedan det ej framkallar någon initial tryckstegring såsom jodkalium, dels emedan det fördrages bättre af magen. Förefinnes syfilis i anamnesen, bör jodkalium användas. Behandlingen måste fortsättas länge. *Huchard* tillråder att uti arteriosklerosens tidiga skeden gifva

[1] *G. Sée.* Traité des maladies du coeur. Paris 1893. Tome II, s. 93.

[2] *H. Huchard.* Traitement et curabilité des cardiopathies artérielles. Bulletin général de thérapeutique, août et septembre 1892.

svaga doser jodnatrium, 10—30 centigram dagligen, under 20 dagar hvarje månad, under de 10 återstående dagarna af månaden kan man gifva trinitrin enligt förut angifna regler. Jodnatrium tages bäst i en kopp mjölk, och man fortsätter därmed åtminstone under ett års tid.

Äfven jodstrontium och jodcalcium hafva likartade verkningar ehuru svagare. Det senare medlet, jodcalcium, rekommenderas för patienter med rubbningar i digestionsorganen.

För att uppfylla den andra indikationen eller att bekämpa redan inträdda arteriosklerotiska förändringar rekommenderas likaledes jodföreningarna, särskildt jodkalium och jodnatrium. Doserna böra då vara något starkare, 2—3 gm dagligen, men i öfrigt administreras enligt ofvan gifna föreskrifter.

Är det möjligt, att medelst jodbehandling få redan inträdda anatomiska förändringar att gå tillbaka? *Huchard*[1] besvarar frågan obetingadt med ja och anför såsom bevis för sitt påstående 4 observationer, beträffande kronisk aortit med aortainsufficiens, aortadilatation och anginösa symptom. Uti tre fall försvann det diastoliska blåsljudet öfver aortamynningen, uti det fjärde blef det betydligt svagare, uti ett fall försvann aortadilatationen, och uti två fall upphörde attackerna af angina pectoris.

G. Sée[2] betraktar jodföreningarna ej såsom botemedel mot de arteriosklerotiska och atheromatösa förändringarna utan såsom de bästa regulatorerna för den periferiska cirkulationen. I självfva verket, säger han, ser man de rubbningar, som orsakats af arteriosklerosen, på ett märkvärdigt sätt förbättras, till och med försvinna, men de sklerotiska artererna kvarstå rigida, indurerade, atheromatösa. Vid obduktionen återfinner man förändringarna, oaktadt patienterna sedan kortare eller längre tid haft en ovanlig lindring i sina svåra symptom.

[1] *H. Huchard* l. c. s. 17.

[2] *G. Sée* l. c. s. 102.

Min egen erfarenhet rörande jodbehandlingens verkan vid arterioskleros är i det hela taget noga öfverensstämmande med G. *Sée*'s. Jag har i ett ganska stort antal fall konsekvent och under längre tid användt jodnatrium och jodkalium, det senare endast hos syfilitiska patienter, och mången gång hafva svåra symptom, såsom andnöd och anginösa smärtor, i hög grad lindrats. Såsom exempel, hämtade från den meddelade kasuistiken, tillåter jag mig att påpeka fallen 48 och 74.

I det förra fallet, som handlar om en 47-årig restauratör, hvilken missbrukat alkohol, försvunno de stenokardiska anfallen under behandling med NaJ för en längre tid, de återkommo dock sedermera. De objektiva tecknen förändrades ej.

I det senare fallet, som handlar om en 65-årig änkefru, var andnöden det mest framträdande symptomet; detta lindrades högst betydligt, och patienten kunde röra sig obehindradt. Förbättringen fortfor ännu $2^1/_2$ år efter behandlingens början.

3. Behandling af hjärtinsufficiens.

Med hjärtinsufficiens förstå vi det tillstånd, som inträder, då hjärtats kraft är otillräcklig att på normalt sätt vidmakthålla cirkulationen. Insufficiens kan uppstå på trenne sätt: dels därigenom att det periferiska motståndet stegras till den grad, att hjärtat ger vika och dilateras, dels därigenom att patologiska förändringar i själfva hjärtmusklen i hög grad nedsätta dess arbetskraft och slutligen genom båda dessa moment i förening. Exempel på det första sättet finna vi vid häftiga och ihållande kroppsliga ansträngningar, på det andra sättet vid myokarditiska och degenerativa förändringar i hjärtköttet och på det tredje vid arterioskleros. De arteriosklerotiska förändringarna lokalisera sig såväl i kärlens periferi, hvarigenom hjärtat pålägges ett starkare arbete, som i själfva hjärtmuskulaturen, hvarigenom dess kraft minskas.

Häraf inses, huru lätt arteriosklerotiska patienter böra förete symptom af hjärtinsufficiens. I själfva verket möta oss också uti snart sagdt hvarje skede af sjukdomen tecken, som tyda på absolut eller relativ svaghet hos hjärtat. Men naturligtvis är det uti de senare stadierna af sjukdomen, som hjärtinsufficiensen är vanligast och i de allra flesta fall trycker sin prägel på sjukdomsbilden. Jag nämnde, att äfven i tidiga skeden kunna symptom af hjärtinsufficiens visa sig. Detta betyder, att hjärtsvagheten kan vara öfvergående, att vi ingalunda alltid böra uppfatta denna symptomkomplex såsom det terminala stadiet af sjukdomen. Hjärtinsufficiensen är ej med nödvändighet terminal, alldenstund många patienter aflida utan att hafva företett tecken därpå och emedan den kan försvinna för lång tid eller för beständigt och patienten aflida på annat sätt.

För den praktiske läkaren är det af största vikt att kunna igenkänna hjärtinsufficiensen redan i dess början och anordna den riktiga behandlingen. Det är så viktigt, emedan läkarens verksamhet ofta ej tages i anspråk af arteriosklerotiska patienter, förrän ett eller annat tecken af hjärtinsufficiens redan framträdt. Hela vårt terapeutiska handlande kommer då att röra sig på detta ganska svåra, men ibland mycket tacksamma område.

De viktigaste indikationerna för hjärtinsufficiensens behandling äro: *undanrödjande af abnorma motstånd* och *stärkande af hjärtats kraft.* Vissa praktiska åtgärder tillgodose båda dessa indikationer.

Motståndet i de periferiska kärlen minskas genom hvila, helst sängläge, genom gymnastik och massage, genom laxantia, genom absolut mjölkdiet, genom diuretica, genom uttappning af vätskeansamlingar i kroppens serösa hålor, genom åderlåtning etc.

Hjärtats kraft stärkes genom hjärttonica, hvilkas främsta representant är digitalis.

Jag vill med afsikt pointera den första indikationen såsom

ytterst viktig att tillgodose, och mången gång är detta alldeles tillräckligt, för att en lindrig hjärtinsufficiens skall försvinna. Detta öfverses nog ganska ofta uti det praktiska lifvet. Mången läkare, isynnerhet den yngre och mindre erfarne, vill gärna gripa till digitalis vid första tecken på någon cirkulationsrubbning. Ja till och med ett fullständigt kompenseradt valvelfel blir nog en och annan gång behandladt med digitalis. Därför har det synts mig af vikt att framhålla läkarens skyldighet att spara med digitalis, till dess detta medel är alldeles nödvändigt. Vi böra försöka att på annat sätt komma till rätta med en lindrig hjärtinsufficiens, och i många fall lyckas det också till och med mycket bättre utan ett spår digitalis.

Jag har upprepade gånger haft tillfälle att iakttaga, huru arteriosklerotiska patienter, som inkommit på Serafimerlasarettet med intensiva symptom af hjärtinsufficiens, såsom utbredt ödem ascites, hydrothorax, venpuls, andnöd, minskad urinmängd, lefversvullnad etc., genom sängläge, ett laxans och absolut mjölkdiet fått en betydande diures och ganska snart varit befriade från sina stassympton.

a) *Mjölkdiet.*

Vid detta tillfälle vill jag nämna några ord om mjölkdiet vid arterioskleros. Mjölkdieten kan ordineras absolut eller mitigerad. Det senare bör ske i arteriosklerosens alla stadier. Mjölken användes härvid till beredande af en mängd olika rätter, som alla bruka vara särdeles lämpliga för dessa patienter, därjämte förtäres under dagens lopp äfven ett och annat glas oblandad mjölk. Absolut mjölkdiet användes endast vid vissa tillfällen, särskildt då tecken på hjärtinsufficiens uppträda. Patienten lägges då till sängs och får icke förtära något annat än mjölk, hvaraf han bör konsumera 1,5—2 liter eller mera per dygn. Den absoluta mjölkdieten kan ej gärna fortsättas någon längre tid, och detta är ej häller behöfligt. Vanligen hafva redan efter en vecka de viktigaste symptomen mildrats eller försvunnit, och då kan mjölkkvantiteten per dygn minskas och annan föda tillåtas.

Invändningar göras ganska ofta mot mjölkdieten, dels af patienterna, dels äfven en och annan gång af läkare. Patienterna förklara sig ej kunna fördraga mjölk, de få digestionsrubbningar: dyspepsi, diarré, förstoppning etc. I många fall spela fördomar och bristande vana en viktig roll; kan man öfvertyga patienten om mjölkdietens nytta, bruka svårigheterna lätt öfvervinnas, och den sjuke märker ganska snart, att han finner sig synnerligen väl af mjölken. I andra fall fordras några smärre modifikationer, som göra mjölken mera njutbar. Sålunda fördrages den ibland kokt bättre än rå, ibland måste man tillsätta ett par matskedar af något mineralvatten, såsom Vichy, Emser eller Karlsbader, ibland något te eller kaffe eller till och med några droppar kognak till hvarje glas mjölk. Särskild behandling af dyspepsien kan någon gång vara erforderlig, dock torde ofta mjölkdieten ensam vara bästa medlet mot en befintlig dyspepsi. Med tålamod och ihärdighet från läkarens sida brukar det i regel lyckas att genomföra mjölkbehandlingen, och många patienter blifva enligt min erfarenhet ifriga mjölkkonsumenter. Invändningar från läkarens sida hafva också blifvit gjorda. Mjölken kan medföra tuberkulös smitta, hon är ej lämplig för patienter med giktsymptom, korpulenta personer böra ej förtära mjölk eller öfver hufvud taget flytande födoämnen i större mängd etc. Hvad tuberkulossmittan beträffar, så tror jag ej faran är stor för äldre personer; i Stockholm åtminstone kan man erhålla kontrollerad mjölk, som utan fruktan bör kunna förtäras. Kokar man sin mjölk, bör hvarje misstanke försvinna. Giktpatienter böra ej enligt vissa författares åsikt förtära mjölk. Det synes mig ej vara vetenskapligt bevisadt, att dylika patienter lida skada af mjölken. Tvärtom bör den kroniska nefriten, som så ofta förekommer vid gikt, fordra en diet, som ställer så ringa anspråk som möjligt på njurarnas funktioner, och detta är just händelsen med en föda, i hvilken mjölk ingår i afsevärd mängd. Mjölken bör vara lämplig, såväl på grund af sin alkalescens som genom sin diuretiska förmåga. Föröfrigt är det ju endast undantagsvis och under korta perioder, som det kan blifva fråga om absolut mjölkdiet.

Rörande vätskeinskränkningen vid korpulens har jag redan uttalat min åsikt. Det är förtärandet af alkoholhaltiga drycker och öfvermått i allmänhet af mat och dryck, som böra undvikas. Torrkurerna äro för arteriosklerotiska patienter enligt min erfarenhet fördärfliga. En måttlig tillsats af mjölk till födan hindrar ej en långsam afmagring hos en korpulent arteriosklerotiker, och det är en långsam, ej en brådstörtad, minskning af kroppsfettet, som vi åstunda.

Under arteriosklerosens förlopp blifva njurarna lätt insufficienta, och urämiska symptom framträda. De lindrigaste af dessa symptom, såsom andnöd, hufvudvärk, yrsel och smärre ryckningar i enstaka muskler, äro ej så ovanliga, däremot är det utpräglade urämiska anfallet mera sällsynt. Redan i tidiga skeden af sjukdomen kunna sådana symptom visa sig, och deras riktiga tolkning är mången gång ej så lätt. Vid dessa tillfällen är en mjölkkur indicerad, äfven om hjärtverksamheten, såsom ofta är händelsen, ingalunda visar tecken på insufficiens. Den ökade diuresen, som på detta sätt framkallas, befriar organismen från skadliga omsättningsprodukter, och de nämnda symptomen lindras och försvinna.

Helt nyligen har *Rumpf*[1] uttalat betänkligheter mot mjölken på grund af dess höga kalkhalt. Han har trott sig finna, att fall af hjärtinsufficiens, hvilka bero på förkalkning af kärlen, ej äro lämpliga för mjölkdiet.

---

[1] *Rumpf.* Ueber die Behandlung der mit Gefässverkalkung einhergehenden Störungen der Herzthätigkeit. Berlin. Klin. Wochenschrift 1897, s. 265 o. s. 289.

Genom försök har han funnit, att vid möjlkdiet kvarhålles kalk i kroppen. En patient, som under 6 dagar med mjölken erhöll 19,6644 gm kalk, utsöndrade under samma tid med urin och fæces blott 8,4714 gm kalk, hvadan något öfver 11 gm kalk kvarhållits i organismen. Utgående från dessa synpunkter, syntes det berättigadt att söka finna en näring, som vore kalkfattig. En sådan kan sammanställas af kött, bröd, fisk, potatis och äpplen, så att den innehåller blott en tiondedel af kalkhalten i en mängd mjölk, som har motsvarande näringsvärde. Såsom dryck tillråder han destilleradt, kolsyradt vatten, försatt med 0,5 gm klornatrium och 0,5 gm citronsyradt natron på litern.

Jag har ännu icke hunnit skaffa mig någon egen erfarenhet om denna diets inverkan på arteriosklerotiska patienter.

b) *Mekaniska åtgärder.*

Får man till behandling en patient med enormt ödem och betydliga utgjutningar i de serösa kaviteterna, kan det vara nödvändigt att, innan hjärttonica, särskildt digitalis, tillgripas, på mekaniskt sätt uttömma det mesta af vätskeansamlingarna. I de flesta fall torde det vara tillräckligt att genom *punktion* aflägsna ascitesvätskan, mera sällan är det nödvändigt att äfven bortskaffa utgjutningarna i pleurahålorna.

Dränering af extremiterna, vare sig genom incision eller medelst *Southey's* troikarer, måste en och annan gång tillgripas. Man vill ogärna företaga dessa åtgärder på grund af faran för infektion genom hudsåren, under det vätskan sipprar ut, men att de kunna göra patienten en väsentlig nytta, och att infektion kan undvikas, har jag flere gånger haft tillfälle att konstatera.

Den naturliga dränering, som alltemellanåt etablerar sig, därigenom att huden spricker sönder, och vätskan sipprar ut, verkar i hög grad välgörande på den sjukes svåra lidanden och förbättrar hjärtverksamheten.

En af mina patienter, som på detta sätt dränerades, lefde mera än ett halft år efter det huden öfver de nedre extremiterna gått sönder. Under det vätska ständigt rann ur hans ben, minskades utgjutningen i bukkaviteten, andnöden blef mindre pinsam, och flere andra svåra obehag lindrades.

Är den venösa stasen betydlig, venerna på halsen utspända och starkt pulserande, hjärtat dilateradt och andnöden intensiv, kan en *åderlåtning* vara indicerad, innan hjärttonica föreskrifvas. Franska författare såsom *Barié* [1] och *Huchard* [2] tillråda ifrigt detta förfarande. Själf har jag ännu ej användt det, men det synes vara fullt rationellt. Man bör uttappa 200—300 gm blod.

c) *Hjärttonica.*

α) *Digitalis.*

Det bästa hjärttonicum vi äga är digitalis. Det existerar en hel litteratur öfver dess fysiologiska, terapeutiska och toxiska verkningar. *Barié* [3], som gjort en utförlig sammanställning af hithörande arbeten, kommer till följande resultat. I måttliga doser är digitalis utan gensägelse ett medel, som reglerar och förlångsammar hjärtverksamheten, antingen från början eller efter en föregående period af påskyndad hjärtverksamhet. Samtidigt ökas hjärtkontraktionernas energi och det arteriella trycket; detta senare resultat erhålles såväl på grund af hjärtkontraktionernas ökade energi som äfven på grund af de periferiska arterernas kontraktion.

Jag vill särskildt fästa uppmärksamheten på den sist nämnda egenskapen hos digitalis eller dess kärlsammandragande förmåga. Härigenom motverkas i viss grad dess fördelaktiga verkan på

---

[1] *Ernest Barié.* Thérapeutique des maladies du coeur et de l'aorte. Paris 1894, s. 46.

[2] *H. Huchard.* Maladies du coeur et des vaisseaux. Paris 1893, s. 77 och s. 404.

[3] *Ernest Barié* l. c. s. 29.

hjärtat, och vi finna häruti en kontraindikation mot användningen af digitalis, om de periferiska artererna redan förut äro sammandragna och hårda. Det försiktighetsmått, som jag redan antydt, nämligen att, innan man skrider till användningen af digitalis, söka vidtaga sådana åtgärder, som nedsätta det arteriella trycket, finner uti denna digitalisverkan sitt berättigande, liksom den ger oss en förklaring öfver oförmågan hos digitalis att minska den toxiska dyspnéen, hvilken som bekant är förenad med stark sammandragning af de periferiska kärlen.

Digitalis användes såsom infusion, digitalinum cristallisatum, tinktur, extractum fluidum och pulver af själfva drogen. Det i vår farmakopé upptagna spritextraktet tyckes ej hafva synnerligen stor användning, jag har aldrig försökt detsamma.

Utomlands hafva användts digitoxin och digitalinum verum.

Infusum Digitalis är det hos oss vanligast begagnade preparatet, dess verkan är i allmänhet snabb och kraftig.

Digitalinum cristallisatum är ett franskt preparat, som lifligt förordats af *Potain* [1], *Huchard* [2] och *G. Sée* [3]. Jag har på Serafimerlasarettet behandlat ett tämligen stort antal hjärtpatienter med detta medel och redogjort för resultaten i en uppsats [4] i *Hygiea* 1895. Medlet användes i form af en lösning, som erhölls från Pharmacie du Dr. Mialhe, Paris, rue Favard 8, Place Boieldieu. Ett gram af denna lösning håller ett milligm digitalin. cristallisat., och denna kvantitet, som motsvarar 40 droppar, gifves på en

---

[1] *C. Potain.* Clinique médicale de la charité. Paris 1894, s. 304.

[2] *H. Huchard.* Quand et comment doit-on prescrire la digitale. Revue générale de clinique et de thérapeutique 1887—1888. Separataftryck s. 130.

—— Sur le pouvoir diurétique de la digitaline cristallisée et le traitement des cardiopathies à la période d'hyposystolie. Société de thérapeutique. Séance du 9 juillet 1890.

—— Traité clinique des maladies du coeur et des vaisseaux. Paris 1893, s. 396.

[3] *G. Sée.* Traité des maladies du coeur. Paris 1893, s. 146.

[4] *J. G. Edgren.* Försök med digitalinum cristallisatum såsom hjärttoniserande och diuretiskt medel. Hygiea 1895. II, s. 649.

gång och upprepas ej förr än efter 1 à 2 veckor, i fall så är behöfligt. Resultaten af mina försök har jag formulerat på följande sätt.

Ett milligm digitalinum cristallisatum, gifvet på en gång, äger en hjärttoniserande, hjärtreglerande och diuretisk verkan, som motsvarar eller till och med öfvergår motsvarande verkan af 200—300 gm Infusum Digitalis Ph. Su., gifvet under 4 à 5 på hvarandra följande dagar.

Digitalinets ofvan nämnda verkningar hafva, ehuru naturligtvis i olika grad, konstant inträdt, såvida patientens tillstånd varit sådant, att någon verkan öfver hufvud taget kunnat åstadkommas.

Digitalinum cristallisatum har ingen gång framkallat intoxikationsfenomen.

Digitoxinet har pröfvats af *Masius* i Brüssel och af *Wenzel*[1] i Magdeburg. Den senare administrerade medlet i form af lavemang. Enkeldosen var 0,75 milligm, och högsta dagsdosen var 2,25 milligm. Ända till 18 milligm, fördelade på 25 lavemang, gåfvos under en kur; vanligen erfordrades en mycket mindre mängd. Medlet verkade som ett mäktigt cardiacum vid valvelfel och myokarditer, det tycktes till och med lofva effekt i sådana fall, i hvilka digitalisinfusionen visat sig utan verkan.

Digitalinum verum har försökts af *Deucher*[2] på *Sahli*'s klinik i Bern. Preparatet förfärdigas af fabriken Bohringer i Waldhof. Det användes dels invärtes, dels subkutant, dels på båda sätten. Enkeldosen invärtes varierade från 0,5—5 milligm, subkutant 1—2—30 milligm, dagsdosen invärtes 1—50 milligm.

Resultaten voro ej uppmuntrande, hvarken invärtes eller subkutant kunde det i verkan jämföras med digitalisinfusionen.

---

[1] *Wenzel.* Ueber die therapeutische Wirksamkeit des Digitoxins. Central blatt für innere Medicin 1895, n:r 19, s. 457.

[2] *C. Deucher.* Ueber die Wirkung des Digitalinum verum bei Circulationsstörungen. Deutsch. Archiv für Klin. Med. 1896, Bd. 57, s. 1.

Tinctura digitalis har jag ej synnerligen mycket ordinerat, dess verkan har synts mig svagare och osäkrare än infusionens.

Extractum fluidum digitalis är ett godt preparat, 1 gm svarar ungefär mot 100 gm infusion. Jag har under sista tiden användt det på Serafimerlasarettet i tämligen stor utsträckning och funnit dess verkan lika god som infusionens. Det har administrerats i vattenlösning 1: 100, 4—5 matskedar dagligen under 3—4 dagar på samma sätt som infusionen.

Folia digitalis pulv. har jag en och annan gång ordinerat i piller tillsammans med opium och terpentin vid bronchiter, då ett lindrigt hjärttonicum synts mig indiceradt. Äfven kombineradt med chinasalt har det visat god verkan, särskildt vid oregelbunden hjärtverksamhet.

Då man föreskrifver digitalis mot hjärtinsufficiens, den viktigaste indikationen för användningen af detta medel, bör man gifva tämligen starka doser under relativt kort tid. Sålunda föreskrifver man t. ex. 200 gm af infusionen att förbrukas under 3—4 dagar, af digitalinum cristallisatum 1 milligm uti en enda dos o. s. v. På detta sätta riskerar man mindre att framkalla förgiftningssymptom, än om man ger smärre, ofta upprepade, doser under en längre tid.

För att digitalis skall utveckla hela sin verksamhet, är det fördelaktigt att vidtaga vissa förberedande åtgärder, hvarigenom man undanrödjer allvarsamma hinder, som kunna göra medlet verkningslöst. Sålunda böra hydropiska patienter läggas till sängs, taga 1 à 2 matskedar Ol. Ricini och förtära endast mjölk. Genom laxermedlet sättes tarmperistaltiken i rörelse, hvarigenom en gynnsam inverkan på bukkavitetens cirkulationsförhållanden åstadkommes, och genom den absoluta mjölkdieten öppnas afflödet genom njurarna. Efter en eller två dagar ges digitalis, och nu stiger diuresen, som redan genom mjölkdieten kommit i gång, vanligen till betydande kvantiteter, ej så sällan till 3—4 liter under 24 timmar.

Enligt *Barié*[1] brukar *Potain* låta patienten fortsätta med digitalis, så länge ödem eller ascites förefinnes, men genast upphöra, så snart utgjutningarna försvunnit.

Under vissa förhållanden är det nödvändigt att vidtaga de ofvan omnämnda mekaniska åtgärderna, innan digitalis föreskrifves.

Oaktadt alla förberedande åtgärder och vidtagna försiktighetsmått blifver dock till slut digitalis vanmäktigt. De tätare på hvarandra följande attackerna af hjärtinsufficiens visa sig allt svårare och till slut omöjliga att öfvervinna. Vi måste då taga vår tillflykt till andra hjärttonica och till diuretica, ehuru utsikterna till framgång numera ej äro stora.

Emellertid inträffar det en och annan gång, att andra hjärttoniserande medel kunna åstadkomma en öfverraskande god verkan, äfven då digitalis visat sig fullständigt vanmäktigt.

Särskildt vill jag framhålla, att i icke så få fall, i hvilka digitalis ej gjort någon verkan, koffeinet förmått i väsentlig grad förbättra hjärtverksamheten och öka diuresen.

β) Strophantus.

Det hos oss vanliga preparatet är *Tinctura Srophanti.* Det lider intet tvifvel, att detta medel har ganska betydande hjärttoniserande egenskaper, men det är vida underlägset digitalis. Man använder strophantus, såsom det synes mig, med ganska god verkan, sedan man slutat digitalisbehandlingen eller direkt vid lindriga grader af hjärtinsufficiens. Medlet har den goda egenskapen, att man kan använda det dagligen under veckor utan någon fara, om det gifves i små doser, 5—8—10 droppar 1—2—3 ggr dgl.

---

[1] *Ernest Barié* l. c. s. 44.

γ) *Coffein.*

Äfven coffeinet har en bestämd hjärttoniserande verkan, men det är tillika ett diureticum. Dess diuretiska verkan beror ej uteslutande på höjning af det arteriella trycket utan åtminstone delvis på inverkan på njurarnas epithel.

Vanligen föreskrifves coffeinet tillsammans med salicylsyradt eller benzoesyradt natron, hvarmed det bildar lättlösliga dubbelsalter t. ex.

Rec. Coffeinæ
Benzoat. natric. aa gm 5
Aquæ dest. gm 150
MDS. En desertsked till en matsked 2—4 ggr. dgl.

eller

Rec. Coffeinæ
Salicyl. natric. aa gm 5
Aquæ dest. gm 150
MDS. En desertsked till en matsked 2—4 ggr dgl.

Coffeinet användes äfven till subkutana injektioner. Följande formler äro angifna af *Tanret.*

Rec. Benzoat. natric. gm 3,0
Coffeinæ gm 2,50
Aquæ dest. gm 6,0

Lösningen göres i värme. Hvarje spruta innehåller 25 centigm coffein; man ger 1—4 sprutor dagligen;

eller

Rec. Salicyl. natric. gm 3,10
Coffeinæ gm 4,0
Aquæ dest. gm 6,0

Lösningen göres i värme. Hvarje spruta håller 40 centigm coffein. Man ger 1—3 sprutor dagligen.

δ) *Adonis.*

Vanligen användes infusionen i styrka af 3—5 på 150 kolatur. Dosen är 4—6 matskedar dagligen. Medlet anses äga hjärttoniserande egenskaper samt öka diuresen. Detta senare förhållande har jag tyckt mig kunna konstatera vid de försök, som jag anställt på Serafimerlasarettet. För behandlingen af hjärtinsufficiens har adonis ej ehållit någon afsevärd betydelse och torde knappast i framtiden erhålla någon sådan.

ε) *Convallaria.*

Vattenextraktet ges i dos af 1—2 gm pr dag.

Rec. Extract. convallariæ majalis gm 2.
Spirit. dilut. gm 10.
MDS. 20—25 droppar 4 ggr dgl.

G. Sée[1] rekommenderar glycosiden convallamarin i dos af 15 till 40 centigm per dag.

Någon kraftigare hjärttoniserande verkan utöfvar ej convallaria, jag har endast några gånger försökt extraktet.

ζ) *Sparteinum* eller bättre *Sulphas sparteicus* betraktas äfven som ett hjärttonicum ehuru af underordnad betydelse, dosen är 5—15 centigm per dag.

Rec. Sulphat. sparteici gm 1.
Aquæ dest. gm 100.
DS. En tesked 1—3 ggr dgl.

Medlet gifves äfven i pillerform t. ex.

Rec. Sulphat. sparteici gm 1.
Pulv. Altheæ
Extract. Gent. q. s. ut f. pil. n:o 20.
DS. 2—3 piller dgl.

---

[1] *G. Sée.* Traité des maladies du coeur. Paris 1893. Tome II, s. 171.

d) *Diuretica.*

Alla hjärttoniserande medel äga större eller mindre diuretisk verkan. Emellertid lyckas det ej alltid att medelst digitalis eller analogt verkande medel aflägsna ödem och vätskeansamlingar. Därför behöfver man alltemellanåt tillgripa mera direkt diuretiskt verkande läkemedel. Sådana finnas i stort antal, men i fråga om arteriosklerotiska affektioner, vid hvilka hjärtinsufficiensen i de flesta fall spelar den viktigaste rollen för uppkomsten af ödem och ascites, är det företrädesvis följande preparat, som visat sig kraftigt kunna öka urinafsöndringen.

α) *Kalomel.*

Detta medel berömdes mycket under senare hälften af 1880-talet och början af 1890-talet. Jag har under nämnda period ganska mycket pröfvat det och funnit det i allmänhet särdeles verksamt mot kardial ascites och anasarca. De resultat, som framgingo af mina försök på Serafimerlasarettet, har jag formulerat på följande sätt [1]: »kalomel är ett mycket säkert och snabbt diuretiskt verkande medel vid kardial hydrops. Om kalomel ej ökar diuresen hos en af ascites och anasarca lidande person, hvars tillstånd ej är så nedsatt, att öfver hufvud taget hvarje medicinsk behandling måste anses vanmäktig, är det sannolikt, att anledningen till vätskeutgjutningen bör sökas annorstädes än i hjärtat.»

Den vanligen rekommenderade och äfven af mig använda dosen har varit 20 centigm 3 ggr dgl under 2—3 dagar. Diuresen brukade inträda 24—48 timmar, efter det den första kalomeldosen gifvits. Senare har det visat sig, att äfven lägre doser, 5 centigm 2—3 ggr dgl verkat kraftigt diuretiskt.

Emellertid måste det erkännas, att intoxikationssymptom af

---

[1] *J. G. Edgren.* Några försök med kalomel såsom diureticum, Hygiea 1888, s. 801.

ganska obehaglig art emellanåt kunna visa sig. *Holmgren*[1] anför ett fall, i hvilket en till döden ledande tarmdifteri uppstått efter kalomelbruk (20 × 3 centigm kalomel dgl under 2 dagar) och ett fall med förändringar i tarmkanalen efter kalomelbruk, hvilka förändringar af honom anses kunna tolkas såsom ett förstadium till tarmdifteri. Därför tror jag, att kalomelbruket under de senare åren alltmer inskränkts och torde för närvarande betraktas såsom ett ultimum refugium. Därtill har nog också i väsentlig mån bidragit den omständigheten, att vi uti diuretin och theobromin erhållit kraftiga och, som det synes, oskadliga medel, om de användas i måttliga doser.

β) *Diuretin* eller *Salicylas natrico-theobromicus.*

Under de senare åren har jag uti rätt många fall användt detta medel, och i det hela taget har dess verkan varit tillfredsställande. Uti dos af 1 gm 4 ggr dgl brukar urinafsöndringen genast ökas och hålla sig rätt hög under hela den tid patienten behandlas härmed. Afbrytes diuretinbehandlingen, brukar urinafsöndringen genast minskas, men ökas ånyo, om medlet återtages. En af mina patienter, fall 97, tog under de 2 sista månaderna han lefde dagligen 4 gm diuretin, hvarunder urinmängden höll sig ungefär normal, afbröts någon dag diuretinbehandlingen, sjönk urinmängden genast ned till 200—300 gm. Diuretinet har äfven en märkbart rogifvande verkan, som är synnerligen välkommen i de sista stadierna af de arteriella kardiopatierna. Jag har flere gånger sett dylika patienter, som förut plågats af oro och sömnlöshet, genom diuretinet få flere timmars sömn eller åtminstone lugn och ro.

S. Askanazy,[2] som fann diuretinet vara ett vid hjärt- och

[1] *Sven Holmgren.* Om medikamentösa qvicksilfverintoxikationer med letal utgång. Hygiea 1896, II. s. 580.

[2] *S. Askanazy.* Klinisches über Diuretin. Deutsch. Archiv für Klin. Med. 1895. Bd. 56, s. 209.

kärlsjukdomar godt, endast sällan svikande, diureticum, påpekar, att medlet i enstaka fall, såsom det synes just i följd af stark diures, kan leda till kollaps. Dosen var dock i 3 dödligt förlöpande fall: 7 gm dagligen i två och i det tredje 5 gm. I ett fjärde fall med kollapssymptom, hvilka dock snart gåfvo vika, hade gifvits endast 4 gm dagligen. Själf har jag aldrig sett några oroande verkningar af diuretinet, men jag har heller nästan aldrig begagnat högre dos än 4 gm per dygn. Äfven vid kardial dyspné, asthma cardiale och angina pectoris fann *Askanazy* gynnsam verkan af diuretinet, härvid användes lägre doser, 3—4 gm pro die; inga oangenäma biverkningar visade sig, hvilket han tillskrifver den lägre dosen.

γ) Theobromin.

Detta medel rekommenderas lifligt af *Huchard*[1] såsom ett ett utmärkt diureticum vida bättre än diuretin, som endast skall vara en blandning af theobromin och salicylsyradt natron jämte kaustikt natron.

Theobrominet skall verka direkt på njurarna utan att märkbart öka det arteriella trycket och utan att verka direkt på hjärtat.

Man bör föreskrifva det under 6 dagar på följande sätt: på första dagen ges 3 gm i doser af 50 centigm; på andra dagen 4 gm, på tredje dagen 5 gm och under de följande 3—4 dagarna likaledes 5 gm. Understundom nödgas man fortsätta ännu längre med detta medel, och man kan göra det så mycket hellre, som det knappast är giftigt.

Jag har under allra sista tiden pröfvat detta medel i ett antal fall och kan vitsorda dess utmärkta diuretiska verkan. Vanligen har jag gifvit 4 gm under dagens lopp, fördelade i 8 doser,

---

[1] *H Huchard.* Action diurétique de la théobromine dans les maladies cardiaques et rénales. Revue de thérapeutique medico-chirurgicale. 1896, s. 67.

hvardera på 0,50 gm. Huruvida det har något företräde framför diuretinet kan jag ännu ej säga. Båda äro utmärkta diuretica utan oangenäma biverkningar.

δ) Decoctum diureticum.

En och annan gång har denna komposition ökat diuresen, då förut nämnda medel svikit. Dess formel är följande:

Rec.	Decoct. Taraxaci (gm 10)	gm	100.
	Tartari boraxati	gm	10.
	Syrupi Scillitici	gm	25.
MDS.	En matsked 4—5 ggr dgl.		

ε) Citronsyra och mjölksyra.

Rumpf[1] framhåller vikten af en riklig diures för att befordra kalkutsöndringen.

De vanliga diuretica användas dock i de flesta fall blott för en kortare tid; af intresse vore det därför att försöka ett diureticum, som kunde utan betänklighet användas under lägre tidsperioder.

Han försökte följande preparat:

Rec.	Bicarb. natric.		
	Citrat. natric. ana	gm	4,5.
	Chloret. natric.	gm	1.
Mf	pulv.		
DS	att förbrukas på en dag.		

Under bruket af detta preparat steg urinafsöndringen och var på 6:te dagen i ett fall 2250 cm^3; i medeltal under 10 dagar afsöndrades 1560 cm^3 pr dag.

För jämförelse användes i samma fall ett annat preparat, som innehåller mjölksyradt natron och mjölksyra:

---

[1] *Rumpf.* Ueber die Behandlung der mit Gefässverkalkung einhergehenden Störungen der Herzthätigkeit. Berlin. Klin. Wochenschrift 1897, s. 265 o. s. 289.

Rec. Carbonat. natric. gm 10.
Acid. lactic. q. s. ad saturationem.
Deinde adde Acid. lactic. gm 10.
Syrup. simpl. gm 10.
Aquæ dest. ad. gm 200.
MDS. Att tagas på en dag.

Under denna behandling afsöndrade patienten under 10 dagar i medeltal 1767 cm^3 per dag.

Ett annat terapeutiskt försök gjordes med en 62-årig man, som led af hjärtinsufficiens på grund af arterioskleros och som visade betydlig nedsättning af urinmängden. Han erhöll först digitalis, hvarigenom urinafsöndringen ökades, men då på 6:te dagen urinmängden åter sjunkit till 800 cm^3, erhöll patienten mjölksyreblandningen. På andra och tredje dagen var urinafsöndringen blott 600 cm^3, men steg sedan och nådde ända till 2500 cm^3 per dag. Patienten afsöndrade från 4:de till 30:de dagen i medeltal 1557 cm^3 per dag och befann sig under denna tid utmärkt.

Med den stegrade diuresen ökades kalkutsöndringen, och härvid visade det sig, att af alla de diuretiska medel, som pröfvades, var mjölksyreblandningen den kraftigast verkande.

Kalkhalten i fæces ökades, äfven om kalkfattig föda gafs, och äfven urinens kalkhalt ökades, ehuru ej i samma proportion.

Äfven under den närmaste tiden, sedan mjölksyrebehandlingen upphört, fortfor den ökade kalkutsöndringen.

I hvad mån en stark kalkhaltig föda är betydelsefull för arterioskleros, torde ej vara lätt att afgöra; säkert är, att man finner betydande arteriosklerotiska förändringar utan kalkaflagring i kärlen. Emellertid förefaller det ej osannolikt, att patienter med benägenhet för kalkinkrustationer lättare skulle aflagra kalk i sina kärl, om stora mängder kalk verkligen resorberas och blodet visar sig vara mera kalkhaltigt än vanligt; detta är dock svårt att bevisa. I alla händelser äro de diuretiska medlen, som *Rumpf* angifvit, värda att pröfvas, och jag har på Serafimerlasarettet redan börjat pröfva dem. Mina försök äro ännu otillräckliga för att tillåta någon slutsats. Jag har endast användt mjölksyreblandningen, och har det synts mig, som om under denna behandling diuresen skulle ökas. Något obehag af medicinen har ej försports.

4. Behandling af angina pectoris.

I den följande framställningen afses den äkta eller koronaranginan såsom varande den hos arteriosklerotiska patienter oftast förekommande och allra viktigaste.

Behandlingen afser dels att förekomma anfallen, dels att lindra dem eller helt och hållet undertrycka dem.

a) *Den profylaktiska behandlingen af angina pectoris* sammanfaller med behandlingen af arteriosklerosen i allmänhet. De hygieniska, dietetiska och medikamentösa föreskrifter, som förut blifvit framställda, äro fullt tillämpliga och i högsta grad erforderliga, då patienten sväfvar i fara att träffas af bröstkramp. Ännu strängare än förut måste dieten genomföras och alla kroppsliga och andliga ansträngningar, hvilka lätt framkalla anfall, med omsorg undvikas. Jodbehandlingen fortsättes, och doserna ökas. I de vanliga fallen användes NaJ, syfilitiska patienter få KaJ.

b) *Behandling af anfallet.*

Vid behandlingen af själfva anfallet framställer sig den frågan: är det tillåtligt att begagna

α) *morfin i form af subkutana injektioner*

för att mildra den öfverväldigande smärtan? Utaf alla våra smärtstillande medel är mofin, subkutant appliceradt, det kraftigast och snabbast verkande, och dessa båda fordringar böra ställas på ett medel mot det anginösa anfallet. Emellertid kan det icke nekas, att betänkligheter finnas mot morfininsprutningarna; hastig letal utgång efter en insprutning har inträffat, och den största försiktighet är af nöden. Besluter man sig för en dylik åtgärd, torde det vara klokast, att första gången använda en mycket liten dos, 0,5 centigm. Visar sig denna vara utan olägenhet, kan nästa gång dosen något ökas, om så är behöfligt. Helt säkert är det ganska praktiskt, att låta morfininjektionen föregås af en kamferinjektion, såsom *Vierordt*[1] framhåller. Äfven andra excitantia, såsom vin, kognak etc. äro på sin plats.

Morfininsprutningar förordas af franska författare. *Huchard*[2] säger, att, om man ej har amylnitrit till hands eller om denna ej utvecklat sin vanliga verkan, bör man tillgripa morfininsprutningar i dos af 1—2 centigm utan att frukta för ännu högre doser, ty vid ytterst häftiga smärtor, såsom vid angina pectoris, fördraga de sjuka utan fara betydliga morfindoser: »Smärtan är det bästa motgiftet mot opium.» *Barié*[3] tillråder att insprutа 1 centigm morfin, och man kan upprepa dosen 2—3 ggr under dagens lopp, om det är behöfligt. Dessa sist nämnda författare framhålla, att morfinet har icke blott smärtstillande egenskaper utan äfven dilaterande verkan på de finare blodkärlen och stimulerande verkan på hjärtat.

Jag har endast i ett fall begagnat morfininsprutningar vid svåra anfall af angina pectoris. Patienten var en cirka 60-årig man, som företedde lindriga symptom på arterioskleros, men ytterst intensiva anginapectoris-anfall. Efter att hafva användt en hel del andra medel utan synnerlig verkan beslöt jag mig med tvekan att göra en subkutan morfininjektion på 5 milligm. Under en halftimme efter insprutningen palperade jag ouppbörligt pulsen, som hela tiden höll sig full och regelbunden. Smärtorna lindrades,

---

[1] *O. Vierordt.* Angina pectoris. Verhandlungen des Congresses für innere Medicin 1891, s. 266.

[2] *H. Huchard.* Maladies du coeur. Paris 1893, s. 678.

[3] *Ernest Barié,* l. c., s. 353.

och patienten önskade vid de följande anfallen få operationen upprepad. Så skedde också, och dosen ökades till 1 centigm utan den minsta olägenhet men till stor lättnad för patienten. Under tiden fortsattes med jodnatrium, 2 gm dagligen. Så småningom blefvo anfallen lindrigare och morfininsprutningarna kunde lämnas åsido.

Naturligtvis verkar morfin, taget per os, likaledes smärtstillande, men i allmänhet för långsamt vid de akuta anfallen. Uti status anginosus däremot har jag sett god verkan af denna applikationsform.

β) Amylnitrit.

Jag har redan omnämnt detta medel och framhållit dess vasodilatatoriska egenskaper. Patienten inandas detsamma antingen på det sätt, att 2—3—4 droppar slås på en näsduk, som hålles tätt intill näsan och munnen, eller man använder små glasrör eller kapslar, hvilka innehålla den vanliga dosen och söndertryckas i en näsduk. Detta sist nämnda sättet är mycket bekvämt, alldenstund patienten kan ständigt bära på sig dylika rör eller kapslar och sålunda genast hafva medlet tillhands. Verkan är nästan ögonblicklig, ansiktet rodnar, hjärtverksamheten blir kraftigare och mera frekvent, och den anginösa smärtan och ångesten lindras eller försvinner. Vid de vanliga kortvariga anfallen är bruket af detta medel ganska lämpligt, och om man allvarligt tillhåller patienten att ej öfverskrida den ordinerade dosen, kan man lugnt tillåta inandningarnas upprepande flere gånger dagligen. Jag har uti flere fall sett afsevärd lindring i de svåra smärtorna genom detta medel. Däremot lämpar det sig ej vid tätt upprepade anfall eller vid det så kallade status anginosus på grund af medlets hastigt öfvergående verkan.

γ) Trinitrin.

Detta medel har redan förut omnämnts. Jag hänvisar till sid. 336, där *Schotts* gynnsamma resultat vid angina pectoris refereras och den formel, enligt hvilken läkemedlet af honom administreras, äfven meddelas. Egen erfarenhet öfver trinitrinets verkan vid angina pectoris har jag ej.

I allmänhet kan man säga, att hjärttonica, såsom digitalis, strophantus, coffein etc. ej lämpa sig för behandling af det anginösa anfallet, såvida ej tydliga tecken på hjärtsvaghet förefinnas. Tvärtom äro dessa medel snarare contraindicerade, alldenstund de höja det redan förut höga trycket i det arteriella systemet. Sådana medel som bromkalium, antipyrin samt elektricitet hafva vunnit rykte som verksamma mot det anginösa anfallet i en del fall. Antagligen har det varit fråga om någon form af pseudoangina. Särskildt äro de angina-liknande anfallen hos nervösa personer samt den vasomotoriska anginan lämpliga för behandling med bromkalium och andra nervina.

5. Behandling af asthma cardiale.

Denna symptomkomplex framkallas af en plötsligt inträdande hjärtsvaghet. Därför äro hjärttonica indicerade, i första rummet digitalis. Dess verkan är dock mera långsam, hvarför i första ögonblicket champagne, kognak, en kamferinjektion eller något dylikt bör rekommenderas. Applikation af ett senapspapper, ett fotbad med senap verka underlättande. Mot den kvalfulla, intensiva andnöden rekommenderar *Frænkel* [1] morfininsprutning såsom en synnerligen kraftig och verksam åtgärd. Jag kan ej af egen erfarenhet yttra mig härom, dock synes det mig vara rådligast att låta morfininjektionen föregås af en kamferinjektion. När anfallet är öfverståndet, bör man naturligtvis tillse, att det om möjligt ej återupprepas. Sådana inverkningar, som, enligt hvad erfarenheten visat, framkalla anfallen, böra undvikas, fram-

[1] *Albert Frænkel.* Kardiales Asthma. Eulenburgs Real-Encyclopädie 1894 Bd. II. Art. »Asthma», s. 386.

förallt förkylningar, som lätt orsaka lungkatarr. För patienter, hvilka äro i goda ekonomiska omständigheter, är vistelse i ett mildare klimat att tillråda. Ganska fördelaktigt har jag funnit att, sedan patienten förbrukat 200—300 gm digitalisinfusion, låta honom fortsätta en längre tid med Tinctura Strophanti. Man föreskrifver små doser, 5—8—10 droppar 1—2 gg dgl., under ett par veckor, så ett upphåll på några dagar, hvarefter behandlingen fortsättes på samma sätt. Härunder hafva anfallen uteblifvit långa tider, under det att de förut ganska ofta upprepats.

6. Behandling af sömnlöshet.

Ett af de kvalfullaste symptom, som plåga hjärtpatienter under de senare skedena af deras lif, är sömnlöshet. Vanligen lida de samtidigt af andnöd och oro samt cerebrala symptom såsom yrsel, delirier och hallucinationer. Dietens ordnande är härvid af vikt, alla irriterande beståndsdelar i födan böra aflägsnas, och det kan vara fördelaktigt att under några dagar sätta patienten på absolut mjölkdiet. Lyckas man bekämpa hjärtinsufficiensen och genom en riklig diures aflägsna befintliga utgjutningar och ödem, brukar sömnen återkomma utan särskild behandling. Men mycket ofta är man nödsakad att tillgripa något särskildt medel för att skaffa patienten åtminstone några timmars hvila och ro. Af fruktan för hjärtsvagheten tvekar man att tillgripa de starkare narkotiskt verkande läkemedlen, men å andra sidan plågas både den sjuke och hans omgifning af de långa, sömnlösa nätterna. Det är nog endast undantagsvis, som man kommer till målet med *bromkalium* eller *bromnatrium,* men en och annan gång lyckas det verkligen. Ett par doser bromkalium på 1,5 gm eller bromnatrium på 2 gm under eftermiddagen och kvällen har jag emellanåt sett skänka ro och sömn.

Äfven *antipyrin* visar rogifvande egenskaper. En à två doser på 1 gm hvardera kan medföra sömn hos somliga patienter i öfverraskande grad.

Sulfonal är i allmänhet ett godt hypnoticum, företrädesvis för nervösa personer; hjärtpatienter hafva enligt min erfarenhet mindre nytta af medlet, någon skadlig inverkan på hjärtverksamheten har jag ej iakttagit med de af mig ordinerade doserna, 1—1,5 —2 gm vid 8-tiden på aftonen tillsammans med ett glas varm mjölk eller en kopp varmt té. En olägenhet, som jag flere gånger iakttagit, är att sömnen kommit först under följande dag.

Trional skall verka hastigare än sulfonal, i öfrigt tyckes dess verkan vara ungefär densamma, några lysande resultat kan jag ej omtala.

Morfin är däremot mången gång mycket välgörande. Gifvet per os i dos af 1—1,5 centigm verkar det lugnande och äfven sömngifvande, åtminstone under någon tid, längre fram behöfver nog dosen ökas; iakttages försiktighet, medför det inga olägenheter för hjärtat; däremot verkar det på vissa patienter irriterande, hvarför man måste afstå från detsamma. Subkutant i något mindre doser har jag också några gånger användt detsamma; i denna form verkar det mycket kraftigare men torde äfven medföra större risk.

Opium och *codein* komma likaledes emellanåt till användning, dock som det synts mig med mindre fördel.

Diuretinets hypnotiska verkan har jag redan omnämnt, den är oomtvistlig, då medlet ges såsom diureticum i dos af 4 gm per dag, men äfven 1 à 2 gm på aftonen har jag funnit verka lugnande och sömngifvande.

Kloralhydrat är ett mycket godt hypnoticum. För hjärtpatienter har jag ofta gifvit det i form af lavemang i dos af 2—3 gm med synnerligen god verkan. Man har varnat mot medlets bruk vid hjärtsjukdomar, på den grund att det skulle verka deletärt på hjärtat. Det är möjligt, att så en eller annan gång kan vara händelsen, om man ger en större dos per os. Användt i lavemang har jag aldrig sett det framkalla några oroande symptom.

Fördelaktigt är att växla med dessa medel, särskildt sulfonal och trional böra endast användas med vissa dagars mellanrum.

7. Behandling af cerebrala komplikationer.

Under arteriosklerosen förlopp uppträda ej så sällan hemiplegi, afasi, epileptiforma anfall etc. på grund af emboli, hämorrhagi eller trombos. Dessa symptomkomplexer behandlas i öfverensstämmelse med vanliga regler.

Vetenskapliga skrifter af samme författare.

Några undersökningar öfver iris' rörelsemekanism hos grodan. Uppsala Läkareförenings Förhandlingar. Bd. XI, s. 185.

Några undersökningar öfver iris' rörelsemekanism hos grodan II. Uppsala Läkareförenings Förhandlingar. Bd. XIII, s. 183.

Bidrag till läran om temperaturförhållandena i periferiska organ. (Gradualafhandling). Nordiskt Medicinskt Arkiv. Bd. XII, N:o 26 och Bd. XIII, N:o 1.

Fall af karbolsyreförgiftning. Svenska Läkaresällskapets Förhandlingar, 1882, s. 270.

Fall af skarlatina-liknande utslag efter intagandet af codein. Svenska Läkaresällskapets Förhandlingar 1882, s. 276.

Den elektriska undersökningen af musklerna och de motoriska nerverna. Stockholm 1884. Wilhelm Bille.

Fall af balantidium coli, behandladt med naphthalin. Svenska Läkaresällskapets Förhandlingar 1885, s. 45.

Fall af exanthem i sammanhang med kronisk nefrit. Svenska Läkaresällskapets Förhandlingar 1885, s. 283.

Om den primära progressiva myopatien, dess scapulo-humerala typ jämte en kort öfversikt af besläktade kliniska former. Nordiskt Medicinskt Arkiv. Bd. XIX, N:o 5.

Kardiografiska och sfygmografiska studier. Förutskickadt meddelande. Nordiskt Medicinskt Arkiv. Bd. XIX, N:o 19.

Cardiographische und sphygmographische Studien. Vorläufige Mittheilung. Centralblatt für Physiologie 1887, N:o 20.

Några ord om den s. k. urticaria factitia. Hygiea 1887, s. 513.

Kardiografiska och sfygmografiska studier (med 3 träsnitt och 88 zinkofototypier). Nordiskt Medicinskt Arkiv. Bd. XX, N:o 1 och N:o 7.

Fall af ventrikelresektion för cancer pylori (Resektionen utförd och beskrifven af Prof. J. Berg) Svenska Läkaresällskapets Förhandlingar 1888, s. 154.

Fall af ulcerös endokardit. Rapport från Kungl. Serafimerlasarettet för år 1887, s. 136.

Några försök med kalomel såsom diureticum. Hygiea 1888, s. 801.

Om några nyare framsteg på invärtesmedicinens område. (Installationsföreläsning). Hygiea 1889, s. 325.

Om pulsus bigeminus. Hygiea, Festband 1889, N:o 4.

Cardiographische und sphygmographische Studien. Skandinavisches Archiv für Physiologie. Bd. I, s. 67.

Ytterligare ett fall af balantidium coli, behandladt med naphthalin. Hygiea 1890, s. 40.

Tvänne fall af hjärntumör. Hygiea 1890, s. 111.

Fall af diabetes insipidus med lesion af nucleus lentiformis och främre delen af capsula interna. Nordiskt Medicinskt Arkiv. Bd. XXI, N:o 13.

Ett fall af encephalopathia saturnina. Hygiea 1890, s. 375.

Iakttagelser från influenzaepidemien 1889—1890. Hygiea 1890, s. 539 o. s. 617.

Två fall af diabetes insipidus. Nordiskt Medicinskt Arkiv. Bd. XXII, N:o 26.

Terapeutiska försök med det Koch'ska medlet mot tuberkulos. Hygiea 1891, s. 443.

Therapeutische Versuche mit dem Koch'schen Mittel gegen Tuberkulose. Nordiskt Medicinskt Arkiv. Bd. XXIII, N:o 11.

Den serösa pleuritens behandling med salicylsyradt natron. Hygiea 1891, II. s. 528.

Inledning till diskussionen om kolerans behandling. Svenska Läkaresällskapets Förhandlingar 1892, s. 92.

Fall af bronchitis, tracheitis och laryngitis crouposa (diphtherica). Svenska Läkaresällskapets Förhandlingar 1892, s. 169.

Tvänne fall af difteritisk förlamning, demonstrerade på Serafimerlasarettet. Hygiea 1893, I. s. 160.

Redogörelse för 31 fall af tyfoidfeber, inkomna på Serfimerlasarettet under augusti—november månader 1892. Hygiea 1893, I. s. 375.

Ueber einen Fall von halbseitiger Lähmung nach Diphtherie. Deutsch. Med. Wochenschrift 1893, N:o 36.

Tillsammans med S. Jolin: *Läkemedlens användning och dosering.* Stockholm 1893, Wilhelm Bille.

Om den progressiva muskelatrofiens s. k. neurala form. Hygiea 1893, II. s. 541.

Amusi (musikalisk afasi). Hygiea 1894, I. s. 456 o. s. 521.

Amusie (musikalische Aphasie). Deutsche Zeitschrift für Nervenheilkunde, Bd. VI, s. 1.

Tillsammans med S. Jolin: *Läkemedlens användning och dosering.* 2:dra upplagan. Stockholm 1895. W. Billes Bokförlags Aktiebolag.

Försök med Digitalinum cristallisatum såsom hjärttoniserande och diuretiskt medel. Hygiea 1895, II. s. 649.

Forme névritique de l'atrophie musculaire progressive. Revue générale de clinique et de thérapeutique. Journal des praticiens. 1896, N:o 6. s. 81.

Lungtuberkulosens botlighet. Svenska Läkaresällskapets diskussion öfver tuberkulosfrågan 1896, s. 51.

Om lungtuberkulosens utbredning, botlighet och bekämpande. Föredrag hållet i Hälsovårdsföreningen i Stockholm den 31 oktober 1896. Stockholm 1896.

Om de accidentella blåsljuden öfver hjärtat. Nordiskt Medicinskt Arkiv. 1897, Bd. XXX, N:o 3. Festband tillägnadt Axel Key.

Bei Fragen zur Produktsicherheit wenden Sie sich bitte an:
If you have any questions regarding product safety, please contact:

Walter de Gruyter GmbH
Genthiner Straße 13
10785 Berlin
productsafety@degruyterbrill.com